GANZHEITLICHE THERAPIE
Begleitung und Anleitung

Allen Suchenden
und Leidenden
gewidmet.

Überall, wo Menschen
mit Gott
einen neuen Anfang machen,
erneuert sich die Welt.
P. Deitenbeck

Klaus-Dieter Nassall

GANZHEITLICHE THERAPIE

Begleitung und Anleitung

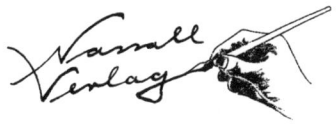

Die Deutsche Bibliothek-CIP-Einheitsaufnahme

Nassall, Klaus-Dieter:
Ganzheitliche Therapie
Begleitung und Anleitung / Klaus-Dieter Nassall
2. Erweiterte Auflage, Pürgen: Nassall, 1997
ISBN 3 - 92 87 11 - 09 - 1

1. Auflage 1990
2. Erweiterte Auflage 1997

Einbandgestaltung: Angelika Frase

Copyright by Nassall Verlag
Ummendorf bei Landsberg am Lech in Bayern
Postanschrift
Nassall-Verlag
Pipinstraße 20
D - 86932 Pürgen
Deutschland - Alemania - Germany

Telefax 08196 - 7891
Telefon 08196   1333

Gesamtherstellung:
Grafische Kunstanstalt & Verlag Jos. C. Huber KG
Dießen am Ammersee

Dieses Buch wurde auf chlorfrei gebleichtem Papier gedruckt.

ISBN 3 - 92 87 11 - 09 - 1

Die Wälder gehen den Völkern voran,
die Wüsten folgen ihnen.
Chataubriand

Bäume = Leben
Luft – Wasser – Erde
Weltpark Tropenwald

Die Tropenwälder sind die »grüne Lunge der Erde«. Sie bedecken eine Fläche von 17 500 000 Quadratkilometern. Das sind rund 12 Prozent der gesamten Landfläche der Erde.

Nach Schätzungen wird derzeit jährlich eine Fläche, die zweimal so groß ist wie die Bundesrepublik, durch Rodung vernichtet. Wenn es so weiter geht, sind die tropischen Regenwälder bald völlig vernichtet.

Die katastrophalen Folgen für die Natur, das Weltklima und schließlich für alles Leben auf diesem kleinen, blauen Planeten sind heute noch gar nicht abzusehen.

Für die Bedrohung und die Zerstörung der Tropenwälder gibt es verschiedene Gründe. Eine Ursache sind die riesigen Kahlschläge für Holzplantagen aus schnellwachsenden Bäumen, die für die Zellstoff- und Papierherstellung verwendet werden.

Als Verleger bin ich darauf bedacht, für die Herstellung der Bücher kein Papier zu verwenden, das in Folge von Raubbau an tropischen Regenwäldern – wie z.B. vom Amazonas, aus Indonesien, Malaysia oder Thailand – und nordischen Urwäldern in Rußland, Finnland, USA, Kanada und anderswo, gewonnen wird.

Ebenso vermeide ich die Verwendung von Papier, das mit Chlor gebleicht worden ist.

Klaus-Dieter Nassall

Die Bäume tragen den Himmel,
wenn sie weg sind,
fällt er auf uns.
Weisheit der Amazonas-Indianer

5

Gott ist dein Arzt ich bin nur sein Helfer

Dieses Buch wurde für Patienten
und Seminarteilnehmer geschrieben.

Name des Patienten/Kursteilnehmers

....

....

Bitte beachten Sie insbesondere, alle von Ihrem Therapeuten, markierten, unterstrichenen und angekreuzte Wörter Textabschnitte und Kapitel. Ebenso die ergänzenden Anmerkungen. Diese sind für Sie derzeit besonders wichtig. Bei einer weiteren Konsultation werden vielleicht andere Empfehlungen im Vordergrund stehen. Deshalb sollten Sie dieses Therapiebegleitbuch immer mitbringen.

Alle Eintragungen sollten mit Bleistift vorgenommen werden, damit sie ausradiert, und wieder neue an gleicher Stelle geschrieben werden können.

Name des Therapeuten

....

....

Wer sich keine Zeit
für die Gesundheit nimmt
muß sich Zeit
für die Krankheit nehmen.
Alte chinesische Volksweisheit

7

Inhaltsverzeichnis

11

13

Wissen oder Wesen

Wer nach Wissen strebt - nimmt täglich zu.
Wer dem Wesen folgt - nimmt täglich ab.
Er mindert sein Tun - bis Nicht-Tun erreicht ist.

Beim Nicht-Tun bleibt nichts ungetan.
Denn Nicht-Tun erringt das Reich,
Das sich dem Tun verschließt.

Lao-Tse

Einleitung

Viele Menschen arbeiten von früh morgens bis spät am Abend, um einen bestimmten Lebensstandard zu erreichen, zu erhalten oder ihn zu steigern. Da sie sich dabei ständig auf die Außenwelt bzw. die Oberfläche des alltäglichen Lebens ausrichten, verkümmern ihre Verbindungen zu den inneren Dimensionen ihres Lebens, zu ihrem wahren Sein.

Jegliches Gefühl für die wahren Bedürfnisse dieser Geist-Seele-Körper-Einheit geht zunehmend verloren. Über Jahre hinweg erleidet diese Einheit Mensch immer größere Schäden unter der Oberfläche scheinbar erfolgreicher Alltagsbewältigung.

Zwischenmenschliche Beziehungen, Freundschaft, Ehe, Kinder, Familie und Gesundheit sind für sie scheinbar selbstverständlich und bedürfen keinerlei Arbeit, Pflege, Zeit oder besonderen Geldaufwand - keinerlei Investitionen für das eigentliche Leben. Leider glauben dies sehr viele Mitmenschen und leben nur für ihren Beruf, ihren Hof, ihr Geschäft, ihren Betrieb, ihre Fabrik und andere materielle Lebensziele und Inhalte, für die sie sich voll einsetzen.

Sie schwimmen ganz an der Oberfläche und bemerken den Schaden nicht, den sie dabei ihrer Seele und ihrem Körper zufügen. Wenn eines Tages der Schaden endlich sichtbar wird, etwa in Form einer Erkrankung, wollen sie diesen, bzw. dessen Auswirkungen auf dem schnellsten Weg und ohne viel Aufwand beseitigen, damit sie ihr gewohntes Dasein ungestört weiterführen können.

Sollten Sie, liebe Leserin, lieber Leser, diese Einstellung haben, müßten Sie sich einen anderen Therapeuten suchen, denn bei mir heißt es: *»Wer gesund werden möchte, der muß auch etwas dafür tun.«*

Mir widerstrebt es, einem Menschen einfach ein Mittel *gegen* seine Krankheitserscheinung (Symptom) zu verordnen, das ihm dann eine Weile hilft, so weiter zu leben wie bisher.

Ein altes chinesisches Sprichwort sagt: *»Wer sich keine Zeit für die Gesundheit nimmt, der muß sich die Zeit für die Krankheit nehmen.«*

Eine alte, medizinische Regel besagt: *»Am Anfang der Therapie steht die Diagnose.«* Ich kann nicht anders, als zu versuchen, bei jeder Erkrankung die wahren Ursachen aufzuspüren; ich fühle mich dabei wie ein Detektiv, der von der verdächtigen Spur nicht ablassen kann, bis er den wirklichen Täter gefunden hat.

Nach meinen langjährigen Erfahrungen liegt jeder auch noch so banalen Erkrankung eine seelische Ursache zugrunde. Infolgedessen muß eine Therapie, die diesen Namen verdient, in erster Linie die Ursache ansprechen. Sollte die Krankheit schon viel Schaden angerichtet haben, dann sollte auch dieser behandelt werden, daraus ergibt sich eine ganzheitliche Behandlung.

Das vorliegende Buch soll Ihnen dabei helfen, Ihre persönliche Ganzheitstherapie zu finden und durchzuführen.

Bitte lesen Sie öfters darin, besonders jene Stellen und Kapitel, die Ihr Arzt / Heilpraktiker / Therapeut für Sie gekennzeichnet hat.

Zur Durchführung einer ganzheitlichen Therapie sowie zur Hinführung und Findung Ihrer individuellen geistigen und naturgemäßen Ernährungs- und Lebensweise sollten Sie mein Fasten- und mein Ernährungsbuch lesen sowie das Buch über eigenchiropraktische Wirbelsäulen- und Entspannungsübungen, und das Buch über Sinn, Ursachen und Heilung der Krankheiten. Falls Sie Krebs haben, sollten Sie dazu noch mein Krebsbuch lesen; bei Allergie mein Buch »Allergie – Hilfeschrei der Seele«.

Manchem, der selten ein Buch zur Hand nimmt, mag es viel an Mühe vorkommen, zur Erlangung seiner Gesundheit mehrere Bücher zu lesen. Doch wer nicht bereit ist, sich gründlich zu informieren, ist wohl auch nicht bereit, eine gründliche Therapie durchzuführen. Deshalb sollte auch nur der zu mir kommen, der sich für seine Gesundheit im ganzheitlichen Sinne einsetzen will.

Alles, was ich in diesem Buch zum Ausdruck bringe, sind *meine*

Erfahrungen im Umgang mit Kranken und hilfesuchenden Mitmenschen. Es sind *meine* Betrachtungen des Lebens. Ich möchte sie nur demütig zur Verfügung stellen, jedem, der sie für eine Strecke seines Lebensweges als Hilfe brauchen kann. Ich erhebe damit keinerlei Anspruch auf Allgemeingültigkeit meiner Aussagen; auch wenn es vielleicht oft den Anschein hat, weil ich meine Perspektiven mitunter sehr bestimmend darbringe. Dies ist darin begründet, daß ich *heute* alles so sehe, erfahre und erlebe wie ich es niederschreibe. *Morgen* kann die Perspektive wieder eine andere sein. Alles ist im Wandel begriffen. *Die* Wahrheit ist nur bei Gott, – Gott *ist* die Wahrheit und das Leben.

Ich danke all meinen Patienten und Freunden, durch die ich so viel lernen darf.

Danke auch all meinen Mitarbeitern für ihre liebevolle und wertvolle Hilfe.

Danke meiner lieben Frau und meinen Kindern für die vielen Abende und für manches Wochenende, an denen ich mich zum Schreiben zurückgezogen habe.

Danke meiner Mutter. Dank sei Gott für alles.

Danke auch dem Kometen Hale-Bopp, der uns in diesen Tagen am klaren Nachthimmel mit seinem leuchtenden, langen Schweif ein bedeutungsvolles Lichtzeichen unseres Schöpfers vermittelt.

Im ereignisreichen Frühjahr 1997

Achtung! Achtung!
(Wird leider oft vergessen)
Bitte bringen Sie dieses Buch zu speziellen
therapeutischen Eintragungen und Anmerkungen
bei jedem weiteren Praxisbesuch mit.

Ich kam, euch eine neue Ära anzuzeigen, eine neue Zeit, in der ihr aus eurer Lethargie herauskommen und einen Schritt weiter tun werdet auf dem Pfad, der zum Gipfel des Berges führt. Aber nicht allein Mein Wort zeigt euch die neue Zeit an und spricht von Entwicklung und Vervollkommnung, sondern desgleichen die Natur, die euch umgibt, tut es mit der ihr eigenen Sprache, die ihr weder hören noch verstehen wollt. Auch sie bereitet sich vor, der Vollkommenheit einen Schritt entgegen zu tun, denn wie eine Zeit vorangeht, wird ihr Schoß höher entwickelte und vollkommenere Wesen beherbergen. Darum soll diese Wohnstätte in Harmonie sein mit denen, die kommen werden, sie zu bewohnen.

Habt ihr kein Zeichen bemerkt bei den Elementen, in den Jahreszeiten, am Firmament, auf Erden oder auf den Meeren? Seid ihr blind und seht ihr diese Merkzeichen nicht, von denen Ich zu euch spreche, oder seid ihr taub, daß ihr ihre Stimmen nicht hören könnt? So wisset und zeigt es der Menschheit an, wie die Propheten der alten Zeiten es getan haben, daß bald euer Planet in allen Ordnungen erschüttert werden soll wie ein Baum, wenn der Sturm ihn schüttelt. So wird die Erde erzittern und werden an den Zweigen des Baumes nur die Blätter bleiben, die Leben besitzen, denn die vertrockneten werden abgerissen und durch den Wirbelwind davongetragen.

Jene Tage werden für alle Menschen eine Prüfung sein, und nur im Gebet und im Guten werden sie Schutz und Frieden finden.

Ihr habt nun ein neues Zeitalter vor euch, ein Zeitalter voller Lehren und großer geistiger Kundgebungen. Der Meister kommt und sucht in eurem Geist den Samen, den Er zu einer andern Zeit darin gesät hat. Ihr klagt: Warum fühlen wir nicht deinen Geist, wenn du uns so nahe bist? Und Ich antworte, daß ihr zu materialistisch geworden seid, daß ihr euch nur mit den Wissenschaften und allem, was zur Welt gehört, beschäftigt habt und darüber euren Geist vergaßt.

Für jeden wird der Augenblick kommen, in dem er den inbrünstigen Drang seines Geistes verspüren wird, über die Materie zu siegen, seinen Egoismus zu überwinden, um endlich die Liebe, die Weisheit und die Macht zu manifestieren die er vom Vater geerbt hat.

Göttliche Mitteilungen und Lehren, siehe Seite 257

Das Wesen der ärztlichen Kunst besteht darin,
daß sie den Patienten bei Laune hält,
während die Natur ihn heilt.

Voltaire

Meine dringlichsten Empfehlungen in Stichworten:

....

....

....

....

....

....

....

....

....

....

....

....

....

....

Hab´ Achtung
vor dem Menschenbild...

Hab´ Achtung vor dem Menschenbild
Und denke, daß, wie auch verborgen,
Darin für irgendeinen Morgen
Der Keim zu allem Höchsten schwillt.

Hab´ Achtung vor dem Menschenbild
Und denke, daß, wie tief er stecke,
Ein Hauch des Lebens, der ihn wecke,
Vielleicht aus Deiner Seele quillt.

Friedrich Hebbel

Der Mensch

ist mehr als das, was er im Spiegel von sich wahrnehmen kann. Wir Menschen können uns mit schwimmenden Eisbergen vergleichen, die sichtbare Spitze ist deren kleinster Teil, der Größte liegt unter Wasser. Auch der größte Teil unseres Wesens liegt unter der Schwelle der allgemeinen Wahrnehmungsfähigkeit - im Unterbewußtsein.

Das Leben selbst besteht aus vielschichtigen, fließenden, sich ständig wandelnden Prozessen.

Von den unermeßlichen Dimensionen des wahren Lebens erfassen wir allgemein nur einen kleinen Ausschnitt, - jeder einen anderen. Deshalb hat es keinen Sinn, sich wegen unterschiedlicher Betrachtungsweisen über das Leben und Gott zu streiten, denn *jeder* hat recht, aus *seiner* Perspektive.

Sobald wir die Manifestationen des Lebens, in welcher Form auch immer, aus der Begrenzung unserer eigenen Vorstellungen, traditionellen Sichtweisen- und Verhaltensmuster, bestimmend, bewertend, katalogisierend, diagnostizierend festlegen, ist es nicht mehr das, was wir meinen.

Nur durch die ständige Ausrichtung auf das GANZE – auf Gott, den ständigen Wandel zulassend, sich nirgends *fest*legend, können wir das Leben und alles was sich ihm entgegenstellt, langsam begreifen.

Wir sind mehrdimensionale Wesen, die wir in drei Bereiche zusammenfassen können: Geist, Seele und Körper.

Als geistige Wesen haben wir uns aus der Einheit der Harmonie, aus dem Zentrum der Liebe - aus Gott entfernt. Auf unserem Weg aus der Raum- und Zeitlosigkeit, durch immer dichtere Licht/Energie-Dimensionen bilden wir unseren energetischen Erfahrungsleib, die Seele. Damit erleben wir aus geistiger Sicht schon die Begrenzung von Raum und Zeit, allerdings in einer derart weiten Dimension, daß sie aus irdischer Sicht raumlos,- zeitlos - unendlich erscheint.

Das ist die Seelenwelt. Man bezeichnet sie auch als Astralebene. Aus dieser Ebene kommend, bilden wir uns als Geist-Seele-Wesen,

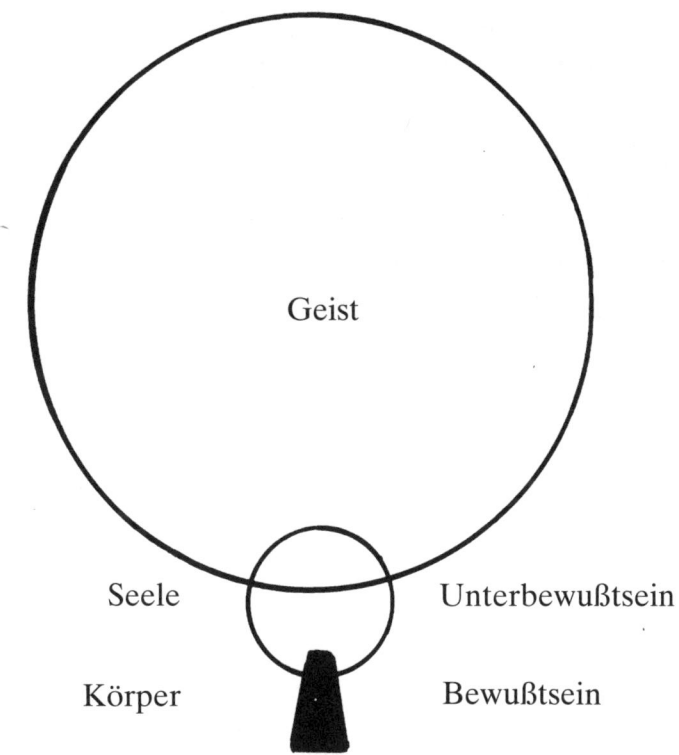

Geist

Seele   Unterbewußtsein

Körper   Bewußtsein

Auf der Ebene unseres geistigen Seins
sind wir a l l e miteinander verbunden,
ob wir es wollen oder nicht.

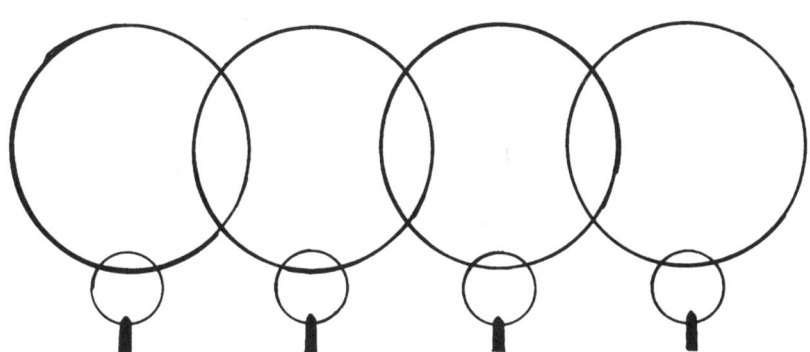

einen dichten Stoffleib, wobei wir beim Eintritt in diesen engen Kerker von Raum und Zeit unser Geist-Seele-Bewußtsein für bestimmte Zeit verlieren.

Die meisten Menschen sind ein ganzes Erdenleben lang gefangen in der Illusion ihres Körperbewußtseins und dienen nur seiner Befriedigung. Ja viele leben sogar noch auf dieser körperlichen Ebene nur ein Teilbewußtsein - sie sind sich des Wunderwerkes dieses Seeleninstrumentes - ihres Körpers - nur halb bewußt.

Wer sich nur leiblich erlebt, kennt den Sinn seines Daseins nicht und lebt eigentlich an seinem Leben vorbei.

Im Körperlichen erleben wir uns als voneinander getrennte Wesen. Im seelischen Bereich berühren wir uns schon eher, auch wenn wir leiblich weit entfernt sind. Auf rein geistiger Ebene sind wir alle miteinander verbunden, ob wir wollen oder nicht.

Unsere Krankheiten sind Disharmonien dieser drei Dimensionen unseres Wesens. Sie manifestieren sich im seelischen und körperlichen Bereich.

Die Behandlung der reinen Äußerungen dieser Störungen - der Krankheitserscheinungen oder Symptome - ist, als würde man einen braunen Fleck an der Decke immer wieder übertünchen, anstatt das Leck im Dach, das ihn verursacht, zu schließen. Dies soll nur eine Betrachtung und keine Ablehnung einer symptomatischen Behandlung sein, auch diese erfüllt ihre Aufgabe, wenn auch begrenzt und vorläufig.

Da schuf Gott den Menschen nach seinem Bilde:
Nach dem Bilde Gottes schuf er ihn.
1. Mose 1,27

»Herr, du hast uns nach deinem Ebenbild geschaffen.
Hilf uns, deinen Anruf zu hören und dein Ebenbild
zu verwirklichen!«

Das Gefühl für Gesundheit
erwirbt man sich nur
durch Krankheit.

Krankheit und Heilung

Krank sein gilt allgemein als ein Übel, das mit allen Mitteln bekämpft wird, damit man so schnell wie möglich wieder »gesund« wird. Ein altes südamerikanisches Sprichwort sagt:
»Es gibt kein Übel, das nicht eine gute Ursache hat.«

Seit vielen Jahren suche ich nach den Ursachen der Leiden, Schmerzen und all der Krankheitserscheinungen jener Menschen, die bei mir Hilfe suchen.

Meistens finde ich vielschichtige Ursachen, aber hinter allen ganz verborgen, erkenne ich oft eine letzte Ursache, und die ist im eigentlichen Sinne gut für den Betroffenen.

Wenn man den letztendlichen Sinn seiner Erkrankung findet, nimmt man sie dankbar an - und sei es sogar eine lebensbedrohende Krebswucherung. Man erkennt die Krankheit als einen Teil des eigenen Wesens, für das man sich nun verantwortlich weiß. Die wachsende Not dieses Teilbereichs unseres Wesens haben wir nicht wahrgenommen, weil wir uns nie oder zu wenig Zeit genommen haben, um in uns hineinzuhorchen und zu schauen, inwieweit wir in der Mehrschichtigkeit unseres Wesens im Einklang - in der Harmonie sind.

Damit wir diese innere Not endlich wahrnehmen und uns ihrer annehmen, äußert sie sich, nach vielen Jahren, in sichtbarer und spürbarer Form.

Was wir rein energetisch/seelisch über Jahre nicht hören/sehen wollten/konnten, »schreit« uns nun die Seele, durch den Körper oft sehr schmerzhaft zu.

Anfangs verstehen die meisten Menschen diesen Hilferuf der Seele leider nicht und versuchen, ihn - manchmal über viele Jahre hinweg - gewaltsam zu ersticken, indem sie die äußeren Symptome ihrer Erkrankung mit allen verfügbaren Mitteln bekämpfen.

25

Wer seine Erkrankungen bekämpft, unterdrückt wesentliche Aspekte seines Wesens und behindert seine Evolution. Die Unterdrückung der Symptome – auch wenn sie über Jahre erfolgreich gelingt – führt niemals zur wahren Heilung.

Nur die Behebung der meist sehr tiefliegenden, wirklichen Krankheitsursachen kann zur wahren Heilung eines Menschen führen. Der griechische Lehrer Plato sagte vor mehr als zweitausend Jahren: »...*Versuche niemals den Körper zu heilen, ohne zuvor nach den tieferen, seelischen Ursachen geforscht zu haben. Heile zuerst die Seele!*«
Heil sein bedeutet ganz sein. Der Kranke ist nicht mehr in seiner Ganzheit – in der Harmonie seines mehrdimensionalen Wesens als Geist-Seele-Körper.

Nicht die Logik, sondern die Paradoxie scheint der Weisheit »letzter Schluß« zu sein. Dies habe ich auch schon in Bezug auf Krankheiten erlebt. Zum Beispiel erkannte ein 52-jähriger Mann, daß er bisher ungesund und in Disharmonie mit sich selbst und seiner Umwelt gelebt hatte. Dabei war er körperlich aber nie krank. Es gelang ihm, fortan gesund zu leben und er fand auch bald seine eigene, unmittelbare Beziehung zu Gott, somit auch innere Ruhe und Harmonie.
Kurz darauf begann bei ihm ein Leiden nach dem anderen, über mehrere Jahre hinweg. Alle Freunde neckten ihn: »Das kommt von deinem gesunden Leben und deinem >inneren Frieden<, du brauchst wieder Streß und Zigarettenqualm um die Nase und deine altgewohnte Unruhe.« Er aber bemerkte, nach anfänglicher Enttäuschung, daß er bei allen körperlichen Leiden seelisch-geistig reifer wurde.

Miteinander fanden wir heraus, daß die Ursachen seiner verschiedenen Leiden weit vor seiner Lebensumstellung zurücklagen und sein Geist auf einen reiferen Lebensabschnitt gewartet hatte, um die alte Saat zu ernten. Er konnte seine schmerzhafte Ernte, im Geiste Jesu Christi, dankbar einholen und somit die wahre Heilung bzw. Erlösung alter Übel in sich selbst erleben. Die Liebe, die in Jesus Mensch geworden ist hat es ermöglicht, daß sich das Gesetz von Ursache und Wirkung widerstandslos an ihm vollziehen konnte und die Ursachen durch die volle, bejahende Annahme der Auswirkungen aufgehoben, bzw. erlöst wurden.

Ich habe auch Menschen erlebt, die Krankheiten ihrer Mitmenschen auf sich genommen haben. Manche taten es bewußt, andere unbewußt, nach den Worten Jesu: *»Einer trage des anderen Last«.*

Die wahre Lösung für jegliche Erkrankung und für jedes Übel, das einem Menschen zustößt, liegt in *seinen* eigenen Händen. Jeder könnte für sich selbst der beste Arzt sein.

»Krankheit ist das Ergebnis von falschem Denken

und falschem Tun, und sie hört auf, wenn Tun und

Denken in Ordnung gebracht sind. Wenn die Lektion

von Schmerz, Leid und Not gelernt ist, dann haben

diese keinen weiteren Daseinszweck und sie

verschwinden automatisch.«

Edward Bach

Wann werden die Menschen endlich den schmalen Pfad beschreiten, den uns das Gewissen weist, wenn wir in der Stille in unser Herz hinein lauschen?

Wann werden die Menschen ihren Geist zu Gott – dem wahren Heil-Sein erheben?

Warum klammern sich die Menschen, besonders wenn sie krank sind, so sehr an ihr vergängliches Erdenleben, obwohl sie es überhaupt nicht zum Wohle ihres ewigen Geistes nutzen?

In meinem Buch »Krankheit – Entstehung – Ursache – Sinn und Heilung« versuche ich, dieses Thema ausführlich aus ganzheitlicher Betrachtung darzustellen.

Das gemeinsame Suchen und Entdecken der meist unbewußten Krankheitsursachen führt die meisten Patienten zu einer tiefen Einsicht und einem Wandel ihres Lebens. So lassen sich neue Wege zur wahren Heilung finden.

Mir als Therapeuten gibt dies tiefste Befriedigung und Sinnerfüllung, mehr als es jede andere, auf ihrem speziellen Gebiet vorläufig noch so erfolgreiche Therapieform vermag. Wenn ich Spezialist sein wollte, würde ich sagen, die wahre Ursachendiagnose und die Hinführung auf den Weg zum wahren Heil, *das* ist meine Spezialität.

Liebe ist wie das Blut in unserem Körper: Sie darf nicht zum Stokken kommen, sondern muß immer und überall weiterfließen.

Wie das Blut vom Herzen kommt, alle Organe durchströmt und wieder zum Herzen zurückfließt, so kommt die Liebe von Gott, fließt weiter von Mensch zu Mensch, und kehrt wieder zurück zu Gott.

Wer Liebe empfängt, sollte sie auch weitergeben. Wo sie ins Stokken käme, würde eine neue, viel schlimmere seelische Krankheit entstehen.

Wer also selbst Hilfe empfangen hat, sollte auch Hilfe weitergeben, sollte Anderen helfen.

Wer selbst gesund sein und bleiben will, sollte andere Kranke pflegen und ihnen alles das weitergeben, was ihm selbst geholfen hat.

Die Liebe muß weiterfließen. Das ist das Gebot Jesu Christi und ein unvergängliches göttliches Gesetz:

»Liebe deinen Nächsten wie dich selbst,

und Gott, deinen Vater, über alles!«

Sorgt für die kleinen Kinder. Vielleicht sind große Geister in ihnen inkarniert. Führt sie durch die Kindheit, seid geduldig und verständnisvoll mit ihnen. Lernt von mir. Ich kann jahrelang, Jahrtausende oder eine Ewigkeit warten auf die Entwicklung und Vervollkommnung eures Geistes. Ihr seid wie Diamanten, die sehr mühsam im Feuer geschliffen werden müssen, bis sie die strahlenden Juwelen werden, die sie sind.

Göttliche Mitteilungen und Lehren, siehe Seite 256.

Verbindung zur Natur

Die Natur *in* uns kann nur heilen, wenn wir die gestörte Beziehung zur *äußeren* Natur wieder herstellen.

Suchen Sie täglich mit Leib und Seele Ihre Verbindung zur Natur! Lassen Sie Sonne, Luft und Regen an Ihren ganzen Körper. Lassen Sie Ihre nackte Haut Kontakt aufnehmen mit allen Elementen der Natur, legen Sie sich flach auf den Boden, ganz dicht an Mutter Erde, erspüren Sie ihr lebendiges Pulsieren, geben Sie ihr mal einen Kuß. Gehen Sie so viel wie möglich barfuß. Umarmen Sie Bäume, sprechen Sie mit ihnen und mit allen Pflanzen, Tieren, ja auch mit den Steinen, mit der Erde. Sprechen Sie mit dem Wasser, den Wolken, mit Blitz und Donner, mit Feuer, Wind und Sturm, mit der Luft, die Sie einatmen. Sprechen Sie mit der Sonne und nachts mit den Sternen und schauen Sie »fern«, in die Tiefen des Universums.

Danken Sie allen Wesen, groß und klein, die in allen Naturreichen wirken und uns Menschen helfen und dienen wollen. Öffnen Sie Ihr Herz der Natur und Sie werden Wunder über Wunder erleben.

Versuchen Sie täglich immer mehr, Erde, Pflanzen, Tiere, Menschen, Wasser, Luft, Licht, Sonne, Wind und Regen innerlich zu umarmen; natürlich auch äußerlich, soweit es möglich ist. Üben Sie mit Fleiß. Erweitern Sie Ihr Bewußtsein täglich. Werden Sie von Tag zu Tag sensibler. Erspüren Sie immer mehr die Verbindung mit der ganzen Schöpfung bis Sie eines Tages die ganze Erde, mit allen Völkern und allen Naturreichen, bewußt in Liebe umarmen können, - danach das ganze Universum.

Gott ruht im Stein,
schläft in der Pflanze,
träumt im Tier
und erwacht im Menschen.
Tagore

Die Lungen
ähneln dem „Himmel"
der inneren Organe.
Xu Lao

Die Lunge

Man kann die Lunge als Tor der Lüfte, Tor der Atmung - des Geistes bezeichnen. Durch Nase und Mund ziehen wir die Luft über Luftröhre und Bronchien in die Lunge hinein. Dort beginnt die innere Atmung. In den zarten, dünnen Membranen, die abertausende Lungenbläschen (Alveolen) bilden, verlaufen feinste Haargefäße (Kapillare). Das feine Gewebe der Lungenbläschen und der Blutgefäße ist derart strukturiert, daß es den Gasaustausch ermöglicht, ohne Blut hindurch zu lassen.

Wir haben einen linken und einen rechten Lungenflügel, wovon jeder aus drei Teilen besteht. Der obere entspricht dem Geist, wobei Intellekt einer der Aspekte des Geistes ist. Der mittlere entspricht dem Seelenbereich, der untere der irdisch-stofflichen Ebene.

»Im Atemholen sind zweierlei Gnaden,
die Luft einziehen, sich ihrer entladen,
jenes bedrängt, dieses erfrischt,
so wunderbar ist das Leben gemischt.
Du, danke Gott, wenn er Dich preßt
und dank ihm, wenn er Dich wieder entläßt.«
Goethe

Atmung

Wir können wochenlang ohne feste Nahrung leben, einige wenige Tage ohne zu trinken, jedoch nur wenige Minuten ohne zu atmen. Bei dieser Betrachtung stellt sich uns die Frage:
»Ist die Atmung das Leben selbst?«

Einatmen ist Leben, – Ausatmen Sterben.

Wenn wir also nicht mehr einatmen bleibt das Leben draußen.

So wie die Flamme die Luft zum Leben – zum Brennen – braucht, benötigt jede Zelle unseres Körpers Luft, Sauerstoff, Prana, Atma, zum Brennen - zum Leben. Jede gesunde Zelle in uns atmet. In einer Krebszelle gibt es keine Atmung mehr, sondern nur noch Gärung, – darin wohnt ein anderer Geist.

Ein weiterer Aspekt (eine andere Perspektive) der obigen Betrachtung zeigt uns die Luft als die wichtigste Nahrung.

Ungefähr zwölftausend Liter Luft braucht ein Mensch, ohne besondere Anstrengung, in vierundzwanzig Stunden. Bei maximaler körperlicher Anstrengung steigt der Verbrauch auf das Zehnfache und darüber hinaus.

Im Durchschnitt hat der Mensch eine Atemtiefe von 500 ml pro Atemzug und eine Atemfrequenz von 18 Atemzüge pro Minute, ergibt ein Minutenvolumen von neun Liter. Bei körperlicher Hochleistung steigt das Volumen des einzelnen Atemzuges bis auf drei Liter, die Frequenz bis auf 30 je Minute. Dies ergibt ein Minutenvolumen von neunzig Litern, wer's eine Stunde durchhält braucht fünftausendvierhundert Liter.

Wie gering ist doch im Vergleich der Bedarf an flüssiger und »fester« Nahrung.

Der Atem belebt, nährt und reinigt. In der Schöpfungsgeschichte der Bibel heißt es, daß Gott dem Adam (Erdmann) den Odem, das Leben, in die Nase haucht.

Durch das Atmen sind wir mit Gott verbunden, ist Gott in uns. In den alten Sprachen ist Atem gleich Geist Gottes; für beide gibt es nur ein Wort, z.B. im Sanskrit: Atma, im Aramäischen: Ruach, im Griechischen: Pneuma, im Germanischen: Odin = Odem, auf Spanisch: inspirar = den Geist hineinziehen, ex-spirar = den Geist hinausblasen, Exitus = Schluß, Ende, Tod des vergänglichen Teiles unseres Wesens. Inspirar, auf lateinisch den Geist hineinblasen, einhauchen. Inspiración bedeutet auf spanisch sowohl Einatmung als auch (geistige) Eingebung. Einatmung heißt im Medizindeutsch ebenfalls Inspiration; im Umgangsdeutsch steht dieses Wort ebenso für die (Ein)-Gabe aus dem Geiste oder des Geistes Eingebung.

Der Gasaustausch

Aus biochemischer Sicht ist der Ein- und Ausatmungsprozeß ein Gasaustausch: Aus der eingeatmeten Luft wird Sauerstoff an das Blut abgegeben und das „verbrauchte" (venöse) Blut gibt Kohlendioxyd an die Ausatmungsluft ab.

Durch die Wände der Lungenbläschen und der Blutgefäße gelangt der Sauerstoff (O_2) in den Blutkreislauf und wird durch die roten Blutkörperchen gebunden. Diese transportieren nun den Sauerstoff durch den ganzen Körper und geben ihn dort ab, wo er gerade zur Zell- bzw. Gewebsatmung gebraucht wird. Kohlendioxyd (CO_2), das »Abfallprodukt« der Zellatmung wird aufgenommen, in die Lunge transportiert und ausgeatmet.

Das sauerstoffreiche (arterielles, hellrotes) Blut fließt »frisch und munter« aus der Lunge in den linken Vorhof des Herzens, dann in die linke Herzkammer. Von hier aus wird es durch Arterien und Kapillaren in den großen Körperkreislauf gepumpt.

Nach vollzogener Arbeit fließt es sauerstoffarm, »müde«, schwerbeladen mit Kohlendioxyd und allerlei Stoffwechselschlacken (dunkelrotes, venöses Blut) durch die Venen über den rechten Vorhof und die rechte Herzkammer zur Lunge zurück.

Diese Beatmung der Zellen bezeichnet man als *innere* Atmung und den Gasaustausch zwischen den Lungenbläschen und den roten Blutkörperchen als *äußere* Atmung.

Gestörte Atmung

Ein kranker Organismus ist u.a. auch in seiner natürlichen Atmung gestört und muß wieder gründlich »durchlüftet« werden. Durch eine ruhige, rhythmische tiefe Ein- und Ausatmung, leiten wir die allgegenwärtige Heil- und Schöpferkraft in all unsere Zellen hinein.

Durch die Überbetonung des Kopfes, des Intellektes atmen heute die meisten Menschen in den Industrienationen fast nur noch mit dem oberen Teil ihrer Lunge. Ganz besonders bei uns in Deutschland wird bis heute der ungesunde, preußische Befehl: »Brust raus, Bauch rein«, unbewußt befolgt. Dies verhindert die natürliche Bauchatmung.

Ein Mensch, der körperlich, seelisch und geistig einigermaßen harmonisch ist, atmet tief und gleichmäßig: erst in den Bauch hinein, dann in die Flanken, dabei dehnt sich der Brustkorb leicht und zum Schluß atmet er in den oberen Teil der Lunge hinein, wobei sich die Brust leicht hebt. Dabei wächst der Atmende mit jedem Atemzug wie ein Baum von der stofflichen, in die geistige Welt hinein.

Als Antwort folgt eine lange Ausatmung, wobei sich der Bauch einzieht. Dieser harmonische Atemrhythmus vollzieht sich unbewußt. Auch eine gestörte, kranke Atmung läuft unbewußt ab. Die Atmung entspricht unserem jeweiligen Bewußtseinszustand und ist somit Spiegel unserer Gesundheit.

Es gibt zwar viele Menschen mit einem dicken Bauch, aber wenige mit einer natürlichen Bauchatmung.

Zwischen den Rippen dienen Muskeln der Atmung durch Ausdehnung und Zusammenziehung des Brustkorbes. Das Zwerchfell ist der größte Atemmuskel, er teilt unseren Rumpf in eine obere und eine untere Kammer. Oben befinden sich Herz und Lungen, unten wölbt sich das Zwerchfell über Leber, Milz und Magen, unter denen alle anderen Organe liegen.

Bei einem vollen Atemspiel wölbt sich das Zwerchfell beim Einatmen nach unten, drückt auf Magen und Leber, verengt somit den gesamten unteren Raum, wodurch Magen und Darm sowie alle Organe und Drüsen wohltuend und anregend massiert werden.

Durch die Abwärtswölbung des Zwerchfells wird das Herz entlastet. Beim weiteren Einatmen in die Flanken, dehnt sich der Brustkorb: das Zwerchfell zieht sich wieder etwas aus dem Bauchraum zurück und flacht - durch die Ausweitung der unteren Rippen - leicht ab.

Hier beginnt, noch im Einatmungsprozeß der mittleren und oberen Lungenkammern, schon die Ausatmung der unteren.

Nachdem sich dann noch die oberen Lungenspitzen – durch ein Heben des Brustkorbes – gefüllt haben, beginnt die Ausatmung, wobei sich das Zwerchfell nun stark in den Brustraum hineinwölbt und Herz und Lungen komprimiert.

Die Ausatmung ist besonders wichtig; sie entgiftet und entkrampft. Die meisten Menschen können nicht mehr voll ausatmen, weil sie nicht loslassen können. Wer viel *haben* und *halten* will, hält auch viel unbewegte Luft in sich. Er mag beim Einatmen einen noch so großen Brustkasten haben, aber er ventiliert zu wenig; denn nur eine »totale« Ausatmung bewirkt eine nachfolgende, tiefe Einatmung. Hier zeigt uns auch die Atmung den Zusammenhang von Geben und Nehmen, denn wir können nur soviel Luft einatmen wie wir ausatmen.

Eine »totale« Ausatmung gibt es in Wirklichkeit nicht. Selbst nach der forcierten Ausatmung des sogenannten expiratorischen Reservevolumens bleibt immer noch die sogenannte Residualluft in den Lungen, das ist ein Rest von ca. 1 ½ Liter, den wir unter keinen Umständen ausatmen können, - jener Teil des Geistes, der die Metamorphose des Sterbeprozesses unserer stofflichen Hülle begleitet?

An der Atmung kann man erkennen, wie gesund oder krank ein Mensch ist. Eine unreine, gar übelriechende Ausatmung ist ein schlechtes Zeichen für den Gesundheitszustand.

Am Atemrhythmus kann man auch die innere Ruhe und die Reife eines Menschen erkennen.

Atemübung

Setzen Sie sich ganz locker und entspannt in einen Sessel, legen Sie die Hände auf den Bauch und schließen Sie die Augen. Atmen Sie langsam und bewußt in den Bauch hinein, dann in die Flanken und zum Schluß in die oberen Lungenflügel. Erleben Sie dabei innerlich alle Atembewegungen.

Atmen Sie ganz bewußt lange und langsam aus. Hin und wieder summen Sie laut dabei.

Zur »totalen« Ausatmung ziehen Sie das Zwerchfell soweit wie möglich in den Brustraum hinein.

Üben Sie täglich einige Minuten lang abwechselnd im Stehen, im Sitzen und im Liegen. Spezielle Atemübung:

....

....

....

....

34

Weitere Atem- und Entspannungsübungen finden Sie in meinem Buch »Die Wirbelsäule – Säule der Gesundheit«.

Achten Sie darauf, daß Ihre freie Bauchatmung durch die Kleidung nicht eingeschränkt wird. Gürtel (am besten Hosenträger) oder Rock sollten nicht über, sondern auf dem Hüftknochen (Darmbeinschaufel) sitzen.

Eine statisch ausgewogene, aufrechte lockere Körperhaltung, ist für eine ausgiebige Ventilation aller Körperzellen von großer Bedeutung, ebenso rhythmische und harmonische Bewegungsabläufe bei der alltäglichen Arbeit sowie ein TÄGLICHER Spaziergang.

Unsere Luft ist heutzutage in vielen Gebieten bis an die Grenzen der Verträglichkeit mit Schadstoffen beladen. In so einer »Luftnotzeit« sollten wir uns nicht noch zusätzlich und freiwillig durch stickige Raumluft oder gar Rauchen vergiften. Wären wir vom Schöpfer als Raucher konzipiert, hätte er uns sicherlich einen Kamin eingebaut. Vielleicht hat er es auch vergessen?

Die natürliche Atmung erfolgt durch die Nase. Hier regt der Luftstrom über Reflexzonen in der Nase wichtige Körperfunktionen an, u.a. die Hypophyse und die Epiphyse sowie das Denken allgemein. Besonders bei Kindern ist es wichtig, für freie Atemwege zu sorgen, damit sie nicht zu Mundatmern werden.

Wir atmen aber nicht nur über die Lungen, sondern auch durch jede Pore unserer Haut, das sind also mehrere hunderttausend »Nasen«, durch die wir ebenfalls ein- und ausatmen. Diese Hautatmung ist lebenswichtig, deshalb sind tägliche Luft- und Sonnenbäder sehr wichtig für unsere Gesundheit.

Morgens raus aus der Selbstvergiftung des Bettenmiefs und nackt an die frische Luft, egal, ob es regnet oder schneit!

Durchlüften Sie ihre Haut! Ersticken Sie Ihre Haut nicht in Thermoanzügen, Kunststoffkleidern, Nylonstrumpfhosen usw. Die Kleidung ist die zweite Haut und sollte wie die erste, aus Naturstoffen bestehen und atmen können.

»Das erste, was zu lehren ist, ist der Atem.«
Buddha

Ernährung

Die Ernährung sollte zwar nicht zur Religion hochstilisiert werden, sie aber zu vernachlässigen wäre auch nicht richtig. Wer aus Fahrlässigkeit seinem Körper unzuträgliche Kost zumutet, braucht sich nicht zu wundern, wenn aus dem »Tempel Gottes« – das sollte der Körper eigentlich sein – ein siechender »Klotz am Bein« der Seele wird. Moses, der erste und größte Führer des Volkes Israel, wußte wohl, warum er diesem Volk sehr detaillierte Anweisungen für die Ernährung gab.

Ein gesunder, nach der von Gott gegebenen Ordnung ernährter und gepflegter Körper ist ein guter Diener der Seele und ein sensibles Instrument des Geistes. Ein ungesunder Körper dagegen beherrscht die Seele. Er erfordert viel mehr Aufmerksamkeit und Zuwendung, als ihm eigentlich zusteht und hemmt Seele und Geist in ihrer Entfaltung. Folglich sollten wir uns »richtig« ernähren!

Umgekehrt muß man aber auch dies wissen und bedenken: »Es ist der Geist, der sich den Körper schafft« (F. Schiller). Giftige, böse Gedanken machen auch aus der besten Nahrung im Körper Nährböden für allerlei Krankheiten, wogegen reine, liebevolle Gedanken und Vorstellungen, sogar giftige oder verdorbene Kost gefahrlos durch den Darm schleusen. Auf diesem Zusammenhang fußte schon im Altertum das sogenannte »Gottesurteil«: Der lautere Charakter macht den Menschen selbst gegen Gift resistent, der unlautere Charakter bewirkt, daß giftige Substanzen aus dem Darm ins Blut aufgenommen werden können. Darmwände und Leber wirken wie ein Filter, durch den nur solche Substanzen den Weg ins Blut finden, die dem geistigen Leben und Wirken des Menschen entsprechen. Zersetzende Gedanken machen den Filter für Gärungs- und Zersetzungsprodukte passierbar; nichtige Gedanken für leblose Ballaststoffe; aggressive Gedanken für reizende, aufputschende Nahrungsbestandteile; gute, liebevolle Gedanken aber lassen solche Substanzen passieren, die den Körper beleben und vital erhalten. Deshalb soll der Mensch in Zorn und Ärger nichts essen: der Magen würde sofort zur Kloake und Giftküche, die den ganzen Körper elend macht.

Nach dem Matthäus Evangelium (Kap. 15 ab Vers 10) widersprach Jesus von Nazareth, der Mann, in dem Gott selbst Mensch wurde, den Speisegeboten der Pharisäer, mit den Worten:
Hört zu und begreift: Nicht das macht den Menschen unrein, was er durch den Mund in sich aufnimmt, sondern das, was aus seinem Mund herauskommt.

Was man durch den Mund aufnimmt, ist die Nahrung; was herauskommt, sind die zu Worten gewordenen Gedanken. Deshalb also wäre es unsinnig, die Ernährung zum Rang einer religiösen Frage hochzuheben und sich am Ende um diese Dinge zu streiten. Der Streit um Fleisch- oder Rohkost, würde genau das im Körper produzieren, was die Streitenden beide vermeiden wollen: biologische Störungen im Wunderwerk unseres Körpers.

Die Frage, ob Jesus nun Lamm und Fisch gegessen hat, oder nur vegetarische Kost, braucht uns also gar nicht zu beschäftigen, sie ist nebensächlich. Wichtig ist, daß wir wissen, wie diese oder jene Nahrung auf unser körperliches und seelisches Befinden wirkt, und daß wir mit diesem Wissen unsere Nahrung so auswählen und zubereiten, daß sie unsere geistige, seelische oder religiöse Entwicklung unterstützt und nicht behindert.

Ernährungsrichtlinien

Da Spruchweisheiten aus langer Erfahrung wachsen, darf ich Ihnen noch eine in Bezug auf das Essen servieren: *Von einem Drittel leben wir, von den anderen zwei Dritteln leben die Ärzte.* Das heißt also, die meisten Menschen essen zu viel. Wie bei allem im Leben heißt es auch beim Essen maßhalten.

Die gesündeste Turnübung
ist das Aufstehen vom Eßtisch.
Giorgio Pasetti

»Richtige« Ernährung ist immer zugleich mäßige Ernährung! Jedes Zuviel belastet den Organismus mit unnützer Arbeit, vor allem aber mit den durch unvollständige Verarbeitung und Verbrennung entstehenden giftigen Substanzen, die nur mit Mühe auszuscheiden sind.

»Ein voller Bauch studiert nicht gern« sagt der Volksmund und Völlerei war schon immer der Anfang vom Ende eines Volkes. Sie stimuliert sexuelle Triebhaftigkeit und Perversion und vermindert die Sauerstoffzufuhr zum Gehirn. Dagegen wirkt das Fasten klärend, reinigend und belebend auf Körper, Seele und Geist. »Große Geister« waren seit jeher – mit einigen Ausnahmen – eher Asketen, als Prasser und Freunde der überfüllten Tafeln.

Aufschließen, Verdauen, Assimilieren, Verbrennen und Ausscheiden ist Schwerarbeit für unseren Organismus. Deshalb brauchen Magen und Darm ebenso ihre Erholungsphasen wie unser gesamter Organismus nach der Arbeit eine Ruhepause braucht. Für die meisten ist es besser, wenn Arbeit und Erholung in einen geordneten Ablauf gelangen, in einen Rhythmus wie wir es bei allen gesunden Lebensäußerungen auf diesem Planeten beobachten können. Dies ist für die Heilung und Gesunderhaltung unseres gesamten Verdauungsapparates von großer Bedeutung.

Zwei oder drei regelmäßige Mahl-Zeiten (keine »Schling«-Zeiten) täglich, bei denen nur gerade der Hunger gestillt wird, keinerlei Nascherei zwischendurch und ein- bis zweimal im Jahr eine Fastenwoche, das wäre »das Richtige«.

Zwischen den Mahlzeiten können Sie bei Bedarf etwas Obst essen und gutes Wasser oder Kräutertees trinken, mindestens 1,5 bis 2 Liter schluckweise über den Tag verteilt. Zum Essen sollte man im allgemeinen nicht trinken, damit die Verdauungssäfte nicht zu stark verdünnt werden. Wer jedoch das Bedürfnis hat, sollte selbstverständlich trinken; denn auch hier steht die Individualität vor jeder Regel. Wenn Sie zum Essen trinken, sollten Sie aber darauf achten, daß Sie dies jeweils erst tun, wenn Sie den gut eingespeichelten und gekauten Speisebrei geschluckt haben, also die Flüssigkeit keineswegs als »Rutschmittel« zum Schlingen verwenden.

Wenn du ißt,
dann iß einfach nur!
Buddha

Bewußtes Essen

Erziehen Sie sich zum bewußten – zum richtigen Essen! Eine alte Volksweisheit lautet: *Gut gekaut, ist halb verdaut.* Daran sollte man sich halten, d.h. sich Zeit lassen zum Essen, jeden Bissen in Ruhe so lange kauen, bis er ganz flüssig ist, dann erst schlucken. Erst den nächsten Bissen nehmen, wenn der Mund leer ist. Auch hierzu gibt es eine alte Spruchweisheit:»Feste Nahrung sollte man *trinken,* flüssige Nahrung *kauen*«.

> **Essen Sie nie ohne Hunger,**
> **lassen Sie lieber eine Mahlzeit ausfallen, bis sich Hunger einstellt.**

Essen Sie nie mit Kummer oder Sorge, in Hektik oder voll Ärger; denn dadurch wird auch die beste Speise zum Ballast und Gift für Leib und Seele. Konzentrieren Sie sich ganz auf Ihr gegenwärtiges Tun, verinnerlichen Sie die Speise. Essen Sie schweigend, mit Freude und Dankbarkeit. Wenn Sie Familie haben, dann versuchen Sie jede gemeinsame Mahlzeit zu einem feierlichen Erlebnis zu gestalten. Einer warte auf den anderen, keiner esse allein. Zünden Sie ein oder zwei Kerzen auf dem Tisch an. Danken Sie Gott gemeinsam für die Gaben auf dem Tisch, danken Sie auch den Naturreichen, aus denen diese Gaben kommen. Gedenken Sie all derer, die zu dieser Stunde nichts zu essen haben.

Ungefähr 45 000 Kinder verhungern täglich, und Millionen Mitmenschen können sich nie satt essen.

Essen sollte weder zur Sucht noch zur Gewohnheit werden.
Essen wir nur, wenn wir wirklich Hunger haben!

Leben ver-mitteln

Unsere Nahrung sollte so naturnah und frisch wie möglich sein. Nur lebendige oder möglichst lebensnahe Substanzen können Körper und Seele beleben. Was selbst leblos ist, kann niemals belebend wirken.

Leblos sind jene »Lebensmittel« (man sollte sie eigentlich »Todesmittel« nennen), die sich nicht verändern oder nicht »schlecht«

werden, selbst wenn man sie monate- oder gar jahrelang (Getreide ausgenommen) offen aufbewahrt. Jeder Apfel wird runzlig oder fault, Gemüse wird welk und der Fisch verdirbt in der Wärme. Was aber geschieht mit dem raffinierten Zucker oder dem gebleichten Auszugsmehl? Diese völlig leblosen, toten Substanzen machen die meisten Menschen müde, apathisch und manipulierbar. Man sollte sie meiden, vor allem, wenn sie noch miteinander kombiniert sind: Mit allen süßen Backwaren, aber auch schon mit dem üblichen Bäckerbrot, mit den bleichen Teigwaren oder dem gezuckerten Tee, nimmt man Belastungen und Vitalitätsverluste auf sich. Vollkornbrot und Getränke ohne Zucker wären die richtige Alternative.

Fleischesser

sollten das Fleisch jener Tiere meiden, die unter unnatürlichen, meist grausamen Bedingungen ihr – nur auf schnelle Mast ausgerichtetes – Dasein fristen mußten. Viele haben niemals in ihrem kurzen Leben den blauen Himmel, eine grüne Wiese oder die Sonne gesehen, höchstens bei ihrem qualvollen Transport zur Massenschlachtung. Diese armen Tiere sind alle krank. Ihr Fleisch ist verseucht mit lebensfeindlichen Produkten der Pharmazie. Darüber hinaus sind alle Empfindungen ihres grausamen Leidensweges, als unauslöschliche Informationen in ihr Fleisch eingeprägt.

Im allgemeinen macht Fleischgenuß aggressiv, friedlos, ungeduldig und sprunghaft. Wer sich fleischarm oder fleischlos ernährt, lebt weniger von Konflikten getrieben.

Wenn Sie Fleisch essen, dann möglichst nur einmal in der Woche. Wählen Sie dazu einen Tag an dem Sie viel Zeit und Ruhe zur Verdauung haben, denn Fleisch braucht, je nach Art drei bis acht Stunden bis es verdaut ist. Demnach sollte man abends kein Fleisch essen.

Auf alle Fälle meiden Sie Schweinefleisch, Kalbfleisch sowie alle industriell verarbeiteten Fleischprodukte (Wurst, Schinken usw.), die Salpeter und andere chemischen Stoffe enthalten. Meiden Sie, wie oben schon erwähnt, das Fleisch gequälter Tiere, dazu zählen auch Masthähnchen, Mastputen, Zuchtfische aus überfüllten Teichen sowie die Zuchtlachse aus den überfüllten abgesperrten Fjorden; auch diese Fische sind voller Chemie.

Wird etwas (endlich) gemessen,
ist es schon längst gegessen!
Schadstoffe

Samennahrung

Hierzu gehören Obst und Getreide, auch alle Nüsse und unsere Hülsenfrüchte - fördert die Aktivität, solange sie in keimfähigem Zustand in die Küche oder auf den Tisch kommt; denn im Samen ist die Aktivität einer Pflanze aufs höchste potenziert. Keimfähig ist, was als Frucht an der Pflanze ausreifen konnte und nicht überlange gelagert wurde. Wer viel Samennahrung verzehrt, wird das Leben kaum als Mühe und Plage empfinden. Es fällt ihm aber schwer, zur Ruhe zu kommen, sich beglücken zu lassen und seine Mitmenschen zu beglükken.

Blattnahrung

schafft den Ausgleich im Leben, beglückt und belebt. Hierzu gehören viele Gemüsearten, die Blattgemüse und Salate. Wer sie bevorzugt, steht mit »beiden Beinen im Leben«. Wie das grüne Blatt wendet er sich zielsicher der Sonne, dem Lebensspender zu.

Wurzelnahrung

wie Möhre, Rettich, Rote Beete, Schwarzwurzel, Kartoffel, usw., beruhigt und schafft Reserven. Wer als Fleisch- oder Samenverzehrer unter Ruhelosigkeit oder Schlafstörungen leidet, sollte mehr Wurzelnahrung essen.

Wir sollten unsere Ernährung nicht nach dem Supermarkt, sondern nach dem Rhythmus der Natur, in der wir leben – der Jahreszeiten ausrichten: im Winter mehr Wurzel-, im Sommer Blatt-, im Herbst und Frühling vorwiegend Samennahrung.

Ernährungsordnung und Harmonie

Achten Sie auf die richtige Auswahl und Zusammenstellung Ihrer Ernährung.

Achten Sie darauf, daß Sie bei einer Mahlzeit nicht alles kreuz und quer durcheinander essen. Zum Beispiel: Eiweiß- und kohlehydratreiche Nahrungsmittel sollten nicht zu einem Gericht miteinander kombiniert werden; das belastet die Verdauung. Nur eines von beiden kann durch die Verdauungssäfte optimal erschlossen werden. Die Kombination von Fleisch und Teigwaren - dazu gehört auch das Wurstbrot - ist schwer verdaulich. Wer kombinieren möchte, der kombiniere Fleisch oder Fisch mit Kartoffeln und gedünstetem Gemüse. Vermeiden Sie möglichst rohe und gekochte Nahrung zu einer Mahlzeit.

Meiden Sie alle Genußgifte, vor allem Tabak, Bohnenkaffee und Schwarztee.

Wein und Bier das laß ich Dir! Aber nur wenn sie zum seltenen und mäßigen Genuß werden. .

Geben Sie das Rauchen auf...!
Meiden Sie das passive Mitrauchenmüssen; machen Sie ihre rauchsüchtigen Mitmenschen liebevoll darauf aufmerksam, daß Sie diese gesundheitsschädigende Zwangs-»Ernährung« nicht annehmen können.

Bitte rauchen Sie nicht in meiner Gegenwart. Ich respektiere ihren Wunsch zu sterben und erwarte, daß Sie meinen Wunsch zu leben respektieren.

Des weiteren meiden Sie: erhitzte Fette, Schmelzkäse, Teigwaren, Gebäck und Brot aus weißem Mehl, weißen Zucker und Süßstoffe (süßen Sie mit Honig oder mit Ursüße), Kaba, Schokolade, Pralinen, Kaffee, schwarzen Tee, Limonade, Coca-Cola, Getränke mit künstlichen Zutaten und mit Zucker, Getränke mit Kohlensäure.

Der berühmte Chemiker und Biologe Louis Pasteur (1822 - 1895) sagte schon zu seiner Zeit: *Zu gut neunzig Prozent essen und trinken die Menschen ihre Krankheiten.*
Auch dies ist *eine* der vielen lehrreichen Perspektiven erfahrener Beobachter.

Der Hunger rafft weniger dahin als der Fraß!
Alte Volksweisheit

Der Mensch muß alles erlernen, auch **Wann?** – **Was?** – und **Wie?** er essen sollte. Dabei kann Ihnen mein Ernährungsbuch helfen.

Das Wichtigste aber ist, daß sowohl in der Küche, als auch am Eßtisch die Liebe waltet. Ärger, hektische und giftige Gedanken machen jedes Gericht aus geistiger Sicht ungenießbar. Gute, freundliche, fürsorgliche, liebevolle Gedanken, ein Gebet oder die segnend über die Speisen gebreiteten Hände dagegen, wecken selbst in schlechter Kost die Kräfte des Lebens.

An Gottes Segen ist alles gelegen!

Wer, inspiriert durch die göttliche Liebe, sein Leben in den Dienst seiner Mitmenschen stellt, sie liebt, tröstet, unterstützt in allen Notlagen und sie auf den Weg zu Gott führt; der wird in seinem eigenen Geist, ungeahnte Nahrung und Kraft finden.

Schonkost

In Zeiten der Erschöpfung und Erkrankung oder in der Rekonvaleszenz nach Operationen und Erkrankungen, brauchen Seele und Körper viel Kraft für innere »Renovierungsarbeiten«. Alte Bilder und Verhaltensmuster werden als unbrauchbar erkannt. Vieles wird »ein - und abgerissen«. Viel »Bauschutt und Müll« muß abtransportiert und ausgeschieden werden, damit Neues entstehen kann.

Daher ist es wichtig den anderweitigen Energieverbrauch des Körpers auf ein Minimum zu reduzieren. Die geeignete Ernährung spielt dabei die zentrale Rolle: Einerseits braucht der Körper Energie aus den Lebensmitteln, anderseits sollte er so wenig wie möglich Energie zur Aufschließung derselben brauchen.

Zum Aufschließen und Verdauen unserer Lebensmittel benötigen wir besonders viel Energie. Jeder kennt die Müdigkeit nach einer kräftigen und reichlichen Mahlzeit, die ja nur daher rührt, daß der Körper nun mit der umfangreichen Verdauungsarbeit voll beschäftigt ist und keine Kraft für eine weitere Tätigkeit zur Verfügung hat.

Wasser-, Tee- oder Saftfasten (siehe mein Buch »Fasten und Heilfasten«) ist die größtmögliche Schonung. Beim Übergang zu einer

»festen« Schonkost sollte die Wahl der Speise nach dem seelischen und körperlichen Zustand möglichst individuell erfolgen, ebenso die Form der Zubereitung; lesen Sie dazu das Kapitel »Schonkost« in meinem Ernährungsbuch.

Unsere Nahrungsmittel müssen Heilmittel
unsere Heilmittel Nahrungsmittel werden.
Paracelsus

Heilkost

Während die Schonkost das Mindestmaß an Ernährung eines geschwächten Organismus darstellt, kommen bei der Heilkost Lebensmittel gezielt therapeutisch zum Einsatz.

Gott hat für jedes Leid ein *Kräutlein* wachsen lassen! Ebenso gibt es auch spezifische Organfunktionsbezogene *Lebensmittel*. Ihr weiser Gebrauch läßt sie zu *Heilmitteln* werden. Lesen Sie dazu in meinem Ernährungsbuch das Heilkost Kapitel, das Ihrer Erkrankung entspricht sowie die Kapitel »Ernährungsordnung« und »Rohkost«.

Lesen Sie bitte, *Ihrer* Gesundheit zuliebe das *ganze* Ernährungsbuch, nicht umsonst trägt es den Titel: »Mittel zum Leben – Mittel zum Heil-Werden«

Einige kurze Ernährungsempfehlungen

Essen Sie mindestens _____ Monate lang eine einfache, reine, vegetarische (pflanzliche) Vollwertkost, d.h. keinerlei Fleisch (auch der Fisch ist aus Fleisch), keine Fleischprodukte sowie keine Eier und Milchprodukte.

Falls Sie sich nach ca. sieben Tagen ohne tierisches Eiweiß nicht wohl fühlen, dann essen Sie ein wenig Quark, Sauerrahmbutter, Butter- oder Sauermilch dazu.

Täglich ca. 7 g Meerrettich, frisch, falls aus dem Glas, dann ungeschwefelt, z.B. auf Butterbrot, möglichst auch Rettich essen.

Mischen Sie täglich frische Wildkräuter in den Salat oder essen Sie diese als reinen Wildkräutersalat:

Brennessel: besonders gut auch mit den Samen; Löwenzahnblätter: in der Blütezeit auch pro Person zwei bis drei Blüten dazu geben; Schafgarbe: nur die Blätter; Breit- oder Spitzwegerich; Vogelknöterich; Beinwell (Comfrey): pro Person genügt ein kleines oder die Hälfte eines großen Blattes; Zitronenmelisse; Kapuzinerkresse: ein Blatt und eine Blüte pro Person. Bei Harnwegsinfekten sollten Sie große Mengen essen, falls sie vom Magen wegen der Schärfe vertragen werden. Bärlauch ist im Frühjahr sehr wichtig (stark blutreinigend). Dies sind alles gängige Kräuter, die überall noch wachsen und mit Ausnahme des Bärlauchs das ganze Jahr über frisch zur Verfügung stehen. Pflücken Sie diese Kräuter in Dankbarkeit und Liebe. Beschädigen Sie dabei die Wurzeln nicht und ernten Sie nie an einer Stelle alles ab.

Öfters milde Fastenkuren sind empfehlenswert. In meinem Buch »Fasten und Heilfasten« finden Sie acht milde altbewährte Kuren. Probieren Sie eine nach der anderen aus, im drei bis vierzehn Tages Rhythmus. Sicherlich finden Sie eine oder mehrere, die Ihnen besonders wohltun und obendrein auch gut schmecken. Wiederholen Sie diese Kuren so oft Sie wollen. Es gibt Menschen die sie zu ihrer Dauernahrung gemacht haben und sehr gut damit leben.

Darüber hinaus sollten Sie möglichst ein bis zwei mal im Jahr, 7 bis 14 Tage nur mit Wasser, Tees, Säften oder/und Gemüsebrühe fasten.

Bei Wasseransammlung im Gewebe (Ödeme)

sind hin und wieder ein bis zwei **Trockenkost-Tage** zwecks Flüßigkeitsentzug ratsam: Ein bis zwei Tage lang Backpflaumen und altbackenes Vollkornbrot oder trockene Haferflocken. Alles besonders lange kauen und gut einspeicheln.

Nur essen wenn Sie wirklich Hunger haben. Danach ein bis zwei Tage nur Äpfel und Vollkornbrot. Durch die Äpfel nehmen Sie schon wieder etwas Flüssigkeit zu sich. Am nächsten Tag fangen Sie wieder langsam an zu trinken. Gutes frisches Wasser – genießen Sie es Schluck für Schluck!

Erfahrungsgemäß verlaufen ein bis zwei Trockentage ohne Beschwerden, sollten sich jedoch welche einstellen, dann trinken Sie sofort Wasser. Nur schluckweise keine großen Mengen auf einmal.

Lassen Sie öfter mal das Frühstück weg und essen Sie erst mittags. Da freut sich Ihr Organismus, denn er ist von ca. 4.oo früh bis 11.oo Uhr vormittags besonders auf Reinigung eingestellt und hat zu dieser Zeit auch die größte Kraft dazu.

Legen Sie auch mal einen Fastentag oder ein Fastenwochenende ein, so ganz spontan! Aber übertreiben Sie bitte nicht!

> ### *Lernen Sie Ihre Kräfte – aber auch Ihre Grenzen kennen!*

Kanne-Brottrunk

ist ein Milchsäure-Gärungsprodukt, reich an aktiven Fermenten, Milchsäurebakterien und wichtigen Spurenelementen, erhältlich in Reformhäusern und Naturkostläden. .... Wochen lang zwei- oder dreimal täglich, vor oder zu den Mahlzeiten, sollten Sie ein Gläschen pur oder mit Wasser verdünnt trinken.

Wir leben nicht zum essen;
wir essen, um zu leben.
Sokrates

Vitaminpillen

»Das Gemüse vom Markt – die Vitamine aus der Apotheke« so stand es auf einem verführerischen Plakat, das in den sechziger Jahren in vielen Apotheken hing. Auch in Zeitschriften wurde mit dem gleichen Slogan geworben. Das war der Anfang der manipulierten Vitamin-, Mineral- und Spurenelemente-Mangel-Massenhysterie, die heute den größten Teil der westlichen Welt ergriffen hat, insbesondere die Industrienationen.

In Deutschland gibt es schon lange bevor die Vitamine und Mineralien in den USA als Big Bussines entdeckt wurden, hervorragende Einzel- und gut ausgewogene Komplexpräparate mit drei bis maximal 25 Wirkstoffen. Diese Präparate sind als Nahrungsergänzungsmittel bei bestimmten Erkrankungen, bei Mangel- und Erschöpfungszuständen therapeutisch sehr wertvoll. Sie sollten gezielt und entsprechend dosiert nur so lange eingenommen werden wie es wirklich nötig erscheint. Sie dürfen jedoch nicht zur Dauernahrung werden.

Aus dem Land der Superlativen gelangen zunehmend Pillen und Chips auf den europäischen Markt, die nahezu alle derzeit bekannte Vitamine, Mineralien und Spurenelemente enthalten. Einer dieser Chips enthält über dreihundert Minerale, Spurenelemente, Vitamine und Enzyme. Da sollte man sich schon fragen, ob die Einnahme so vieler isolierter Stoffe auf einmal, nicht Spätschäden zur Folge hat.

Geschickte Werbekampagnen mit geschäftstüchtigen Wissenschaftlern suggerieren dem auf Sicherheit bedachten homo technokratikus, daß ohne die tägliche Einnahme der »Astronauten-Super-Vitaminbombe« seine Gesundheit gefährdet sei.

So betreibt man die blühenden Geschäfte mit der Angst. Natürlich sind diese Kriterien »wissenschaftlich unter- und übermauert«, und zum teil mit beeindruckenden Studien und Fallbeispielen »belegt«.

Wo so viel *Pro*-Vitamin entstanden ist, ist natürlich auch das *Kontra* weit gediehen. So las ich neulich in »Welt der Wissenschaft« folgenden Artikel von Jochen Kubitschek:

Vitaminpillen kein Ersatz für Obst und Gemüse
Allein gesunde Ernährung
kann vor Krebs und Herzinfarkt schützen
Mögliche Wirkung bislang kaum erforschter Substanzen

Die regelmäßige Einnahme von Vitamintabletten kann weder vor Krebs noch vor einem Herzinfarkt schützen. Das belegen drei Studien, die jetzt im US-Fachmagazin »New England Journal of Medicine« veröffentlicht wurden.

Jahrelang waren Experten davon ausgegangen, daß die tägliche Zufuhr hochdosierter Vitaminpräparate – insbesondere waren damit die Vitamine A, E und C gemeint – vorbeugend wirkt. Die Folge dieser Annahme war, daß besonders in den Industrieländern der Absatz von Vitamintabletten steil anstieg und es teilweise sogar zu Versorgungsengpässen kam.

Erste Zweifel an der Wirksamkeit der Vitaminpillen kamen bereits 1984 auf, als die vom Nationalen Krebsinstitut der USA und dem Institut für das öffentliche Gesundheitswesen Finnlands unterstützte sog. ATBC-Studie durchgeführt wurde. 29.000 Raucher in Finnland waren über mehrere Jahre entweder mit Vitamin E oder Beta-Karotin (einer Vorstufe des Vitamins A) oder aber, ohne es zu wissen, mit einem Scheinmedikament (Placebo) behandelt worden. Fünf bis acht Jahre nach Beginn der Studie zeigte sich, daß in der Vitamingruppe die Zahl der Krebsfälle nicht niedriger, sondern deutlich höher als in der Placebogruppe ausfiel. In der Beta-Karotin-Gruppe stieg die Zahl der Lungenkrebsfälle, in der Vitamin-E-Gruppe nahm die Zahl der Schlaganfälle zu.

Dieses Resultat überraschte viele Gesundheitsexperten. Sie waren davon ausgegangen, daß besonders die Vitamine A und E die Entstehung von Krebs und Arterienverkalkung verhindern könnten. Auf zellulärer Ebene, so die Annahme, würden diese Vitamine die sog. freien Sauerstoffradikale neutralisieren und damit antioxydativ wirken. Doch inzwischen haben Untersuchungen gezeigt, daß die Einnahme selbst relativ hoher Dosen der Vitamine A und E für die Vorbeugung von Krebs und Herzleiden offenbar ungeeignet ist.

Die in den USA an 18.000 Rauchern und Asbestarbeitern durchgeführte Caret-Studie (Beta Carotene and Retinol Efficacy Trial) wurde im Januar dieses Jahres vorzeitig abgebrochen. Die Zwischenergebnisse hatten nämlich gezeigt, daß die Einnahme von Beta-Karotin die Zahl der Lungenkrebserkrankungen um 28 Prozent und die Zahl der Todesfälle insgesamt um 17 Prozent ansteigen ließ. Diese Notbremsung wurde unter ausdrücklichem Hinweis auf die Ergebnisse der finnischen ATBC-Studie durchgeführt. Außerdem hatte die PHS-Studie (Physicians Health Study) mit mehr als 22.000 gesunden US-Ärzten keine Vorteile durch die Einnahme von Vitaminen gezeigt. Das britische Fachblatt „The Lancet" kam daher zu dem Schluß, daß die Vitamintabletten eine gesunde Ernährung offenbar nicht ersetzen könnten.

In der dritten, gleichzeitig mit der Caret- und PHS-Studie veröffentlichten Untersuchung kamen US-Forscher zu dem Schluß, daß die Einnahme der Vitamine A und C einen Herzinfarkt nicht wirksam vorbeugen kann. Die an 34.486 Frauen nach den Wechseljahren durchgeführte Studie zeigte, daß allein der Konsum Vitamin E reicher Nahrung die Zahl der Herztode um mehr als die Hälfte senken konnte. Dieser positive Effekt konnte aber nicht festgestellt werden , sobald die Frauen Vitamin E Tabletten eingenommen hatten.

Die Daten zeigten, so schreiben zwei US-Experten in einem Kommentar im „New England Journal of Medicine", daß die Vitamine offenbar weder Krebserkrankungen noch einen Herzinfarkt verhindern könnten. Sie erinnerten daran, daß die Vitamintherapie aus Beobachtungen abgeleitet worden sei, bei denen sich eine Verbindung zwischen dem Verzehr großer Mengen von Obst und Gemüse und dem selteneren Auftreten von Krebsfällen gezeigt hatte. Vermutlich handele es sich dabei um ein bedauerliches Mißverständnis. Vitamintabletten können den Nutzeffekt von Obst und Gemüse eben nicht einfach imitieren, denn diese enthalten eine Vielzahl bislang noch kaum erforschter Substanzen, die möglicherweise anstelle der Vitamine für die positive Wirkung auf die Gesundheit des Menschen verantwortlich sind.

Endlich ist es also »offiziell«. Der »wissenschaftliche Beweis« ist erbracht: Natur muß man ganz genießen, nicht als isoliertes, möglichst noch künstlich nachgebautes Konzentrat. Eine Möhre besteht eben nicht nur aus Karotin und eine Zitrone nicht nur aus Vitamin C. Die noch weitgehend unerforschte energetisch (seelisch) - stoffliche Komplexität der Pflanzenorganismen die uns als Mittel zum Leben dienen, werden die Menschen ebensowenig nachbauen können wie sich selbst. Soweit läßt sich unser Göttlicher Vater von seinen unvernünftigen Kinder nicht in´s Handwerk pfuschen.

Leider wird auch bei uns in Deutschland zunehmend das große Geschäft mit der Angst vor Grippe, Ansteckung und Krebs gemacht. Sehr werbewirksam beschert uns die sog. Lebensmittelindustrie (von der ein Teil eher den Namen Tötungsmittelindustrie verdient), eine immer buntere »Health Food« Palette. Es ist schon eine Unverschämtheit, daß man das chemische, vitamingeschwängerte »Designer Food« überhaupt als Lebensmittel bezeichnen darf. Sie noch dazu als »Gesundheitsnahrung« zu preisen ist das Ergebnis der übervitaminisierten Hochleistungshirne der »Europäischen Menschen-Futtermittel-Kommission«. Daß diese Chemiepansche in Form von Getränken, Riegeln oder sonstwas, besonders den Kindern, mit einem Milliardenaufwand an Werbung als »Gesundes Naschen« eingehämmert wird, ist ein Verbrechen.

Vater vergib ihnen, denn sie wissen was sie tun!

Damit keine Mißverständnisse entstehen, sei am Ende nochmals gesagt: Enzyme, Vitamine, Minerale und Spurenelemente, ausgewogen und harmonisch kombiniert, wohldosiert und gezielt eingesetzt sind wertvolle therapeutische Mittel. Aber, wie alle Arzneimittel sollten sie nicht zur Dauernahrung werden.

Unser Kopf ist rund
damit das Denken
die Richtung
wechseln kann.

Heilkräuter-Tees

Heilkräuter-Tees enthalten die ganzen, unveränderten Pflanzen. Gott hat wirklich für jedes Leid ein Kräutlein wachsen lassen, wie uns die alte Volksheilkunde lehrt. Deshalb trinken Sie, ihrem Leiden entsprechende und organspezifische Teemischungen: Nerven, Herz-Kreislauf, Nieren-Blasen, Leber-Galle, Magen-Darm, Lungen-Bronchien, Venen, Hämorrhoiden, Gicht-Rheuma, Diabetes, Entwässerung, stoffwechselanregend, Blutreinigung, Erkältung, Milchbildung, Frauenleiden, usw.

In Apotheken, Reformhäusern und Naturkostläden finden Sie gute Mischungen nach bewährten Rezepturen der Naturheilkunde (möglichst keine Teebeutel verwenden).

Ihren Bedürfnissen entsprechend trinken Sie eine Mischung über Tage oder Wochen. Sie können auch verschiedene Mischungen im täglichen- oder z.B. im Drei-Tages-Wechsel trinken, möglichst ein bis zwei Liter schluckweise über den ganzen Tag verteilt.

Machen Sie die Tees nicht zu stark, im Allgemeinen genügen zwei gehäufte Teelöffel pro Liter. Auf manchen Packungen wird zu viel empfohlen, richten Sie sich immer nach Ihrem eigenen Geschmack.

Frischkräutertee

Falls Sie die Möglichkeit haben trinken Sie öfters einen Tee aus frischen Kräutern. Ernten Sie täglich frisch: zarte, junge Birkenblätter und Fichten- oder Tannentriebe (nie oben an der Baumspitze, sondern nur seitlich abpflücken), Zinnkraut (Ackerschachtelhalm), Brennessel, Löwenzahn, Wegerich, Schafgarbe, Zitronenmelisse, für Frauen noch etwas Frauenmantel, falls vorhanden. Möglichst morgens frisch pflücken, mit kochendem Wasser überbrühen, ca. 10 Minuten ziehen lassen, bis das Wasser schön leuchtend grün ist, abseihen, in eine Thermosflasche füllen und schluckweise über den Tag trinken, ohne zu süßen. Falls Sie den Tee unbedingt süß mögen, dann geben Sie ein wenig Honig oder Ahornsirup dazu. Der Tee kann auch mit einigen Pfefferminzblättern oder ein zwei frischen Salbeiblättern geschmacklich abgerundet werden.

Außer den Birkenblättern und den Fichtenspitzen kann man alle genannten Kräuter das ganze Jahr über einzeln oder zusammen, frisch oder als Teeaufguß verwenden. Grundsätzlich sollte man Heilkräutertees immer schwach aufbrühen, damit das Aroma nicht scharf penetrant, sondern fein und zart ist. Heilkräutertees sollten nicht immer durchgehend getrunken werden, da sie ja einen Reiz auf die entsprechenden Organe ausüben. Trinken Sie den Tee schluckweise über den ganzen Tag verteilt und kurmäßig, ein bis drei Wochen lang.

Salbeitee

Der berühmte römische Admiral Plinius (23 bis 79 n.Chr.) war ein großer Heilkräuterforscher. Sein Lebenswerk über Heilpflanzen, deren Eigenschaften und Anwendungen, die Enzyklopädie »Naturalis historia« umfaßt siebenunddreißig Bände und ist uns bis heute erhalten geblieben. Er war ein begeisterter Salbeiteetrinker und empfahl diesen auch häufig.

Als man Plinius die unerwartete Todesnachricht eines Freundes überbrachte, äußerte er betroffen und erstaunt:
»cur moriatur homo qui salvia crescit in horte?«
(Wie konnte der Mensch sterben da Salbei in seinem Garten wuchs.)

Auch bei unseren Heilkundigen hatte der Salbei jahrhundertelang eine besondere Stellung. Man sagte, er habe viele Stoffe, die Heilung für den ganzen Körper bewirken können. Zwei weitere alte Sprichwörter bringen den Glauben an die Heilkraft des Salbeis besonders zum Ausdruck:
Was bist Du krank, wenn Du Salbei in Deinem Garten hast?
Sollst nicht sterben, sondern leben, greif zum Salbei, er kanns'geben!

Damit wir uns keine falsche Hoffnungen machen, bringe ich noch einen weiteren Spruch aus der Erfahrung weiser Heilkundigen:

contra vim mortis, non est herba in hortis

(Gegen den Tod wächst kein Kraut im Garten, bzw. gegen den Tod
ist kein Kraut gewachsen)

Salbeitee aus frischen Blättern ergibt ein gutes Morgengetränk. Um seine wertvolle Heilkraft und sein Aroma voll zu kosten, müssen die Blätter kurz aufgekocht werden; maximal drei Minuten, auf keinen Fall länger kochen, da der Salbeitee sonst bitter wird. Nehmen Sie die Blätter nach dem kurzen Aufkochen sofort aus dem Wasser, also nicht ziehen lassen. Zwei bis drei Blätter reichen für einen halben Liter Wasser.

Teemischung für Krebs- und AIDS- Kranke

60 g Ringelblume	30 g Sonnenhutwurzel
30 g Brennessel	10 g Zinnkraut
10 g Schafgarbe	10 g Mistelkraut
10 g Rosmarinblätter	10 g Labkraut
10 g Holunderblüten	10 g Birkenblätter
10 g Lindenblüten	10 g Weißdornbeeren
5 g Arnikablüten	10 g Wacholderbeeren

Zwei mal täglich ca. 2 Eßlöffel in ca. ¾ Liter kaltem Wasser langsam aufkochen, ca. 2 bis 3 Minuten schwach kochen lassen, ca. 10 Minuten im bedeckten Gefäß ziehen lassen, danach abseihen. Beide Tees zusammengießen und warm (in Thermoskanne) schluckweise über den Tag verteilt trinken. Also insgesamt 1 ½ bis 2 Liter.

Täglich ca. 12 Haus- bz. Dachwurzblätter (sempervivum tectorum) kurz überbrühen, den Tee trinken und die „fleischigen" Blättchen lutschen, wie Artischockenblätter.

Alles was heilbar ist,
kann durch Wasser und Kräuter geheilt werden.
Ein guter Hausbrunnen voll frischen Wassers
und eine Wiese voll Heilkräuter
sind die besten Apotheken der Welt.
Vinzenz Priessnitz

Wasser

Nach der Luft ist das Wasser unser wichtigstes Heil- und Lebensmittel. Der Mensch besteht nicht aus ca. 70 % Bier, Wein, Limo, Cola oder Kaffee, sondern aus ca. 70 % Wasser. Daher ist Wasser das wichtigste Getränk und sollte jeden Morgen als erstes nüchtern getrunken werden.

Jedes Wasser, das aus der Dunkelheit der Leitung, des Brunnens, oder des Kellers kommt, sollte zuerst einmal mit Licht durchdrungen werden, damit die darin gebundenen niederen Energien – die Geister der Tiefe – aus dem Wasser weichen. Am besten ist eine direkte Sonnenbestrahlung.Man sollte mindestens die tägliche Trinkmenge, in offenen Glaskrügen, möglichst im Freien oder am Fenster stehen lassen. Wir legen jeweils einen Bergkristall in unsere Wasserkrüge. Es gibt viele Möglichkeiten das Wasser zu bereichern. Suchen Sie selbst und Sie werden schon das Richtige finden.

Vor dem Trinken kann man das Wasser mit Sauerstoff anreichern (pranisieren), indem man es siebenmal von einem Glas ins andere gießt, möglichst aus großer Höhe, wie ein Wasserfall und in frischer Luft.

So wie wir Gott um den Segen für unsere Speise bitten, halten wir auch segnend unsere Hände über das Wasser. Wenn wir durch unser auf Gott ausgerichtetes Denken, Sprechen und Handeln, die entsprechende innere Ausrichtung auf IHN erlangen, dann spüren wir Gottes Kraft und Liebe durch Herz und Hände strömen. Darüber hinaus gibt es keine höhere Energiezufuhr für unser täglich Trank und Speis.

Das Wasser nicht einfach achtlos hinunter »schütten«, sondern schmecken und genießen lernen wie einen guten Wein, und dabei für dieses kostbare Getränk danken.

Wasser mit Zusatz von Kohlensäure, Chlor oder Fluor sollte man möglichst meiden, es ist in vielerlei Hinsicht schädlich für unseren Organismus. Besonders Kleinkinder und Nierenkranke sollten natrium- und nitritarmes Wasser trinken.

Unser Grundwasser wird zunehmend mit allerlei Chemikalien belastet, nachdem unser Erdorganismus trotz großer Anstrengung nun allmählich seine Filterkraft verliert. Daher ist mancherorts das Wasser schwer belastet und zum trinken nicht mehr geeignet. Ob Sie durch einen entsprechenden Filter Trinkwasserqualität erlangen, müssen Sie vor Ort selbst prüfen. Das Trinkwasserangebot in Flaschen, aus vielen Quellen und Brunnen, ist sehr groß. Dazu kommt ein zunehmendes Angebot von energetisch aufbereiteten Wasserarten.

Besonders in der heutigen Zeit ist es wichtig, daß wir immer sensibler werden für unsere WAHREN geistigen, seelischen und körperlichen Bedürfnisse. Dazu gehört auch, daß wir SELBST herausfinden was, wann, wo und wieviel WIR trinken und essen sollten.

Es gibt Menschen die behaupten, daß nur destilliertes (völlig entmineralisiertes) Wasser genießbar sei, jedes andere Wasser würde unserer Gesundheit schaden. Jeder macht seine eigenen Erfahrungen, die wir ernstnehmen und respektieren sollten. Wir sollten aber nicht jede individuelle Erfahrung als allgemeingültig erklären. Aus meiner Sicht hat unser Schöpfer das Wasser aus den Brunnen, Quellen, Bächen, Flüssen und Seen als Trinkwasser für Mensch und Tier im Schöpfungsplan vorgesehen. Ansonsten hätte er überall in der Natur Trinkstellen mit Destilliergeräten eingerichtet, denn Regenwasser steht ja nicht immer und überall als Trinkwasser zur Verfügung.
1 ½ Liter gelten allgemein als tägliche Mindesttrinkmenge.
Lesen Sie auch das ausführliche Wasserkapitel in meinem Buch »Mittel zum Leben - Mittel zum Heil-Werden«.
Spezielle Wasser- und Trinkempfehlungen:

Wer von dem Wasser trinken wird das ich ihm gebe,
den wird ewiglich nicht dürsten.
Jesus Christus

Säuren - Basen

Ganz allgemein betrachtet enthält der Organismus eines gesunden Menschen ca. 20% bis 25% Säuren und ca. 75% bis 80% Basen, wobei jedes Organ unterschiedliche Konzentrationen enthält. Alle Stoffwechselprozesse, die immunologischen Prozesse sowie die Informationsübertragungen zwischen den Zellen und vieles mehr, können nur optimal funktionieren, wenn das Säure-Base-Verhältnis in allen Zellen und Organen sowie in Blut und Lymphe stimmt. Dazu bedarf es einer entsprechend zusammengesetzten Ernährung d. h. 80% Basenbildner und 20% Säurebildner.

Leider besteht die allgemein übliche Ernährungsweise aus ca. 80% Säuren und nur ca. 20% Basenbildner, also genau umgekehrte Verhältnisse.

Die Übersäuerung stört und behindert alle Lebensprozesse. Durch Übersäuerung entstehen u.a. Gärungsprozesse und Darmgifte, die den gesamten Organismus langsam vergiften. Alle Organe reagieren darauf mit verminderter Leistung. Somit wird die Übersäuerung zur Ausgangslage vieler Krankheiten.

Durch die »Mineralisierung« wird der Mensch zunehmend starrer und sturer. Dies kommt besonders durch Gallen- und Nierensteine zum Ausdruck sowie durch den gesamten Rheumatischen Formenkreis. Dabei erstarrt so mancher sinnbildlich zur *Salzsäule*. Dadurch erhebt sich bei jedem einzelnen aufs Neue die Frage: Ist er wirklich durch das übersäuerte Essen *so* geworden oder ißt er (unbewußt) so viel Säure, weil es seiner inneren Lebenshaltung entspricht?

Aus diesen beiden und vielen weiteren Perspektiven sollte man alles im Leben betrachten.

Vielleicht erzeugt er die Säure selbst, trotz basenreicher Kost, aufgrund seines *sauren* Verhaltens.

Prüfen Sie öfters den pH-Wert Ihres Urins mittels Teststreifen aus der Apotheke. Der Wert sollte zwischen 6,2 und 6,8 pendeln. Sollte er unter 6,2 liegen, bedeutet dies, daß Sie zuviel Säure im Körper haben. Suchen Sie die Ursachen dafür zuerst im seelischen Bereich. Vielleicht reagieren Sie *sauer* auf einige Mitmenschen und bestimmte

Situationen im Alltag, oder Sie lieben sich selbst zu wenig, können sich nicht annehmen wie Sie sind, werden zunehmend frustriert und schließlich *sauer*.

Suchen Sie die Verbindung, die Harmonie und den Frieden mit Gott, mit sich selbst und mit Ihren Mitmenschen, dann wird auch der Säure-Basen-Haushalt ins Gleichgewicht kommen. Da die Körper-Seele-Geist-Harmonie sich nicht von heute auf morgen erreichen läßt, forschen Sie nach weiteren möglichen Ursachen Ihrer Übersäuerung, etwa zu schnelles, unkonzentriertes Essen, Schlingen anstatt zu kauen, dadurch entsteht eine ungenügende und schlechte Verdauung (maldigestion) die zur Vergiftung und u.a. auch zur Übersäuerung führt.

Vielleicht essen und trinken Sie zu viel Säurebildner z.B.: Fleisch, Wurst, Schinken, Geflügel, Fische, Eier, Käse, Weißmehl, Zucker, Schokolade, Süßigkeiten, Limonaden, Essig, Most, Wein, Sekt, Bier und Getränke mit Kohlensäure.

Bei chronischer Übersäuerung achten Sie auf eine basenreiche, bzw. basenüberschüßige Ernährung und trinken dazu öfters kurmäßig morgens folgenden Basentrunk, bis der pH-Wert Ihres Urins bei 6,8 liegt:

Basentrunk

Bereiten Sie jeden Abend folgendes frisch zu: Eine große Kartoffel, eine große Zwiebel, bei Bedarf auch Knoblauch dazu, ein Stück Sellerie und eine ganze Rote Beete im Wechsel mit einer Möhre, wenn möglich noch etwas Petersilienkraut und -wurzel sowie auch Brennesseln dazu geben. Alles ganz klein schneiden, Wasser dazu geben und ca. 15 Minuten lang langsam auskochen, damit die Mineralien (Basen) aus den Pflanzenzellen in das Wasser übergehen; über Nacht ziehen lassen. Morgens aufwärmen, abseihen, dabei etwas auspressen, damit der ganze Saft herausläuft. Einen gehäuften Eßlöffel Kurkleie (Reformhaus, Naturkostladen) dazu geben, umrühren und langsam nüchtern trinken.

Dazu täglich einen gestrichenen Teelöffel Luvos-Heilerde innerlich, am besten trocken in den Mund nehmen und sehr lange einspeicheln.

Essen Sie vermehrt Gemüse, besonders roh. Testen Sie mal den pH-Wert des Urins ca. 2 Stunden nach einer reinen Gemüse- und Kartoffelmahlzeit, etwa nach Grünkohl, Rosenkohl, Brokkoli, Kraut oder Lauch, aber auch Wurzelgemüse, wie Rote Beete, Sellerie, Karotten und Schwarzwurzeln.

Sie können auch Gemüsesäfte trinken, entweder selbstgemachte oder naturbelassene Fertigsäfte, wobei der milchsauer vergorene Gemüsecocktail der Firma Beutelsbacher besonders empfehlenswert ist.

Auch die kurmäßige Einnahme von Basica (Reformhaus oder Apotheke) ist bei chronischer Übersäuerung empfehlenswert. Basica ist eine Kombination von zwanzig Mineralstoffen und Spurenelementen in Pulverform. Geben Sie davon, je nach Bedarf, zwei bis vier gehäufte Teelöffel in einen halben Liter Wasser und trinken es schluckweise über den Tag verteilt oder in drei Portionen: morgens, mittags und abends. Vor dem Trinken umrühren bzw. schütteln.

Das richtige Säure-Basen-Verhältnis ist lebenswichtig. Deshalb sollten Sie sich in dieses Thema im entsprechenden Kapitel meines Buches »Mittel zum Leben – Mittel zum Heil-Werden« vertiefen.

Lehrt eure Kinder Beten für die Menschheit! Die reinen und unschuldigen Gebete werden heraufsteigen zu mir wie der Duft der Blumen und gleichzeitig die Herzen der leidenden Menschen erreichen. Darum erzieht eure Kinder. Lehrt sie die Versuchungen zu meiden, dann werden sie morgen imstande sein, einen Schritt weiter voranzukommen als ihr.

Die Kinder dieser Zeit zeigen mir ihren mühsamen Weg. Sie sagen mir, daß ihre Umgebung nicht förderlich ist für eine geistige Entwicklung. Sie bitten mich um Licht für ihre Eltern und für ihre Lehrer. In den Kindern ist ein Kampf entbrannt zwischen Geist und Materie.

Wenn der Geist seinen wahren Platz im Menschen einnimmt, wird dieser Christus ähnlich sein. Christus bedeutet Demut, Barmherzigkeit, Liebe, Macht, Weisheit, Wahrheit und Leben – wahres Leben.

Göttliche Mitteilungen und Lehren, siehe Seite 256.

21-Tages-Kur zur Darmregulierung

Nehmen Sie sieben Tage lang morgens nüchtern und nachmittags zwischen 16 und 18 Uhr jeweils ein bis zwei Briefchen (5-10 g) echtes, natürliches Karlsbader Sprudelsalz (aus der Apotheke), trinken Sie es in einem halben Liter 40° bis 50°C warmen Wasser aufgelöst langsam und schluckweise.

Falls ein Reinigungsdurchfall eintritt, setzen Sie die Trinkkur trotzdem fort. Während der Salz-Trinkkur wäre es am besten, das Frühstück ganz wegzulassen und erst mittags zu essen. Falls Sie dies zu sehr entkräftet, könnten Sie zum Frühstück zwei biologische, gelbe Rüben (Möhren, Karotten) essen, bei jedem Bissen in Öl tunken und dazu ein bis zwei reife Äpfel. Falls dies noch nicht reicht, essen Sie ein trockenes Vollkornbrot dazu, bei Bedarf auch mit Butter, oder einige Löffel trockene Haferflocken, die Sie gut und lange kauen und einspeicheln, bis sie ganz flüssig sind.

Trinken Sie bis zur Mittagszeit schluckweise ca. ein bis eineinhalb Liter gutes Wasser. Am 8. Tag beginnen Sie mit folgender 14-tägigen Frühstückskur:

1 Stunde vor dem Frühstück:
1 Glas Fachinger oder anderes stilles Mineralwasser mit einer frischgepreßten Zitrone langsam, im Sitzen trinken.

Frühstück:
Zwei bis vier am Baum gereifte, ungespritze, süße Äpfel, falls vorhanden eine Quitte dazu, kleinschneiden und ca. 20 Minuten langsam kochen: Ohne Zucker. (Falls diese Zubereitung für Sie nicht möglich ist, kaufen Sie möglichst ungesüßtes Kompott im Reformhaus.) Geben Sie das frische, abgekühlte Kompott in eine Schüssel aus Glas, Keramik oder Holz, nur nicht aus Kunststoff. Fügen Sie folgendes hinzu:

1 Teelöffel »Milchzucker-Heirler«, 1 Teelöffel Honig (keinen Wald- oder Tannenhonig), 1 Eßlöffel Sandorn Vollfrucht ungesüßt, 1 Messerspitze Agar-Agar-Pulver, ½ frisch gepreßte Zitrone, ½ Glas Muttersaft von schwarzen Johannisbeeren (abwechselnd mit Heidelbeeren

und Holunder), 1 gehäufter Eßlöffel »Eugalan forte« (Töpfer), je ein gestrichener Teelöffel »Acidophilus Jura« und »Acidophilus-Zyma«. Alle drei sind wichtige Milchbakterien für den Darm (Apotheke). Sie werden erst zuletzt der Mischung beigefügt, wenn das Ganze nur noch handwarm ist, da die Bakterien bei ca. 42°C zerstört werden. Nehmen Sie diese Darmbakterien in gleicher Dosierung, in lauwarmes Wasser eingerührt, auch mittags und abends. Bei Unverträglichkeit von Milchprodukten kann man anstatt »Eugalan« und »Acidophilus« einen Eßlöffel des Kombinationspräparates »Acidobif« nehmen.

Falls Sie Milchprodukte mögen, können Sie der Mischung abwechselnd Dickmilch, Buttermilch und Joghurt hinzufügen, jedoch keinen Früchtejoghurt und keinen Kefir. Verwenden Sie nur rechtsdrehende L (+) Milchprodukte.

Dem Frühstück darf weiter nichts zugefügt werden. Vermischen Sie alles gut und essen Sie langsam und bedächtig, mit einem kleinen Holzlöffel.

GUT EINSPEICHELN! Nach jedem Löffel den Mund mit Speichel spülen, bevor der nächste Löffel kommt. Der Speichel enthält wichtige Enzyme, ohne die eine gute Verdauung nicht stattfinden kann.

Konzentrieren Sie sich GANZ auf das Essen – gehen Sie keinen Gedanken nach!

Danken Sie der Schöpfung für die Gaben der Erde!!

Zum Frühstück nehmen Sie eine Kapsel Bactisubtil (Apotheke).Bis zur Mittagszeit sollten Sie nichts weiteres essen, nur schluckweise Wasser trinken.

Während dieser 21 Tage sollte eine lakto-vegetarische Vollwertkost eingehalten werden. Das heißt: keinerlei Fleisch oder Wurstwaren, auch kein Fisch, keine Meeresfrüchte oder Geflügel, keine Weißmehlprodukte, keine Eier (die enthalten sehr viel Fäulnisbakterien) und keinen Alkohol (auch Bier enthält Alkohol). Vermeiden Sie ebenso Kaffee, Schwarztee sowie alle Getränke mit: Kohlensäure, Kola, Zucker, Farbstoffen und anderen chemischen Stoffen.

Sie können für Ihre Gesundheit noch mehr erreichen, wenn Sie diese Darmsanierung mit einer einfachen Kost unterstützen, z.B. mit der Dinkel-Möhren-Kur aus meinem Fastenbuch. Sie können abwechseln mit Gerste und Hirse, auch das Gemüse können Sie abwechseln, aber nehmen Sie immer nur eine Getreide- und eine Gemüsesorte. Ideal wäre: die ersten 7 Tage Dinkel und Möhren, danach eine Woche Gerste und Rote Beete, die letzten 7 Tage Hirse und Möhren oder Brokkoli oder Grünkohl, jeweils als Mittag- und Abendessen.

Falls Sie Rauchen – tun Sie sich selbst und Ihren Mitmenschen einen großen Liebesdienst: Hören Sie auf zu Rauchen! – Wenigstens während dieser, für IHRE Gesundheit so wichtigen Kur!!!

Während dieser Darmkur trinken Sie schluckweise über den Tag verteilt, ca. 1,5 bis 2 Liter Wasser und ca. 1 Liter Heilkräutertee. Im allgemeinen empfehle ich dazu folgende Kräutermischung: Pfefferminze, Kamille, Melisse, Wermut, Schafgarbe, Tausendgüldenkraut und Rosmarin. Sie können auch eine gute fertige Magen-Darm-Teemischung verwenden, jedoch ohne Sennesblätter.

Nach Beendigung dieser 21-Tageskur, nehmen Sie weiterhin einige Wochen lang, morgens nüchtern einen »Lactobazillen-Cocktail«: 1 gehäufter Eßlöffel »Eugalan forte«; je 1 gestrichener Teelöffel »Acidophilus-Jura« und »Acidophilus-Zima«,1 gehäufter Teelöffel »Milchzucker Heirler« in handwarmem Wasser angerührt. Dazu eine Kapsel »Bactisubtil«.

Vergessen Sie nie:
Der Darm ist unser größtes Immunorgan!
Jede Darmstörung schwächt unser körpereigenes Abwehrsystem!
Im Darm liegt die körperliche Ursache der meisten Krankheiten!
Der Darm ist der Schlüssel zur Gesundheit!

Die Kleidung – unsere zweite Haut

So wohl wie wir uns in unserer ersten Haut fühlen sollten, sollten wir uns in unserer zweiten Haut fühlen. Das bedeutet, sie sollte aus Naturfasern sein, atmungsaktiv, wärmend in der Kälte, kühlend in der Hitze, schützend vor Wind und Regen und zu starken Sonnenstrahlen, wobei die jeweilige Verträglichkeit sehr unterschiedlich ist. Dementsprechend sollten auch Stoffart und -schichten der zweiten Haut individuell gestaltet werden. Siehe dazu die Kapitel »Sonnenallergie« und »Licht zu Licht« in meinem Allergie-Buch.

Kleidung sollte locker sein und keinerlei Druck auf die Haut ausüben. Die Zeiten des Sichhineinzwängens in Mieder, Korsetts und enge Hosen sollten endgültig vorbei sein. Mit eng anliegender Kleidung und wenn sie noch so dick ist, friert man in der Kälte immer. Wie bei den Vögeln mit ihren Federn und den Tieren mit ihrem Fell ist es nicht der Stoff an sich, der uns warm hält, sondern die Luftschicht, die vom Stoff umhüllt wird und sich obendrein in seiner Gewebestruktur »verfängt«. Wenn zwischen Haut und Kleidung keine Luftschicht besteht, dann kann die Kleidung noch so dick sein, sie gibt unsere Körperwärme an die kältere Außenluft ab. – Unsere wahre Kleidung ist das Luftkleid und irgendwann ein *Lichtkleid.*

Viele Menschen erkranken durch unzweckmäßige Kleidung in Bezug auf die Stoffarten sowie durch zu wenig, aber auch durch zu viel an Kleidung.

Die zunehmend fröstelnden und kränkelnden Menschen unserer Klimazone sollten der Kälte mit einer besseren Durchblutung und sonnigem Herzen begegnen, anstatt mit überladener Bekleidung und Flucht in überwärmte Räume.

Zur Stärkung der Gesundheit gehört auch eine sinnvolle Kleidung in den unterschiedlich kalten Jahreszeiten.

Wir sollten mindestens einmal täglich nackt ins Freie gehen, egal, ob es regnet oder schneit, uns mit jeder Jahreszeit und Wetterlage anfreunden.

Adam und Eva hatten keine Kleider; sie waren nackt. Im Paradies schien immer die Sonne, es gab keine Kälte und kein *Un*wetter.

Wir Menschen haben durch unsere Abkehr von Gott, – *von der ewigen Wärme in der geistigen Sonne,* unsere Durchsonntheit bez. Gesundheit verloren, und somit die Kälte geschaffen. Jedes nicht paradiesische Wetter ist eine Antwort auf unseren Egoismus, auf unsere Aggression und Naturzerstörung. Daher ist es wichtig, die sog. Unwetter nicht mehr zu beschimpfen, sondern diese Naturgeister in ihrem berechtigten »Zorn« liebevoll anzunehmen.

Allein durch diese veränderte, etwas sonnigere Haltung ist es uns schon wohler und wärmer in unserer Haut, so daß wir uns nicht mehr mit so viel Kleidung schützen müssen.

Wärmestaus durch Überbekleidung sind verhängnisvolle Fehler für die Gesundheit. An erster Stelle sei hier auf die Unsitte der dicken Schals verwiesen. Der Hals, als Übergang zum immer nackten Gesicht, sollte weitgehend unbedeckt bleiben und bei Bedarf nur mit einem leichten Tuch bedeckt werden. Der Kopf sollte bei Kälte allgemein bedeckt sein, jedoch nicht mit überwarmen Woll- oder Pelzmützen. Die Pelze sollten wir ohnehin den Tieren – den rechtmäßigen Eigentümern – lassen.

Das gleiche gilt auch für Wärmestaus in Brust und Unterleib sowie an den Beinen durch lange Unterhosen. Wir sollten zwar nicht frieren, aber lieber etwas weniger, als zuviel anziehen. Es sollte immer Luft an unseren Körper gelangen.

Vergessen Sie nie:

Wir atmen zum großen Teil über unsere Haut!

Schon mancher ist in seiner Überbekleidung erstickt. Ich selbst konnte mal eine Frau, die bewußtlos am Boden lag umgeben von ratlosen Helfern, vor dem Erstickungstod retten, indem ich ihren zugeknöpften Synthetikfaser Mantel öffnete.

Bedenken wir mal, wieviel Kälte unser Gesicht ohne zu frieren erträgt. Dazu ein treffendes Gedicht aus dem Jahre 1886:

Nackte Menschen

In seinem Mantel dicht
Der Europäer spricht
Zum nackten Wilden schlicht:
»Hör´, Freunderl, frierst Du nicht?«
Doch lächelnd jener spricht:
»Frierst Du denn im Gesicht?«
»Nein, dorten friert mich nicht!«
»»Und ich – bin g a n z Gesicht!«»«

Wie bereits erwähnt sollte die zweite Haut sowohl des homo sapiens wie auch des homo technocraticus und des homo wirtschafticus wie seine erste Haut aus Naturfasern bestehen. Die wichtige Funktion der Unterwäsche ist anscheinend leider noch weitgehend unbekannt.

Herz und Lungen haben eine Schutzbekleidung aus Bindegewebe in der sie sich frei bewegen können. Sobald Herzbeutel und Lungensäcke mit ihren Organen verkleben, können sie ihre Aufgabe nicht mehr zweckmäßig erfüllen und der Mensch wird krank. Ebenso sollte die Unterwäsche nicht an uns haften. Haut und Unterwäsche sollten bei jeder Bewegung gegeneinander reiben. Unterwäsche aus grobem Leinenstoff, wie man sie früher trug, ist die gesündeste. Sie saugt die Ausdünstung gut auf und trocknet schnell.

Die auf der Haut angetrockneten Stoffwechselschlacken werden abgerieben. Die Reibung des Stoffes auf der Haut belebt, regt die Durchblutung und die Hautatmung an, auch alte Hautzellen werden abgerieben. Wie beim Trockenbürsten, nur nicht so stark, dafür aber den ganzen Tag lang. Je grober die Webart des Stoffes ist, desto atmungsaktiver die Kleidung und um so dicker ist die wärmende Luftschicht, die uns umhüllt.

Auf unserer Farm in den Tropen arbeitete ich überwiegend mit freiem Oberkörper. Wenn ich ein Hemd trug dann immer mit Unterhemd, auch in der größten Hitze. Gerade wenn man viel schwitzt erfüllt das Unterhemd eine wichtige Funktion. Das nasse, an der Haut klebende, meist feinmaschige Oberhemd ist ungesund.

Grobe weitmaschige Unterwäsche und dünne weitmaschige Oberbekleidung, ist die allgemein zweckmäßigste Kombination für die
Hitze. Für die Kälte die gleiche grobe Leinenunterwäsche, je nach
Bedarf zwei bis drei Unterhemden übereinander. Auch die Kombination eines Leinenunterhemds auf der Haut mit einem wollenen darüber
ist angenehm. Dies ist meine Lieblingskombination bei Bergtouren,
bei denen ich viel schwitze. Durch naßgeschwitzte ungeeignete Unterwäsche bei langem Aufenthalt in der Kälte ist schon mancher
schwer erkrankt oder gar an Unterkühlung gestorben.

In Sportgeschäften gibt es spezielle Unterwäsche aus Kunststoffa-
sern, die den Schweiß in höherem Maße als Leinen von der Haut aufsaugen und weitergeben. Damit dies auch richtig funktioniert, muß
man ein grobes Wollunterhemd darüber ziehen. In extremen Situationen benutze ich so ein Hemd. Wir sollten zwar im allgemeinen Kunst-
stoffasern meiden aber keineswegs fanatisch ablehnen wenn sie in
extremen Kältebereichen eindeutige Vorteile bieten. Ich trage auch
häufig nur ein Wollunterhemd. Die Oberbekleidung sollte in der Kälte
dicker und feinmaschiger sein als in der Wärme.

Es gibt Menschen, die haben überquellende Kleiderschränke und
doch »nichts anzuziehen« weil sie nur modische Kleidung kaufen.
Laut Oscar Wilde ist die Mode so häßlich, daß sie jedes halbe Jahr
geändert werden muß.

Bewußt oder unbewußt drücken wir mit unserer Kleidung etwas
aus. Kleider dienen oft der Selbstdarstellung.

Kleider machen Leute! Ein klassisches Beispiel dafür ist der
»Hauptmann von Köpenick«: Zivilisten und Soldaten lassen sich von
der Uniform eines hohen Offiziers beeindrucken, vor *ihr* stehen sie
stramm, *ihr* gehorchen sie, wer darin steckt, ist nicht so wichtig. Ein
General in Unterhosen hat wahrscheinlich keine Befehlsgewalt.

Das Uniform-Syndrom ist weltweit eine der gefährlichsten Mas-
senpsychosen. Steck' einen Menschen in eine Uniform − er bekommt
einen anderen Gesichtsausdruck, eine andere Gangart, ein anderes
Verhalten, ja er denkt und spricht sogar anders; − er ist ein uni-
formierter (gleichgeformter) Mensch.

Gott sei Dank erleiden nicht alle, die Uniform tragen dieses Syndrom. Die Vielzahl der *Uni*formierung ist unüberschaubar: In vielen Ländern beginnt sie schon bei den kleinen Kindern in der Schule; die weißen Kittel der Ärzte und Apotheker, die Kasten der weiß- und grau-bekittelten in der Industrie..., die Aufzählung würde ein dickes Buch füllen, bis wir über Polizei und Feuerwehr beim Militär ankommen

Kleider dienen oft, bewußt oder unbewußt der Kompensierung vielerlei Mängel. Unbewußt verbindet uns oft die Kleidungsweise mit unserer letzten Inkarnation.

Die Art, sich zu kleiden kann man auch therapeutisch einsetzen. Eine Frau die immer nur enge Jeans und Jacken trägt, erlebt so einiges, wenn sie z.B. ein bis zwei Monate lang nur weite, lockere Kleidung trägt. Auch der Übergang von der Hose zum Rock bewirkt spezifische seelische Reaktionen. Oft lösen sich seelische Blockaden.

Menschen die immer Lederjacken tragen, haben in einem bestimmten Bereich ihrer Seele ein unbewußtes Bedürfnis, sich mit einer »Rüstung« zu schützen. Versuchen Sie selbst herauszufinden, warum Sie Vorliebe für eine bestimmte Kleidungsart haben?

Raumluft und Raumklima

In Anbetracht dessen, daß die Luft unser wichtigstes Lebens-Mittel ist, sollten wir dafür sorgen, daß wir immer genügend davon und von bester Qualität zur Verfügung haben. Dementsprechend sollten unsere Wohnräume gestaltet sein: Sauber, trocken, weitgehend staubfrei, gut durchlüftet und durchsonnt. Die Luftfeuchtigkeit sollte in einem für die Atemwege angenehmen Bereich liegen.

Achtung! Im Winter ist die Raumluft meistens zu trocken.

L ü f t e n ist wichtiger als Heizen!

Klimaanlagen erzeugen meistens ein ungesundes Raumklima. Daraus resultieren massenweise chronische Stirn- und Nebenhöhlenerkrankungen, Nervenreizungen sowie Erkrankungen der Atemwege, die sich wiederum auf den ganzen Organismus auswirken. Die Filter dieser Anlagen sind oft Brutstätten von allerlei Viren, Bakterien, Pilzen, Milben usw. Gerade für diese Mikrohausbewohner sollte man keine günstigen Lebensbedingungen schaffen.

Vermeiden Sie die Vergiftung Ihrer Wohn- und Arbeitsräume durch künstliche Baustoffe, Lasuren, Farben, Vorhänge, Teppichböden, Möbel, usw.

Die Kleidung ist unsere zweite Haut, das Haus, die Wohnung unsere dritte Haut. Beide sollten aus Naturstoffen bestehen und atmungsaktiv wie unsere Körperhaut sein.

> **Wärme*dämmung* JA! *Isolierung* NEIN!**
> Dämmung ist Atmungsaktiv – Isolierung läßt nichts durch.

Vermeiden Sie so weit wie möglich den ebenso gesundheitsschädlichen Elektrosmog. Vermeiden Sie Elektro- und Elektronikanhäufung. Versuchen Sie, so natürlich wie möglich zu leben. Ohne Mikrowellen und Funktelefon. Auch im neuen Jahrtausend können Sie die Zahnbürste selbst hin und her bewegen. **Fern**sehen (in die *Ferne* sehen) ist sehr gesund: in die Landschaft, in den Himmel, die schönen Wolkenbilder bei Tag und die grandiose Schau in die unendliche Tiefe des Universums in sternklaren Nächten. Besonders, wenn uns aus diesen unergründlichen Räumen so ein strahlender Himmelsbote besucht wie derzeit der Komet Hale-Bob. – Schauen Sie ruhig viel *fern*!

Da Sie ja hoffentlich nicht TV-süchtig sind und nur hin und wieder gezielt etwas anschauen, genügt ein einziges TV-Gerät.

Schaffen Sie eine angenehme Raumbeleuchtung, möglichst ohne Halogenlampen und Leuchtstoffröhren.

Das warme Licht einer Kerze ist wohltuend für Seele, Geist und Auge. Verwenden Sie möglichst Kerzen ohne chemische Zusätze. Duftlampen mit entsprechenden ätherischen Ölen reinigen, erfrischen und harmonisieren die Raumluft und einiges mehr. Auch Steine, die Ihnen angenehm sind, verbessern die Wohnsphäre.

Unsere grünen Schwestern, die Pflanzen, leisten uns die größten Dienste zur Reinhaltung unserer Atemluft. Folgende bekannte Zim merpflanzen sind besonders aktiv im Abbau von allerlei Giften aus der Luft: Grünlilie, Philodendron, Birkenfeige, Kroton, Efeu, Gerbera, Drachenbaum, Aloe, Einblatt und die Haus- oder Dachwurz.

Neben der Luftreinigung besitzen alle Pflanzen energetische Eigenschaften, die uns Menschen dienen. Besonders, wenn wir die Pflanzen lieben, mit ihnen sprechen und uns für ihre Dienste bedanken. Jede Pflanzenfamilie ist die Manifestation eines Naturwesens.

Wunder geschehen nicht
im Gegensatz zur Natur,
sondern im Gegensatz zu dem,
was wir von der Natur wissen!
Augustinus

Am Abend

Spaziergang, Beine hochlegen, Lockerungsübungen für Hüfte und Wirbelsäule. Lofi-Klopfmassage. Einfaches, leichtes Abendessen, so früh wie möglich. Möglichst oft zwischen 19.30 und 21.30 Uhr im Winter und zwischen 21.00 und 22.30 Uhr im Sommer schlafen gehen. Falls Sie ein Fernsehgerät haben, nutzen Sie es gezielt. Möglichst nicht jeden Tag vor dem Fernseher beenden. Schauen Sie wirklich öfters mal in die Ferne des nächtlichen Himmels. Versuchen Sie, den Tag in der Stille abzuschließen. Lassen Sie den Tag in der Stille noch einmal an sich vorbeiziehen. Betrachten Sie Ihre Handlungen, Worte und Gedanken dieses vergangenen Tages, meditieren - beten Sie.

Der Schlaf ist das Bügeleisen der Seele
Chinesische Weisheit

Schlaf

Der Schlaf »glättet« nicht nur allerlei seelische Störungen, sondern regeneriert den ganzen Menschen. Die beste Nahrung kann die Gesundheit nicht erhalten, wenn der Mensch schlecht und wenig schläft. Auch der beste Arzt kann nichts ausrichten, wenn der Patient schlecht und wenig schläft.

Nicht nur der Schlaf in der Nacht sondern auch der Mittagsschlaf ist für Kranke und Erschöpfte sehr wichtig.

Alle Lebensläufe sind an bestimmte Rhythmen gebunden. Die gesamte Natur dieser Erde richtet sich nach den großen und kleinen Abläufen im Kosmos. Die bekanntesten davon sind die Jahreszeiten, die Mondphasen und der Wechsel von Tag und Nacht.

Auch wenn wir Menschen uns als freie Geistwesen über die Natur erheben können, so ist unser Körper doch noch an die Rhythmen der Natur gebunden. Wir können diese Rhythmen nicht über lange Zeiträume hinweg einfach ignorieren ohne Schaden zu nehmen. Jeder hat seine innere Uhr, nur die wenigsten hören darauf. Am stärksten reagieren wir auf Tag und Nacht. Aus der erholsamen Nacht haben wir leider einen künstlichen Tag gemacht. Diese weltweite Fehlentwicklung, in die leider schon ein großer Teil unseres Arbeits- und Soziallebens eingebunden ist, können wir nicht von heute auf morgen ändern. Aber wenn wir uns unwohl, müde oder krank fühlen, sollten wir unbedingt den natürlichen Tag-/Nacht-Rhythmus einhalten. Das heißt, den Übergang des Tages zur Nacht und der Nacht zur Morgendämmerung bewußt erleben.

In der Regel wird zwischen 18 und 20 Uhr alles langsamer und ruhiger. Seele und Körper wollen entspannen. Wir sollten uns langsam vom Tag verabschieden, ideal wäre eine Sonnenuntergangs-Meditation. Danach sollten wir nicht mehr essen und früh schlafen gehen. Der Schlaf vor Mitternacht ist sehr wichtig, besonders in Zeiten von Erschöpfung und Krankheit. Den anbrechenden Tag begrüßen wir am besten mit einer Morgenmeditation. Morgen- und Abendmeditation können auch mit einem Spaziergang in der stillen Natur verbunden sein.

Nun der Tag mich müd gemacht,
Soll mein sehnliches Verlangen
Freundlich die gestirnte Nacht
Wie ein müdes Kind empfangen.

Hände laßt von allem Tun,
Stirn vergiß du alles Denken,
Alle meine Sinne nun
Wollen sich in Schlummer senken.

Und die Seele unbewacht
Will in freien Flügen schweben,
Um im Zauberkreis der Nacht
Tief und tausendfach zu leben.
Hermann Hesse

Ruhen kann niemals den Schlaf ersetzen. Schlafentzug gehört zu den grausamsten Foltermethoden. Wenn wir tief schlafen, ist unser Geist in der Regel wacher als in dem Zustand, den wir körperlich als wach erleben.

Wir unternehmen oft weite Reisen, in dieser oder in anderen Seinsebenen. Wir treffen Verwandte und Bekannte. Jene, die im Jenseits leben (»Verstorbene«) und auch die, die noch hier sind und sich zur gleichen Zeit wie wir im Tiefschlaf befinden.

Wir werden von Engeln und anderen hochgeistigen Wesen unterrichtet und gestärkt. Oft werden uns dabei auch zukünftige Ereignisse gezeigt.

Wir reisen durch das Universum, treffen uns mit anderen Mitgliedern der großen kosmischen Familie. Mancher erlebt dies alles *nur* als Traum.

Viele erleben auch gräßliche *Träume*. Das Gesetz von Ursache und Wirkung wirkt auf allen Daseinsebenen, auch in den Traumwelten.

Alles was von uns ausgeht, kehrt zu uns zurück!

Im Tiefschlaf bleibt in der Regel nur ein kleiner Teil von uns im Körper zurück, um diesen am Leben zu erhalten. Manche nehmen den Austritt aus dem Körper wahr und erschrecken davor, so daß sie sofort wieder in ihn hineinfahren. Andere wiederum kennen nur die Sensationen des Fallens beim raschen Wiedereintritt in den Körper, besonders wenn man in der Einschlafphase (Loslösung) gestört wird; dabei halten sich viele reflektorisch am Bett fest. Während der Körper schläft, kehren wir in die eigentliche Realität zurück, um uns dort zu regenerieren.

Aus geistiger Sicht *schlafen* wir in unserem egozentrischen, stoffgebundenen Dasein. Wirklich *wach* sind wir erst, wenn wir unser geistiges Bewußtsein erlangen, – zum geistigen Sein **erwachen** !!!

Es gibt viele unterschiedliche Traumebenen und Traumarten. Unser Unterbewußtsein birgt ein großes Traumreservoir: ungelöste Konflikte, Ängste, Bedrängnisse, Bedürfnisse, Begierden, Aggressionen usw. Viele Tabus, viele Symbole. Unser Unterbewußtsein liefert uns sowohl belehrende Träume, Problem- und Konfliktlösungsträume sowie auch Angst- und Alpträume.

Einschlafstörungen

Ein gutes und ruhiges Gewissen, ist das beste Ruhekissen!
So lautet eine alte Volksweisheit. Unser Gewissen, das heißt die Stimme Gottes *in* uns, haben die meisten mit Sorgen, Ängsten, materiellem Streben, Streß und Hektik zugeschüttet. Am Ende des „Alltagsrennens", in der Stille der Nacht, dringt die Stimme Gottes ein wenig durch den Berg des menschlichen Gedankenmülls. Eine leise Ahnung, daß wir nicht nach den göttlichen Geboten der Liebe leben, dringt in das sogenannte »Wachbewußtsein«.

Man spricht auch von einem Schlaf der Gerechten. Der Mensch schläft wie er lebt.

Manche, besonders Kinder, haben Angst vor dem Einschlafen, weil sie unbewußt die Anwesenheit erdgebundener Seelen und anderer Geistwesen als bedrohlich empfinden.

Daher ist es wichtig, jeden Abend vor dem Einschlafen für alle Wesen der Schöpfung zu beten und mit allen Frieden zu schließen.

Jesus sagt, wir sollen uns mit unseren Widersachern versöhnen, bevor die Sonne untergeht.

Wer nicht sterben kann, der kann auch nicht leben, sagen die Weisen aller Zeiten, man könnte ebenso sagen, der kann nicht schlafen. Auch Goethe sagte: *So du nicht hast das Stirb und Werde, bist du nur ein trüber Gast auf dieser Erde.*
Wer ruhig sterben möchte, muß das Irdische loslassen. Ebenso wer einschlafen will; denn der Schlaf ist aus irdischer Sicht ein Sterben. Wenn wir wirklich tief und erholsam schlafen wollen, müssen wir vor dem Einschlafen **alles** Irdische loslassen, als würden wir die Erde für immer verlassen. – Alle materiellen Dinge. – Alle Menschen. – Alle Gedanken. – Alles Unerledigte. – Alle Sorgen. – A L L E S ! ! ! – Wirklich **l o s** *l a s s e n* **!!!**

Weitere schlaffördernde Maßnahmen

Ab 18 Uhr nichts auf- bez. anregendes mehr denken, sprechen, anschauen, tun, essen, trinken. Leichtes Abendessen vor Sonnenuntergang. Anschließend einen Abendspaziergang. Nervenberuhigende Kräuter-Tees, -Tropfen oder -Dragees. Entspannungsübungen, Trockenbürsten, Kernseifelaugebad, Oberschenkel-Guß, ansteigendes Schiele-Fußbad. Füße mit Melissenöl oder Buenoson-Salbe kräftig massieren: kneten, drücken, reiben.

Anschließend Gesicht und Kopf massieren, dabei die Kopfhaut auf dem Schädel hin und her schieben. Drücken Sie mit den Fingerkuppen intuitiv einige Stellen am Kopf und im Gesicht, besonders an der Nasenwurzel und auf den Augenbrauen.

Die Füße müssen warm, der Kopf frei, leicht, gut durchblutet, der Bauch leicht und locker sein.

Augenkompressen mit purem Wasser, Fenchel- und Augentrosttee oder Wala-Augenkompressenwasser.

Nasse Socken zur Ableitung, Entspannung und Erwärmung der Füße: Tauchen Sie ein Paar kurze Wollsocken in kaltes Wasser (wie es aus der Leitung kommt). Sie können einen Eßlöffel Obstessig dazu geben. Die Socken kräftig auswringen, so daß sie nur noch gut feucht sind. Anziehen, darauf achten, daß sie gut an den Füßen anliegen, darüber ein Paar trockene Wollsocken ziehen. Diese müssen mindestens 5 cm. länger sein als die nassen. Damit gehen Sie ins Bett. Nach ca. fünf Minuten sollten Sie warme Füße haben, andernfalls ziehen Sie die Socken wieder aus. Bei Bedarf können Sie eine Wärmflasche an die Füße legen.

Der Schlafraum

sieht heutzutage in manchen Wohnungen eher wie ein technisches Versuchslabor aus: vollgestopft mit kaltem Plastik, Chrom, Glas und Spiegel, Möbel, Fernseher, Hi-Fi-Anlage, Radiowecker und Kunststoffbetten. Das Ganze oft in knalligen Schockfarben, möglichst noch mit vielen Strahlern beleuchtet oder beschummert. Darin kann niemand einen erholsamen Schlaf finden.

Der Schlafraum sollte einfach und ruhig gestaltet sein, sollte eben zum Ruhen und Schlafen einladen. Ohne Elektrogeräte, möglichst mit ausschaltbarem Stromkreis (fragen Sie Ihren Elektriker), ohne Spiegel und Kunststoffe. Der Wecker sollte unhörbar und mindestens drei Meter von Herz und Kopf entfernt sein.

Nach dem Ausschalten des Lichtes sollte der Raum auch wirklich dunkel sein.

Das Bett

sollte rundum stimmen: Einfach, natürlich, gesund. Am besten ein guter Lattenrost. Dabei ist darauf zu achten, daß die Latten mit beweglichen Gumminoppen *auf* dem Rahmen befestigt sind, so daß sich jede Latte auch durch seitliches Kippen dem Körper anpassen kann. Darauf eine gute Matratze. Diese darf nicht zu stark oder steif sein, sonst hebt sie die Wirkung des beweglichen Lattenrostes auf. Matratzen sollten aus Latex, Roßhaar, Kapok, Torffasern, Farnkraut, Stroh, Spreu oder Kokosfasern sein. Im Winter kann man eine Schafwollauflage oder ein Schaffell auf die Matratze legen.

Zudecke und Kopfkissen seien ebenfalls aus Schafwolle, so daß wir rundum von der Ruhe des Schafes umgeben sind; Alternativen wären Seide, Lama- oder Kamelhaar.

Daunen und Federn sind zwar angenehm, aber man schläft nicht so ruhig und erholsam wie in Schafwolle. Die Eigenschaften der Tiere sind auch in deren natürlicher »Bekleidung« gespeichert. Gänse und Hühner sind leicht erregbare – »nervige« Tiere, dagegen sind die Schafe ruhiger, entspannter – harmonischer.

Erleben Sie selbst die Unterschiede, indem Sie einige Stunden jeweils mit einer Schar Gänse und Hühner verbringen und mit einer Schafherde. Nicht ganz ohne Sinn spricht man von einem *verrückten* Huhn und einem *ruhigen* Schaf. Es dürfte allgemein bekannt sein, daß allerlei Schmerzen wie Kopf-, Zahn-, Ohr-, Nerven- und Rheumaschmerzen durch Federkissen und -betten zunehmen, dagegen in Schafwollbetten gelindert werden.

Patienten mit Rheuma, Arthrose, Arthritis, Polyarthritis, Gicht, Neuralgie, Ischialgie, Nervosität, Schlafstörungen, Abwehrschwäche und Krebs empfehle ich, ausschließlich in Schafwollbetten zu schlafen. – Verwenden Sie keine elektrisch heizbaren Decken und Kissen.

Wir verbringen die meiste Zeit unseres Lebens im Bett, oder in den Schuhen, deshalb sollte uns auf diesen Gebieten nur das Beste gut genug sein. Also Augen auf beim Bettenkauf.

Nicht an falschen Stellen sparen: Niemals an der rechten Nahrung, an den rechten Schuhen, an der rechten Kleidung und am rechten Bett! Vor allem nicht allzulange weiter in einem Bett schlafen, das für Sie nicht das Richtige ist.

Im Laufe der Jahre habe ich viele Patienten erlebt die selten richtig ausgeschlafen waren, weil sie mit ihrem Partner in Doppelbetten bez. sog. »Französischen Betten« schliefen. Schon eine kurze Bewegung des Partners kann den anderen aus tiefen Dimensionen herausreißen, ohne daß er dabei aufwacht. Deshalb sind diese Betten nicht empfehlenswert.

Wenn es räumlich möglich ist, rate ich Paaren allgemein, in separaten Zimmern zu schlafen. Der wahren Liebe schadet dies nicht, im Gegenteil: es fördert sie. Dies bezeugen manche großen Liebhaber der romantischen Weltgeschichte. Auch meine Frau und ich können dies bestätigen.

In Lateinamerika erzählte ein altes Ehepaar auf einer Party, daß sie schon immer in separaten Zimmern schliefen. Ein erstaunter Zuhörer fragte verlegen »ja...wie machen sie denn das, wenn...na sie wissen schon was ich meine...?« Darauf antwortete der liebenswürdige, vornehme alte Herr:»Wenn ich mich nach zärtlichem Zusammensein sehne, dann pfeife ich einfach.« Zaghaft und beschämt wagte es jemand seine Frau zu fragen:»Aber was machen sie, wenn sie wollen und er an diesem Abend nicht pfeift.« Worauf sie prompt antwortete: »Ich gehe zu ihm und frage: hast *du* gepfiffen?« Von einem anderen Paar erfuhr ich, daß einer den anderen fragt, ob er heute sein Kissen zu ihm bringen dürfe. Einfach lieb!

Schnarchen hat schon viele Eheprobleme verursacht. Bei separaten Zimmern belastet dies nicht die Zweisamkeit; man kuschelt miteinander, aber zum Schnarchen hat jeder sein Zimmer.

Schlafen Sie möglichst mit offenem Fenster, gerade in der Nacht braucht der Körper viel Sauerstoff zur Regeneration. Wenn es kalt ist, setzen Sie eine Schlafmütze auf, da wir über den Kopf viel Wärme verlieren und auch leicht frieren.

Nicht jeder braucht ein Bett zum Schlafen

Die Ureinwohner der Urwälder Südamerikas schlafen alle in Hängematten, ebenso der größte Teil der heutigen Landbevölkerung dieses Kontinents. Auf meinen alljährlichen Vortragsreisen durch Lateinamerika schlafe auch ich oft tagelang in einem »Chinchorro«, einer »Hamaca« = Hängematte. Es ist eine Kunst, die unterschiedlichen Liegeebenen in einer großen *hängenden Matte* auszukosten. Man schläft darin ganz anders als in einem Bett. Dieses »Hängebett« kann man überall hin mitnehmen. Auch bei uns ist die Hamaca ideal um im Freien zu schlafen. Einfach zwischen zwei Bäumen aufhängen und sich, wie ein Kind, in den Schlaf schaukeln.

Über die Hamaca gibt es so manches zu berichten; wenn Sie´s interessiert, lesen Sie in meinem Büchlein »Kurzgeschichten aus Venezuela« die entsprechende Geschichte.

Ich kenne Menschen die seit Jahren in Liegestühlen, mit den Füßen am Boden stehend, fast aufrechtsitzend schlafen.

In Indien erlebte ich einige Yogis, die seit ihrer Kindheit im Lotos-

Sitz schliefen. In Deutschland wurde ich bisher zweimal von Eltern um Rat gebeten, deren Kinder von klein an im Schneidersitz schliefen ohne, daß ihnen dies jemand vorgemacht hatte (wahrscheinlich reinkarnierte Yogis). Alles waren bez. sind auffallend gesunde, kräftige, frohe, strahlende, liebe Menschen. Sie sehen alle jünger aus als sie an Erdenjahren alt sind. Zum Beispiel drei Yogis in Indien: einer war 160 Jahre alt und sah aus wie bei uns ein rüstiger 75-Jähriger, ein anderer war 130 und sah aus wie ein kräftiger, sportlicher 60-Jähriger, ein 60-Jähriger sah aus wie ein 20-Jähriger. Es handelt sich hier um demütige spirituelle Menschen, die ganz auf Gott ausgerichtet leben, gesund und mäßig essen, oft und lange Fasten und keinerlei Süchten frönen. Welchen Anteil ihr Schlafen im Sitzen an ihrem außergewöhnlichen Menschsein hat, kann ich nicht sagen. Auch hier gilt der altbewährte Lehrsatz:

Probieren geht über studieren.

Im Sommer nutzen Sie die warmen Nächte und schlafen, wenn es die örtlichen Gegebenheiten zulassen, öfter mal unter freiem Himmel, im Garten oder im nächsten Wald.

Schlafen Sie so oft wie möglich im Freien, beim Wandern, in Fluren, Auen, Mooren und Wäldern und auf des Berges Höhen.

Treten Sie mit der Natur wieder in Verbindung. Der Pulsschlag der Natur, das Atmen von Mutter Erde läßt uns die unmittelbare Nähe unseres Schöpfers spüren. In keinem, von Menschenhand geschaffenem Raum, und sei er noch so beeindruckend, erleben wir den *Herzschlag* Gottes wie inmitten Seiner Schöpfung. Im Gegensatz zu uns eigenwilligen Menschen lobt und preist die Natur mit unzähligen Gesängen, Tönen und Rhythmen ihren Schöpfer. Werden wir ganz still – außen und innen! Lernen wir *L a u s c h e n !*

Dann hören wir sie alle. Wenn sich dazu noch ein sternklarer Himmel über uns wölbt, ist es einfach wunderbar, beim Einschlafen in die Tiefen des Kosmos zu blicken und zu lauschen.

Morgens wecken uns dann unsere gefiederten Freunde mit ihrem frohen und lieblichen Gesang. Beginnen auch Sie den Tag mit einem frohen Lied.

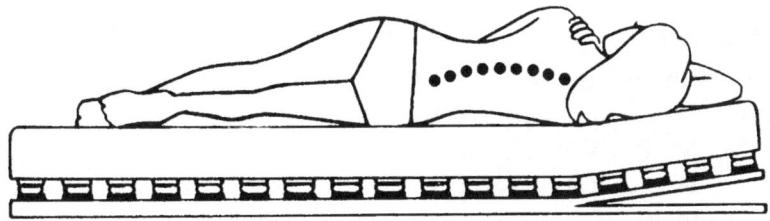

Falsch. Matratze zu hart.

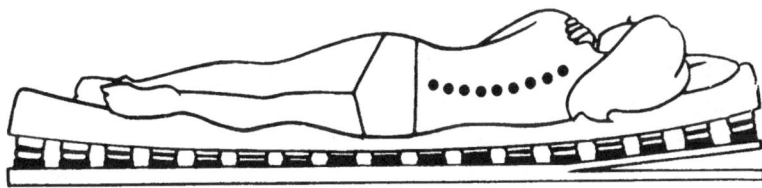

Falsch. Matratze zu weich.

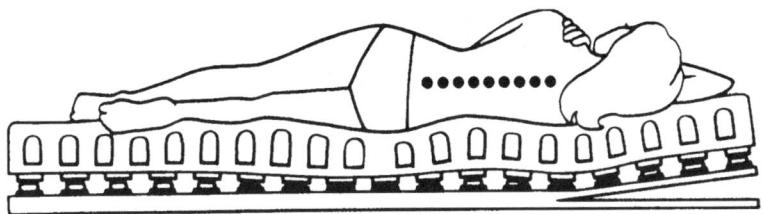

Richtig. Matratze paßt sich dem Körper an.

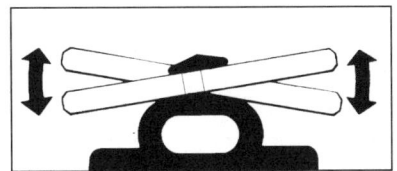 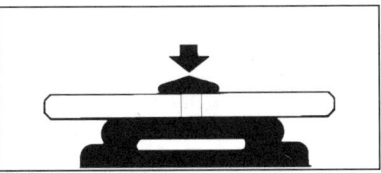

Achten Sie beim Lattenrost darauf, daß die Latten nicht i m Rahmen stecken, sondern mit Gumminoppen a u f dem Rahmen flexibel gelagert sind.

Erwachen

Wie wir morgens er-wachen – unsere Tages-Wache wieder antreten, ist ebenso wichtig wie das *wie* wir schlafen.

Die Art des Erwachens wirkt sich auf unser Befinden über den ganzen Tag aus. Das gesunde, freiwillige Erwachen durchläuft mehrere Phasen: Geist und Seele ergreifen wieder sanft den schlafenden Erdenleib und entziehen ihm langsam den Schlaf bis er ganz wach ist.

Werden wir durch einen Menschen, einen Wecker oder durch andere Geräusche, *schlag*artig, brutal aus dem Schlaf *gerissen*, erleiden wir eine Art Schock: Dabei fahren manche Menschen senkrecht hoch und sind im ersten Augenblick völlig orientierungslos – wissen weder *wer* noch *wo* sie sind. In so einem Zustand wollte ich einmal gegen die Wand aus dem Bett steigen.

Man ist einfach noch nicht ganz da – die Seele ist noch nicht vollends in den Körper hineingeschlüpft.

Biochemisch betrachtet können die Wachstoffe die Schlafstoffe nicht vollends ablösen – zwei Systeme überlagern sich.

Viele schleppen dadurch einen eigenartigen Betäubungszustand durch den ganzen Tag; unbewußt sehnen sie sich nach einer Schlafwelle, die sie von diesem bleiernen Zustand erlöst.

Nach einem tiefen Schlaf und natürlichem, harmonischem Erwachen fühlt man sich den ganzen Tag über frisch, wohlgestimmt und guter Laune.

Deshalb, bereiten Sie sich am Abend sowohl für einen tiefen, gesunden Schlaf vor wie für ein harmonisches Erwachen – eine sanfte »Landung« nach einer weiten Reise, am nächsten Morgen. Lernen Sie ihren inneren Wecker zu stellen und vertrauen Sie auf ihn.

Am Morgen denk an Gott,
am Mittag iß dankbar und vergnügt Dein Brot,
am Abend denk an Deinen Tod,
des Nachts verschlafe Deine Not.

Einige Empfehlungen für den Tagesanfang

Ein bißchen früher aufstehen, auch wenn es anfangs schwer fällt, schon gehört der Tag uns! Stehen wir spät auf, gehören wir dem Tag und jagen der Zeit hinterher.

Trinken Sie morgens als erstes ein Glas warmes Wasser, dies ist wichtig für Leber und Stoffwechsel. Hin und wieder eine frisch gepreßte Zitrone dazu, auch kurmäßig über 14 Tage.

Spezielle Morgentrunk Empfehlung:

....

Anschließend einige Bauchpressen, danach sollte die erste Darmentleerung erfolgen.

Wenigstens einmal am Tag sollten wir unseren Körper nackt im Freien lüften, bei Sonne, Wind, Regen oder Schnee. Die beste Tageszeit ist der Morgen – raus aus der Selbstvergiftung des Bettmiefs, direkt an die frische Luft. Dabei Tau- oder Schneetreten und Trockenbürsten mit einem Sisalhandschuh und Sisalgurt für den Rücken: mit den Fußsohlen beginnen, die Beine aufwärts, dann die Arme, danach Gesicht und Hals, zum Schluß den Rumpf. Mindestens siebenmal über jedes Körperteil bürsten und immer herzwärts.

....

Anschließend eine Kaltwaschung mit einem rauhen Waschlappen. In das Wasser geben Sie einige Spritzer Rosmarin-, Irismilch (Weleda), Obstessig oder frischen Zitronensaft. Abschließend gönnen Sie sich eine Ganzkörper-Lofi-Klopfmassage (siehe dazu die Anleitung in der Lofi-Broschüre), bei Bedarf reiben Sie vorher den ganzen Körper mit einem guten Hautfunktionsöl ein.

Sie können die Kaltwaschung auch mal weglassen, besonders im Winter, wo das Luftbad ohnehin kalt ist oder wenn Sie es mal eilig haben. Dann reiben Sie sich nach dem Trockenbürsten mit dem Öl ein und anschließend die Lofi-Klopfmassage. Wenn Sie es ganz eilig haben, dann lassen Sie auch noch das Öl weg.

Wer nicht die Möglichkeit hat, sein tägliches Luftbad im Freien zu genießen, sollte dies aber unbedingt bei offenem Fenster tun. Man kann dabei in der Badewanne oder im Duschbecken etwas wassertreten. Im Winter, falls Schnee vorhanden ist, kann man sich zwei Eimer voll ins Bad holen und sich damit abreiben.

Nun noch ein paarmal Armkreisen, dabei weit ausholen und tief durchatmen, einige Kniebeugen, danach einige Drehübungen für die Wirbelsäule, abschließend Ganzkörperlockerung (siehe dazu mein Übungsbuch).

Manchem mag dies anfangs etwas viel an Aufwand vorkommen. Dies ist aber nicht der Fall: Wenn der Ablauf mal eingeübt ist und fließt, kann der Eilige diesen in 10 Minuten absolvieren. Wer mehr Zeit hat, verwendet dazu 15 bis 20 Minuten. Bitte, vernachlässigen Sie diese morgendliche Prozedur keinen einzigen Tag, bis sie sozusagen in Fleisch und Blut übergegangen ist. Nach einigen Wochen fühlen Sie sich wie neu geboren.

Ein Morgenspaziergang bei Sonnenaufgang und erwachender Natur, im Glitzern der Tautropfen oder des Rauhreifs, ist ein heilsamer Gang.

Zu Beginn eines jeden Tages richten Sie sich aus und sei es nur einige Minuten lang: auf Jesus Christus, auf Gott, den allmächtigen Geist, den Urgeist, das Urzentrum oder wie auch immer Sie die Manifestation des höchsten Geistes bezeichnen.

Lassen Sie sich Zeit, um in der Stille die Verbindung zu Ihrem Schöpfer und zu Ihrem wahren körperlich-seelisch-geistigen Selbst jeden Tag aufs Neue zu finden. Suchen Sie Gott in Ihrem Herzen. Beginnen wir den Tag mit innerer Einkehr, Meditation, Gebet.

Breiten Sie Ihre Arme aus, segnen Sie die Natur, die Mitmenschen, unseren kleinen blauen Planeten. In dem Maße wie Sie daran glauben, daß Gott seinen Segen durch Ihr Herz, durch Ihre Hände in Seine Schöpfung hinein strömen läßt, in dem Maße werden Sie Gott spüren.

Laßt uns gemeinsam wachsen, im Glauben an Seine Liebe, an Seine Allmacht und Allgegenwärtigkeit.

Du mein Gott und Schöpfer,
Du hast Dich in dem Menschen Jesus von Nazareth,
in der Vollkommenheit Deines Seins,
Deiner Liebe, manifestiert.
Du hast uns durch Jesus den Weg
der praktizierten Nächstenliebe gezeigt.
Demut, Vergebung, Versöhnung, Barmherzigkeit
allumfassende Liebe, Wahrheit, Weisheit, Glaube
bilden den Weg zum Wahren Leben;
den Weg zu Dir mein Gott und Vater.
In Deine Hände lege ich meinen neuen Tag.
Betrachte Du die Welt mit meinen Augen.
Wirke Du Deine Werke mit meinen Händen.
Sprich mit meinem Mund.
Liebe mit meinem Herzen.
Führe mich zur Vollkommenheit in Dir.

Solche und ähnliche Heilsgedanken und Ausrichtungen verwandeln den Tag – die Welt. **Jeder Tag wird zu einem NEUEN Tag.**
Wir können jeden Tag neu anfangen.

Heute ist der erste Tag
unseres restlichen Lebens!

Lassen Sie sich nicht vom Alltag mit seinen Pflichten, Gewohnheiten und Zwängen beherrschen.

Befreien Sie sich von jeglicher Gewohnheits- oder Zwangshandlung und lernen Sie, alles aus ihrer inneren Freiheit heraus zu tun und zu gestalten. Versuchen Sie, jeden Tag Gott zu übergeben: Herr DEIN, nicht mein Wille geschehe! Wenn Sie in Jesus Christus die Menschwerdung Gottes auf Erden erkennen/erleben, können Sie Ihren Tag Jesus übergeben. Seine Worte:»*Siehe ich mache alles Neu!*« – werden dann erlebbar.

Jesus als Vorbild für den neuen Gottes-Menschen!
Jesu Beispiel bedingungslos folgen!
Frei von Dogmatismus, Sektarismus und Fanatismus.
Sich Jesus hingeben bedeutet Heil ***werden*** – Neu ***werden***,
Stück für Stück – Tag für Tag.

Tätigkeit im Alltag

Versuchen Sie, Ihre Tätigkeit auch im Alltag so zu gestalten, daß Ihnen immer mehr von der Ursprünglichkeit Ihres Wesens offenbar wird.

Üben Sie sich darin, auch die kleinste Tätigkeit ganz zu tun. Widmen Sie jedem Tun Ihre volle Aufmerksamkeit. Durchdringen Sie jede Handlung mit Ihrem ganzen Bewußtsein. Wenn es Ihnen gelingt, ganz bewußt zu handeln, werden Sie neben den äußeren Reaktionen Ihres Tuns, auch die inneren wahrnehmen lernen, Ihre eigenen und die Ihrer Mitmenschen. Lernen Sie, diesen inneren Impulsen zu folgen, auch wenn diese oft im krassen Widerspruch zu Ihren Vorstellungen zu stehen scheinen.

Versuchen Sie, den göttlichen Geist in sich wahrzunehmen und immer mehr seinen Eingebungen zu folgen. Stärken Sie Ihr Vertrauen und Ihren Glauben an Gott. Sensibilisieren Sie Ihre Wahrnehmungsfähigkeit für diese Impulse. Ergründen Sie die Quelle, aus der die Impulse kommen und lernen Sie dadurch, die Geister zu unterscheiden.

Auch die »Stoffe«, mit denen Sie arbeiten, sind verdichtete Energie, letztendlich gebundener Geist. Durchdringen Sie auch die anscheinend härteste Materie mit liebevollem Bewußtsein. Erspüren Sie den Geist, der darin gebannt ist.

Der berühmte Bildhauer und Maler Michelangelo Buonarotti sagte, er sehe Wesen in den unbehauenen Steinblöcken, die auf ihre Befreiung durch ihn warten. Als er noch jung war, hatte seine Heimatstadt Florenz einen riesigen Marmorblock. Im Laufe der Zeit haben einige bekannte Bildhauer ihre Kunst an ihm versucht, aber der Stein widerstand ihnen allen, so daß keiner etwas aus ihm machen konnte.

Der junge Michelangelo weilte oft bei diesem Steinkoloß, betrachtete ihn liebevoll und streichelte ihn. Dabei hat er einmal zu einem Freund gesagt: »Ich sehe darin ein Wesen, eine Figur, sie ist gefangen im Stein und nur ein großer Bildhauer kann sie befreien.« Einige Jahre später befreite er daraus den David, der heute zu den berühmtesten Skulpturen der Welt zählt.

Geheimnisvoll am lichten
Tag läßt sich Natur des
Schleiers nicht berauben,
und was sie dir nicht
offenbaren mag, das
zwingst du ihr nicht ab
mit Hebeln und mit Schrauben.
aus Goethes Faust

Öfter am Tag:

Pause machen, entspannen und etwas trinken. Arme hochstrecken und tief durchatmen, Arme vor- und rückwärts kreisen. recken und strekken. Hüpfen – ja hüpfen, einige Male. Hüfte und Wirbelsäule lockern, Lofi Klopfmassage, auch an den Fußsohlen.
A u s atmen, summen, singen und besinnen, beten, meditieren.
Ora et labora – bete und arbeite!

14-Tage-Kur - Kaltwaschung und Ölspülung

Um 4.oo Uhr morgens: Kaltwaschung mit etwas Obstessig, Rosmarinoder Irismilch im Wasser. Die Waschung sollte mit einem rauhen Waschlappen kräftig durchgeführt werden, beginnend mit den Fußsohlen, dann die Beine, bis in die Leisten. Immer aufwärts bzw. zum Herzen hin waschen.

Danach folgen Hände und Arme, dann Gesicht, Hals und zum Schluß der Rumpf. Wer alleine ist, kann den Rücken mit einem nassen

Handtuch abklatschen und frottieren. Die Waschung sollte so rasch wie möglich durchgeführt werden. Anschließend ohne abtrocknen wieder ins warme Bett legen. Die Reaktion ist wunderbar, man schläft schnell wieder ein.

Nach diesem kurzen, besonders erholsamen Schlaf bis zur normalen Aufstehzeit, spülen Sie als erstes den Mund mit 1 Eßlöffel Olivenöl (falls nicht vorhanden, eignet sich auch Sonnenblumenöl) ca. 15 Minuten lang mit kräftigen Saug- und Pumpbewegungen. Danach ausspucken und dreimal mit Wasser nachspülen.

Diese Mundspülungskur, mindestens 14 Tage hintereinander durchgeführt, wirkt reinigend auf die obere Lymphregion und ist auch über längere Zeit empfehlenswert, besonders bei Erkrankungen im Kopf-, Hals- und Brustbereich. Auch wenn Sie morgens einen starken Mundgeruch haben, ist die Ölspülung empfehlenswert.

Kaltwaschung und Mundspülung öfter kurmäßig anwenden.

Erinnert euch an Jesu Beispiel und lernet das Geistige mehr als das Materielle zu lieben. Kümmert euch ernsthaft um das Wohlbefinden eures Geistes nach dem Erdenleben; schafft für ihn ab heute ein Leben der Liebe, des Lichtes und des Friedens. Bisher war euch das Wohlbefinden eurer Materie, ihre Eitelkeiten und ihr Glanz wichtiger als euer Geist, der hungernd und dürstend mit zerrissenem Kleid darniederliegt.

Die Materie ist das vergängliche Kleid des Geistes. Der Geist wird zu Gott emporsteigen. Der Körper ist aus Staub und er wird mit all seinen irdischen Gütern wieder zu Staub werden. Laßt endlich euren Geist die geistigen Schätze erlangen, denn diese werdet ihr mitnehmen in die Ewigkeit.

Göttliche Mitteilungen und Lehren, siehe Seite 256

Erde ich fühle Dich,
leise berühr' ich Dich,
fühlst meinen Menschenfuß,
spürst meinen Liebesgruß,
schenkst mir die Heimat hier,
Erde ich danke Dir
Imelda Hamann-Mentelberg

Der Mensch ist so gesund wie seine Füße

Heute redet man viel davon, daß die Basis der Kirchen, der sozialen und politischen Strukturen, der Regierungen usw. saniert und erneuert werden müssen. Bei einem rissigen Gebäude muß auch erst die Basis - das Fundament - saniert werden, bevor man darauf etwas Sinnvolles erneuern oder aufbauen kann. Beim Bau eines Hauses ist das Fundament maßgebend für alles weitere Bauen. Es trägt die gesamte Gebäudelast, die mit jedem Stockwerk zunimmt.

Der Mensch ist auch wie ein Gebäude – ein Hochhaus, ein Turm, dessen ganze Last die Füße tragen müssen. Unsere Füße sind eine Hochleistungskonstruktion aus 28 frei beweglichen Knochen, zusammengehalten durch eine Vielzahl von Muskeln, Bändern und Sehnen, deren kunstvolles Zusammenspiel uns zum vielseitigsten beweglichen Wesen auf dieser Erde macht. In seiner Längs- und Seitenkonstruktion bildet der Fuß ein elastisches Gewölbe, mit dem er bei jedem Schritt die gesamte Körperlast federnd auffängt. Die leicht gefächerten und einzeln frei beweglichen Zehen haben u.a. wichtige Tast- und Gleichgewichtsfunktionen. Unsere Füße sind zum Barfußgehen auf allen natürlichen Geländen geschaffen.

In den Füßen haben wir Reflexzonen und Akupunkturpunkte, die mit allen Organen und Gliedern unseres Körpers in Verbindung stehen. Ein gesunder, geschmeidiger Fuß ist ein schönes Gebilde - ein Wunderwerk der Schöpfung.

Seit gut zwanzig Jahren untersuche, behandle und berate ich meine Mitmenschen, dabei sehe ich selten gesunde Füße. Von all den Menschen, die ich gesehen habe, haben/hatten ungefähr 90 % kranke Füße. Wodurch?

Mehr als 90 % aller Schuhe sind eigenartige Gebilde, die keineswegs der schönen Fußform eines Menschen entsprechen. Da der Mensch sich überwiegend in den obersten Stock seines Gebäudes zurückgezogen hat, ging ihm das Gefühl für seine Basis verloren. So preßt er von klein an seine Füße in diese abartigen Gebilde hinein, die er Schuhe nennt, und formt seine armen Füße nach seinem Willen.

Darüberhinaus weiß er anscheinend nicht, daß auch Füße und Beine über die Haut atmen, ausdünsten und sich ernähren.

Er – der Mensch – erstickt seine leidenden Füße und Beine in Strumpfhosen, Strümpfen und Schuhen, die aus einer Vielzahl von undurchlässigen Kunststoffen hergestellt sind. Wenn sich die Erkrankung der Füße durch Gestank (Fußgeruch) bemerkbar macht, wird dieser mit allerlei Chemie (Deos und Parfüms) gebunden oder überlagert.

Wenn in dieser licht- und luftfernen Welt der gequälten Füße die Schwammerln (Pilze) zu wachsen beginnen, hat man auch wieder eine chemische Keule parat.

Um die Druckstellen, Hühneraugen etc. zu lindern, hat sich ein beachtlicher Fuß-Industriezweig entwickelt, dem die Schuhindustrie ihre Opfer liefert. Aber die Schuhindustrie für die kranken Füße verantwortlich zu machen, wäre falsch; denn jeder ist nicht nur seines Glückes, sondern auch seines Fußes Schmied.

Über die alten Sitten der Chinesen, den Frauen die Füße von klein an derart einzubinden, daß sie nur noch tippeln konnten, schüttelt man heute noch den Kopf. Ein großer Teil der Frauen macht es heute nicht anders, nur freiwillig.

Falsche Schuhe verursachen direkt: Fuß-, Knie-, Hüft- und Wirbelsäulenschäden, Muskelverspannungen, Durchblutungsstörungen, Krampfadern und Kopfschmerzen. Druckstellen auf Akupressurpunkten und Reflexzonen an den Füßen, beeinträchtigen die betreffenden Glieder und Organe. Durch hohe Absätze (über 2,5 cm) wird das gesamte Körpergewicht widernatürlich verlagert, besonders auf die Fußballen. Dadurch geraten u.a. Reflexzonen und Akupunkturpunkte, die sich in den Zehen und Ballen befinden, unter erhöhten

Druck (ähnlich wie bei den Druckstellen durch zu enge Schuhe). Dies wiederum wirkt schädigend auf jene Körpergebiete, die diesen Punkten und Zonen entsprechen. Durch hohe Absätze wird die gesamte Statik des Körpers und die Gangart des Menschen unnatürlich verändert. Demzufolge erleidet der gesamte Organismus über Jahre hinweg leichte bis schwere Schäden.

Einer davon ist das Vorkippen des Beckens, wodurch bei den Frauen der Geburtskanal verengt wird. Falsche Schuhe sind also auch die häufigste Ursache dafür, daß Frauen nicht mehr normal gebären können und die Kinder durch Kaiserschnitt aus dem Mutterleib geholt werden müssen.

Ungeeignete Schuhe drücken nicht nur auf die Füße, sondern auch aufs Gemüt.

Ich hoffe Sie sehen es ein, daß Sie sich auf dem Weg zur wahren Gesundheit nicht an Ihren Füßen vorbeimogeln können.

Bei der Ganzheitstherapie spielen die Füße eine grundlegende Rolle. Der Mensch verbringt den größten Teil seines Lebens auf seinen Füßen, auf verschiedenen Sitzgelegenheiten oder im Bett. Daher müssen vor allem Bett und Schuhe optimal sein. Nur das Beste ist gut genug für unsere fleißigen Füße, die uns durchs Leben tragen!

Allgemeine Fußtherapie

Der Mensch ist nackt geboren und sollte auf jedem Gelände seiner vorübergehenden Heimat Erde barfuß gehen können. Jeder kann heute in drei Tagen um die Erde fliegen, aber sehr wenige können drei Meter steinigen Strandes barfuß überwinden. Die meisten bewegen sich auf Kieselsteinen wie auf glühenden Kohlen und wie Seiltänzer bei der ersten Lektion.

Gehen Sie jeden Tag barfuß auf natürlichem Boden und sei es nur ein paarmal auf und ab, auf dem Garten- oder Stadtparkrasen. An freien Tagen und im Urlaub erweitern Sie Ihr »Barfuß-Pensum« möglichst auf alle Geländearten, bis hin zum Bergsteigen.

Wußten Sie, daß Ihre Füße großartige Tastinstrumente sind? Eingeschlossen in den unmöglichsten Kerkerarten, konnten sie ihre Fähigkeiten bisher nicht entfalten.

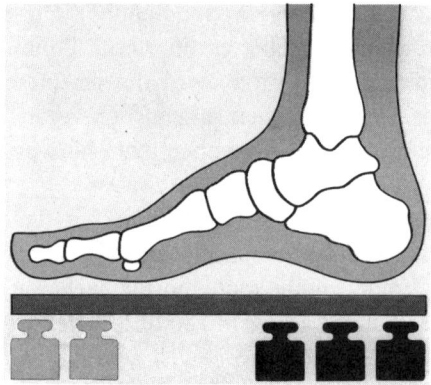 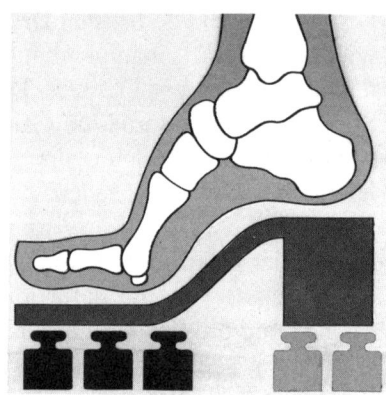

❶ Ohne Absatz,
natürliche Gewichtsverteilung
2/5 auf dem Ballen, 3/5 auf der Ferse

❷ Mit Absatz, unnatürliche
Gewichtsverteilung – die Hauptlast liegt
auf dem Ballen.

❸ Die Abbildung rückt es ins Licht: Ein
fußgerechter Schuh kann vorne niemals
spitz zulaufen, weil er dadurch das
Fußskelett deformiert – im Gegenteil:
fußgerechte Schuhe sind vorne breit!

Abb. 1–3 aus dem »Ganter Fußberater«,
erhältlich bei Ganter Schuhfabrik GmbH,
D-7808 Waldkirch

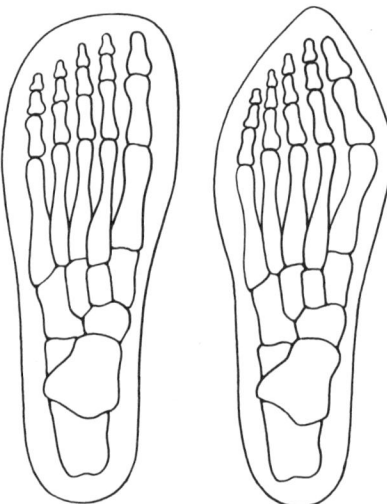

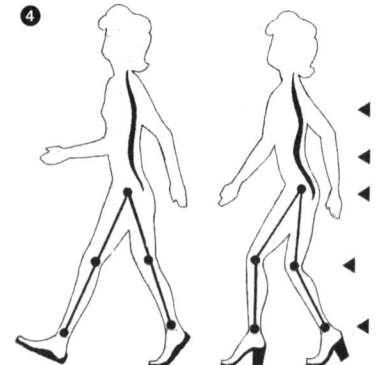

❹ Wie jeder weiß und sehen kann, hat das
Tragen von mittelhohen Absätzen
zwangsläufig zur Folge, daß sich die
Haltung des Fußes, des Waden- und
Schienbeines, des Beckens und der
gesamten Wirbelsäule verzerrt und sich
infolgedessen die damit
zusammenhängenden Muskeln
verkrampfen. Der ganze Mensch steht und
bewegt sich in einer krummen, anomalen
Haltung. Zur Veranschaulichung dient die
Skizze.

Abb. 4 aus dem Birkenstock-Katalog,
erhältlich bei der Fa. Birkenstock,
Rheinstraße 2–4, D–5340 Bad Honnef

Lassen Sie Ihre Füße einfach mal frei durch unwegsames Gelände laufen. Begleiten Sie Ihre Füße dabei und versetzen Sie sich dabei ganz in Ihre Füße hinein, damit Sie deren Abenteuer auch bewußt miterleben.

Anfangs werden sich die Füße ganz vorsichtig vorantasten. Die Zehen tasten erst einmal jeden Quadratzentimeter nach Dornen, spitzen Steinen usw. ab, bevor der Fußballen langsam auf die Erde rollt. Die Ferse berührt nur leicht den Boden und schon hebt der Fuß zum nächsten Schritt ab. Vielleicht wundern Sie sich über diese neue Gangart. Mit Schuhen an den Füßen haben Sie doch immer bei jedem Schritt, zuerst die Ferse auf den Boden gesetzt, und nun gehen die Füße ganz von allein anders und setzen zuerst Zehen und Ballen auf. Auf diese Weise erfahren Sie, wozu Sie überhaupt Zehen an den Füßen haben. Es sind also keine »Fußanhängsel«, die man verkommen und verkrüppeln lassen darf!

Langsam erleben Sie die wunderbaren Fähigkeiten Ihrer Füße, gewinnen Vertrauen in sie, und diese wiederum lernen sehr rasch den Umgang mit dem Gelände. Irgendwann werden Sie dann einmal auf gesunden Füßen – federnden Schrittes, froh und frei, barfuß durch Bach, Wald und Wiese gehen.

Empfinden Sie bewußt das harmonische Zusammenspiel der Bein-, ja der gesamten Körpermuskulatur, bei dieser natürlichen, geschmeidigen und anmutigen Gangart. Die Wirbelsäule wird gelockert, die Atmung freier und tiefer.

Barfußgehen

ist auch eine sehr wichtige Ableitungstherapie für allerlei Krankheitsstoffe aus dem gesamten Körper. Besonders wenn wir nach einem warmen Regen im Lehmmatsch gehen, wirkt dieser wie ein starkes Zugpflaster. Darüber hinaus erden wir uns, d.h. energetische Reiz- und Spannungsfelder werden in die Erde abgeleitet, entladen. Danken wir dabei der Erde, die unsere negativen Entladungen geduldig aufnimmt. Man spürt besonders, wie der Kopf frei wird. Daher ist es besonders wichtig, bei Kopfschmerzen, Migräne, Stirn- und Nebenhöhlenleiden u.a. Kopfleiden.

Wer viel auf Kunststoffböden geht und in Kunststoffräumen arbeitet, wird stark elektrostatisch aufgeladen. Entladen Sie diese krankmachenden Energiefelder möglichst in der Mittagspause und am Abend, barfuß in die Erde. Wenn Sie dabei liebevoll einen Baum umarmen, werden Sie mit harmonischen Energien aufgeladen, die dieser mittels seiner Krone, die eine gewaltige Antenne ist, aus dem Kosmos einfängt. Wenn Sie Ihren Lieblingsbaum umarmen, erhalten Sie Ihre Optimal-Energie. Vergessen Sie aber nicht auch diesem Baum, der Erde und dem Kosmos etwas zu geben, z.b. liebevolle Gedanken und Betrachtung, Dankbarkeit, Segen usw. Ein heilsamer Energiefluß kann nur durch eine harmonische Verbindung entstehen und diese erfüllt sich im Gleichgewicht von Geben und Nehmen. Soweit der freie, barfüßige Geländegang, anfangs therapeutisch, später aus reiner Freude.

Fußgerechtes Schuhwerk

Im Alltag bewegen wir uns meistens auf unnatürlichen, zum größten Teil auch sehr harten Böden. Leider bedecken wir Mutter Erde immer mehr mit Beton und Asphalt. Daher wird ein gutes zweckmäßiges Schuhwerk erforderlich, das einerseits die Härte des Bodens etwas auffängt, andererseits aber die Füße in ihrer Natürlichkeit möglichst wenig beeinträchtigt. So ergeben sich folgende Kriterien für einen fußgerechten Schuh:

Betrachten wir bitte die Schuhe, wie auch die Socken als zweite Haut der Füße. Beide sollten aus atmungsaktiven Naturstoffen gefertigt sein. Für gesunde Schuhe gibt es nur ein Material: Echtes Leder. Bei den Socken bedeutet dies: Wolle, Baumwolle oder Seide.

Um Fuß- und allgemeine Gesundheitsschäden durch Gehen und Stehen auf harten, glatten Böden zu vermeiden, brauchen wir ein naturnahes Fußbett, das einen natürlichen, weichen Boden ersetzt. Es muß anatomisch richtig geformt sein, den Fuß gezielt stützen und entlasten. Es muß geschmeidig sein, damit der Fuß frei abrollen kann und es sollte den Fuß von unten her gegen Kälte isolieren.

Dafür gibt es kein besseres Material als Naturkork mit echtem, weichem Lederüberzug. Neuerdings gibt es auch luftgepolsterte Schuhsohlen. Die Firma Ganter hat neben ihrem altbewährten Korkfußbett eine sogenannte Aktivsohle mit Vierpunkt-Abroll-

Dynamik entwickelt. Durch verschieden starke Ausnehmungen an der Sohlenunterseite wird eine optimale Fußdruckverteilung erzielt. Dies gewährleistet eine natürliche, fußverwringende Schrittabwicklung: Von der Ferse, die die Hauptbelastung aufnimmt, rollt der Fuß über den Außenballen zum Innenballen und dann weiter zur Großzehe ab. Dabei formt der Fuß sein individuelles Fußbett ähnlich wie beim Barfußgehen.

Die untere Schuh- oder Sandalensohle sollte weich, elastisch und rutschfest sein. Der Fuß sollte wie beim Barfußgehen, waagerecht im Schuhwerk stehen.

Der Schuh/die Sandale muß nach dem Maß des natürlichen Fußes mit optimaler Fußform in Länge und Breite, nicht nach einer Modevorstellung angefertigt sein. Die Zehen müssen darin frei beweglich sein bei gleichzeitig gutem Sitz und Halt.

Keine einzige Druckstelle dürfen Sie in Kauf nehmen, auch nicht durch Nähte am falschen Platz oder durch Futterfalten, die sich beim Gehen einstellen.

Unsere Füße vergrößern sich im Laufe des Tages bis zu 10 %. Deshalb ist es ratsam, Schuhe eher abends zu kaufen, damit sie auch wirklich passen. Wenn dies nicht möglich ist, sollte man immer beim Anprobieren noch ein zweites Paar Socken anziehen.

In einem Schuh/einer Sandale sollte man sich wohlfühlen und den ganzen Tag ohne Beschwerden auf den Beinen sein können.

All die beschriebenen Eigenschaften eines vollendeten Schuhwerks erfüllen drei Pionierfirmen auf diesem Gebiet: »Birkenstock«, »Ganter« und »Jacoform«. Aus langjähriger Erfahrung empfehle ich sie als die besten Schuhe und Sandalen, die *mir* bekannt sind. In den letzten Jahren habe ich auch »Linn« als gute, gesunde Schuhe kennengelernt. Es sind sicher noch mehr hinzugekommen und sie werden weiterhin zunehmen, die Hersteller fußgerechter Schuhe, denn es gibt, Gott sei dank, immer mehr vernünftige Menschen.

Weitere, fußtherapeutische Maßnahmen:

Ihre Füße sind für ein bestimmtes Körpergewicht konzipiert, bitte überladen Sie sie nicht allzusehr.

Neben dem Barfußgehen ist das Tau-, Wasser-, Schnee-, Moor- und Lehmgrubentreten sehr gesund. Jeweils mit Lehm, Moor, Heilerde und Quark kann man auch Fußpackungen machen. Auch Umschläge mit Retterspitz sind sehr wohltuend. Buenoson (Apotheke) ist eine besonders gute Fußsalbe, ich freue mich mit meinen Füßen wenn ich sie morgens vor dem Aufbruch zur Bergtour und abends im Zelt oder auf der Berghütte mit dieser Salbe einreibe.

Ansteigende »Schiele-Fußbäder« sind bei allen Fußbeschwerden und -erkrankungen besonders wichtig, aber auch dem gesunden Fuß erweisen sie eine Wohltat.

Trockenbürsten, Lofi-Klopfmassage, Reflexzonenmassage. Fußmassagen mit guten Salben und Ölen durchführen. Besonders gut für alle ist die bereits erwähnte Buenoson-Salbe.

Ziehen Sie täglich frische Socken an, da bei entsprechend guter Fußbewegung, Barfußgehen und ansteigenden »Schiele Bädern«, viele Krankheitsstoffe - Körpergifte - durch die Füße ausgeschieden werden.

Fußgymnastik

Abwechselnd auf den Zehenspitzen, den Außenkanten, den Innenkanten und den Fersen gehen. Füße kreisen lassen. Mit den Zehen greifen, z.b. Kieselsteine und andere Gegenstände aufheben. Türklinken in den Fuß nehmen und die Türe öffnen, vielleicht mit einem Tablett, mit vollen Gläsern in den Händen (muß ja nicht gleich am Anfang sein). Mit den Zehen einen Bleistift oder Pinsel ergreifen und schreiben oder malen. Es gibt hervorragende Künstler, die nach dem Verlust beider Arme mit den Füßen oder mit dem Mund wunderbar malen. Fordern Sie mal einen solchen Kunstkalender an: Dennoch-Verlag - Mund- und Fußkunst, Postfach 20, 82041 Deisenhofen.

Den Fußübungen sind keine Grenzen gesetzt. Es ist eine wahre Freude zu erleben, wozu gesunde Füße fähig sind. Dies erleben wir in besonderem Maße beim Tanzen, was ich jedem als besonders gute Fußgymnastik empfehle. Spezielle Empfehlung für die Füße:

....

....

Die Hufe der Pferde werden gründlich gepflegt, auch die Hufe der Ochsen. Jeder Stallknecht und jeder Bauer weiß, daß gesunde Tiere nur auf gesunden Hufen leben.

Wenn ich mir dagegen die Füße der Menschen betrachte: verkrüppelt und voller stinkender Krankheitsstoffe

Aussage eines Arztes aus dem 18. Jahrhundert.

Hohlkreuz

Eine starke Lendenwirbelsäulen-Lordose, d.h. eine zu starke Biegung der Wirbelsäule nach vorne, nennt man im Volksmund »Hohlkreuz«.

Dieses entsteht oft durch jahrelanges Tragen von erhöhten bis sehr hohen Absätzen. Dabei ist das Becken zu stark nach vorne gekippt und die ganze Körperstatik krankhaft verändert. Bei Trägern von hohen Absätzen sind die Achillessehnen durch geringe Beanspruchung meistens verkürzt und verkrüppelt. Hier ist ein langsamer Übergang auf Birkenstocksandalen und Ganter- und/oder Jacoform- und Linn-Schuhe ratsam: Anfangs nur eine Stunde vor- und eine Stunde nachmittags oder abends und allmählich steigern, so daß der Körper sich langsam auf die natürliche Statik einstellen kann. Wenn dabei starke Schmerzen auftreten, muß man langsamer vorgehen. Ältere Frauen, die jahrzehntelang mit hohen Absätzen durchs Leben »gestakst« sind, muß man oft bei 3 - 4 cm hohen Absätzen belassen.

Sobald das waagerechte Gehen wieder ohne Beschwerden möglich ist, aber immer noch ein Hohlkreuz besteht, empfehle ich den stunden- bis tageweise wechselnden, therapeutischen Einsatz von »Earth«- oder »Terra«-Schuhen oder -Sandalen, bei deren Fußbett die Ferse tiefer liegt als der Ballen. Als Dauerschuhe kann ich sie im allgemeinen nicht empfehlen, da sie Menschen mit einer zu geraden Lendenwirbelsäule eher schaden; dies habe ich an mir selbst erlebt. Richtig eingesetzt sind sie jedoch sehr sinnvoll und hilfreich.

Diese Umstellung sollte man mit allen fußtherapeutischen Maßnahmen unterstützen, die im vorhergegangenen Kapitel erläutert sind.

Sitzen

Einen sehr großen Teil unseres Lebens verbringen wir heutzutage sitzend, daher ist es ebenso wichtig wie beim Bett und bei den Schuhen, auch hier auf körper- und insbesondere wirbelsäulengerechte Sitzmöbel zu achten. Ungeeignete Stühle, Bänke und Sessel verschlimmern alle Wirbelsäulenschäden und schaden auch dem Gesunden.

Die ersten Wirbelsäulenschäden erleiden die Kinder schon sehr früh durch die meist antiquierten Schulbänke, Stühle und Pulte, bzw. Tische, auf denen die armen Kinder zum Teil bis zu dreizehn Jahren sitzen **müssen**. Alle Schulbehörden, bis hin zum Kultusminister, sollten mal einige Jahre lang diese die Wirbelsäule ruinierende Sitzmisere der Schüler teilen. Schon nach einigen Monaten hätten alle Schulen gesundheitsgerechte Sitze und Tische.

Beobachten Sie sich und Ihre Mitmenschen, wie sie meist sitzen: der Rücken ist dabei rund, gekrümmt, verspannt, das Becken ist nach hinten geschoben. Durch diese Haltung werden alle Bandscheiben auf ihrer vorderen Seite einseitig belastet und die Nervenaustritte aus der Wirbelsäule verengt. Das hat schädliche Folgen nicht nur für unseren Bewegungsapparat, sondern auch für alle Organe und für das Gemüt.

Weiche Sitze, in die man »hineinsinkt« sind auf die Dauer schädigend, auch wenn man sich anfangs noch so wohl darin fühlt.

Ein gutes Sitzmöbel sollte eine lockere Sitzhaltung ermöglichen. Dies kann durch die richtige Höhe und eine Wirbelsäulenstütze im Lendenwirbelsäulenbereich, aber auch durch das freie Sitzen mit untergeschlagenen Beinen und Knien, bzw. durch eine Beinstütze erreicht werden, wie es die neuartigen Sitzmöbel ermöglichen.

Wer den ganzen Tag sitzt, sollte am besten zwei verschiedene Sitzmöbel benutzen: eines, auf dem er mit untergeschlagenen Beinen frei sitzt; das andere zum entspannten Anlehnen. Es gibt auch schon Kombinationssitze, die beides ermöglichen.

Eine große Erleichterung, ohne die Sitzmöbel zu verändern, bringt der Sitzkeil: Von 0 bis 10 oder mehr cm nach hinten ansteigend.

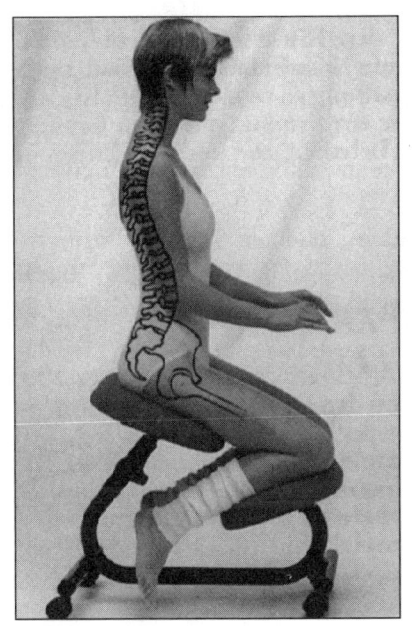 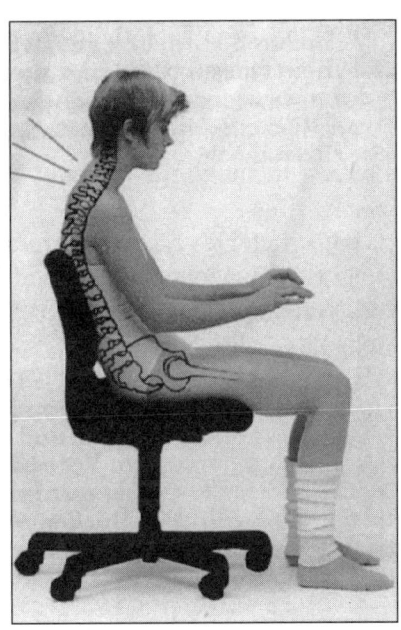

Links oben eine gesunde Sitzhaltung. Rechts ein Beispiel wie man nicht sitzen sollte.

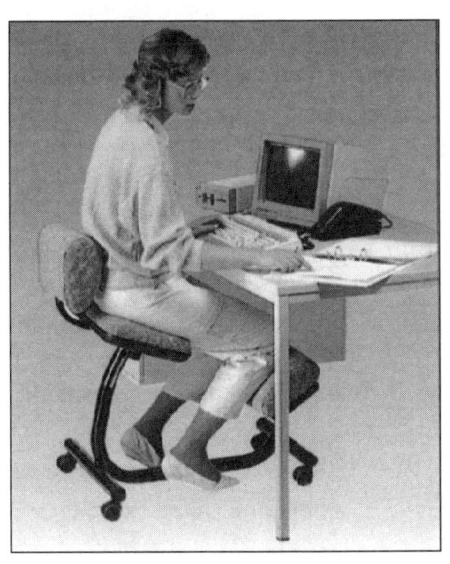

Die optimalste Sitzalternative, die ich derzeit kenne, ist der neben abgebildete „Knieswing" aus der INNOVATION-collection der Firma Steifensand. Diese Firma hat eine Vielzahl gesunder Sitz-Modelle für alle Arbeitsbereiche.

Probieren Sie auch mindestens 14 Tage lang das Sitzen auf einem großen Gymnastikball. Es gibt schon ganze Schulklassen und Büroteams die begeistert wippend auf ihren Bällen sitzen.

Da die meisten von uns mehr sitzen als unsere Wirbelsäule verträgt, ist es besonders wichtig, daß jeder selbst die für ihn optimale Lösung findet.

Ich empfehle meinen schreibenden Patienten häufige Positionswechsel bis hin zum Arbeiten am Stehpult, schließlich hat der »Riese« von Weimar (Goethe), so wie viele andere, seine Werke auch am Stehpult geschrieben.

Für Arbeiten, die langes Stehen am Platz erfordern, gibt es auch sogenannte Stehhilfen.

Ich sehe in dieser Zeit, daß die Menschen sich an die Sünde gewöhnt haben. Die Leidenschaften sind entfesselt, die Kinder verlieren schon in frühem Alter ihre Unschuld und greifen nach schädlichen Früchten. Die Menschheit hat den Weg des Übels eingeschlagen. Von Generation zu Generation wird sie schwächer und sinkt immer tiefer. Darum bin ich noch einmal gekommen, um mich euch zu offenbaren.

Ihr seid schon derart vertraut mit der Sünde, daß euch alles normal und gerechtfertigt erscheint, obwohl anscheinend die ganze Verdorbenheit von Sodom, Gomora, Babilon und Rom über diese Menschheit gekommen ist.

Die Tugend wird nicht geschätzt, man hält sie für etwas schädliches oder unbrauchbares. Jetzt ist es Zeit, daß ihr begreifen lernt, daß ihr nur durch die Tugend das Heil erlangen könnt.

Göttliche Mitteilungen und Lehren, siehe Seite 256

Die Wirbelsäule

ist eine wichtige Säule der Gesundheit. Sie trägt Kopf, Arme und Rumpf. Alle Nervenbahnen laufen aus dem Gehirn in die Wirbelsäule und werden von dieser im Körper verteilt. Jeweils zwischen zwei Wirbelkörpern befinden sich links und rechts je ein Nervenausgangsloch. Wenn die Wirbelsäule gestaucht ist, die Bandscheiben zu schmal sind oder eine auch nur geringe Wirbelkörperverschiebung vorhanden ist, werden Nerven gereizt, unter Druck gesetzt oder gar eingeklemmt. Dadurch werden die entsprechenden Organe oder Glieder gereizt, gestört, geschädigt.

An der Wirbelsäule »hängen« auch alle Organe. Darüber hinaus haben wir in unserer Wirbelsäule wichtige Energiebahnen und Zentren sowie wichtige Informationsspeicherungen aus Urzeiten bis zur Gegenwart. All dies erfordert eine besondere Beachtung dieser individuellen Lebenssäule, an der sich unser Ich aufrichtet.

Sie sollte gut entwickelt und geformt, stets locker, geschmeidig und entspannt sein; die Bandscheiben sollten gut ausgeprägt und keineswegs verschmälert oder »abgenutzt« sein. Das Becken mit dem Kreuzbein und den beiden Kreuz-Darmbein- oder Ileosacralgelenken ist für die Wirbelsäule von besonderer Bedeutung. Gut achtzig Prozent aller Patienten, die zu mir in die Praxis kommen, haben eine gestauchte Hüfte, mit einem blockierten Ileosacralgelenk. Dies hat schädliche Folgen für die gesamte Wirbelsäule. Leider merken es die meisten Menschen gar nicht, da sie sich über viele Jahre hinweg an diese blockierte Situation gewöhnt haben und erst nach Lösung der Blockade staunen sie über ihr neues, lockeres Lebens- und Körpergefühl.

Die dazu erforderlichen Übungen würden den Rahmen dieses Buches sprengen. Lernen Sie diese wertvollen, eigenchiropraktischen Übungen in einem meiner Kurse und lesen Sie dazu mein Buch über Wirbelsäulen- und Entspannungsübungen.

Bauen Sie diese einfachen, die Wirbelsäule erneuernden Übungen in Ihren Alltag ein, an jedem Ort, zu jeder Zeit und bei jeder Tätigkeit. Werden Sie sich dieser gewaltigen Energiesäule bewußt. Sie werden staunen, wie wohl Sie sich fühlen, wenn alles wieder fließt. Achten Sie auf wirbelsäulengerechtes Sitzen. Nehmen Sie am Arbeitsplatz Abschied vom herkömmlichen Stuhl und genießen Sie den Sitzkomfort der neuen, anatomisch geformten Sitzmöbel. Probieren Sie auch mal einen Sitzball.

Was ist Lofi

»Lofi« bedeutet locker und fit. »Lofi« ist ein federndes Klopfmassage System, zu dessen Ausführung ein Gerät gehört, das auch »Lofi« heißt. Beides, Massage-System und Gerät, habe ich in meiner Praxis entwickelt und sie mit dem Namen »Lofi« geprägt.

»Lofi« ist, wie die meisten guten Dinge, ein sehr einfaches Gerät. Die Klopfmassage, mit der Hand ausgeführt, ist ja nichts Neues; jeder Masseur lernt sie während seiner Ausbildung. Sie ist wahrscheinlich so alt wie die Menschheit selbst. Sie ist ein Teil der Urheilhandlung, die man auch heute noch bei primitiven Völkern beobachten kann: Auf die schmerzende Stelle wird die Hand aufgelegt und je nach Art des Schmerzes wird gedrückt, gerieben oder leicht geklopft. Dies hat keiner je gelernt; es war einfach da mit dem ersten Menschen und dessen erstem Schmerz.

Mein System entspringt zwar der Klopfmassage mit der Hand, ist aber in sich etwas Neues, besonders das Gerät mit dem Ball.

Wissenschaftliche Begründung der federnden Klopfmassage

Durch die kurzen, federnden Schläge werden die Gefäßnerven vorübergehend gelähmt, wodurch die Blutgefäße an der betreffenden Stelle erweitert werden. Dies hat eine bessere Durchblutung der behandelten Körperstelle zur Folge. Bessere Sauerstoffversorgung und Ernährung für die einzelnen Zellen werden dadurch erreicht. Gleichzeitig aber werden vermehrt Stoffwechselschlacken und -gifte abtransportiert. Eine Anhäufung dieser Stoffe beeinträchtigt die Zellfunktion und kann sich sehr schmerzhaft auswirken.

Die sog. »Sauerstoffschuld« an die Muskelzellen nach großen Anstrengungen wird durch das leichte Abklopfen schneller beglichen.

Das bisher Beschriebene vollzieht sich nicht nur in den oberen Muskelschichten der behandelten Körperstellen, sondern dringt bis in tiefliegende Organe. Durch die elastischen Schläge entstehen Schwingungen, die in Form einer Mikrovibration den ganzen Körper durchdringen.

Somit wirkt die Klopfmassage auf die dem Willen unterstellte, quergestreifte Skelettmuskulatur und auf die unwillkürliche glatte Muskulatur von Magen und Darm.

Die Vibration dringt auch in die Gelenke ein. Bei Behandlungen über längere Zeit ist es durchaus möglich, daß auch hier Ablagerungen mobilisiert werden. In der Praxis wurden Gelenkversteifungen günstig beeinflußt, besonders auch in der Wirbelsäule.

Durch unnatürliche Lebensweisen, Fehlernährung, seelisch-geistige Verhärtung und Umweltgifte, ist der größte Teil der Menschheit übersäuert. Was der Körper nicht ausscheiden kann, wird zum größten Teil, im Binde- und Stützgewebe und im Muskelgewebe abgelagert. Für so einen übersäuerten Zeitgenossen ist die konventionelle Muskel-Knetmassage nicht ratsam. Da die Säuren in winzigen Kristallen im Körpergewebe eingelagert sind, wird dieses durch das Kneten verletzt. Die sanfte federnde »Lofi-Klopfmassage« lockert und löst die im Gewebe festsitzenden Säurekristalle und regt gleichzeitig deren Ausschwemmung durch den Lymphstrom an.

Für die Ausschwemmung ist viel Flüssigkeit erforderlich, d.h. mindestens 1 ½ bis 2 Liter **schluckweise** über den Tag trinken: Entsäuernde, entschlackende, ausleitende Rheuma-Teemischungen, oder einzelne Kräuter wie Brennesseln, Schachtelhalm und Teufelskrallewurzel oder Wasserfasten wäre besonders gut.

Durch die federnde Klopfmassage entstehen in den Muskelfasern kurze Zuckungen, die sich von Faser zu Faser fortsetzen. Dies kann mit einem Training der Muskelfasern verglichen werden. Träge und erschlaffte Muskeln werden gefestigt und in Form gebracht. Ähnliches wird auch durch Induktionsstrom erreicht. Diese Wirkung ist besonders wichtig für Menschen, die über längere Zeit im Bett liegen müssen oder auf den Rollstuhl angewiesen sind.

Die Klopfmassage gliedert sich in die klassische Massage ein und wurde bisher, wie schon erwähnt, mit der Hand in verschiedenen Variationen ausgeführt. Mit den Fingerspitzen, mit der flachen Hand, mit der Kante oder mit der Faust.

Besonders Berufssportler legen großen Wert auf Klopfmassage für ihre Muskelpflege. Von indischen und asiatischen Sportlern habe ich die Idee für mein Lofigerät. Seit Jahrhunderte klopfen sie sich mit Bambusstäben ab, die sie am Ende mit Stoff zu einem ballartigen Knäuel umwickelt haben.

Lernt von mir und nutzt eure Begabungen um die große Schuld zu begleichen, die ihr euch selbst und euren Mitmenschen aufgeladen habt. Nehmt eure Wiedergutmachungen freudig an.

Der Geist muß stark sein vor den Schwächen der Materie, die ihn zum Fanatismus und zum Götzendienst verführt; er muß sich von Vorurteilen und Leidenschaften befreien damit er das Recht jenen gewährt, die es haben und die Wahrheit annehmen wo auch immer er sie findet.

Dann werdet ihr friedfertig sein und mit eurem Leben, jene Worte erfüllen die ich euch einst gegeben habe: Gebt Gott was Gottes ist und Cäsar was Cäsars ist. Harmonisiert alle Gesetze um sie gerecht zu erfüllen und erkennt die göttlichen Gesetze der Liebe und Gerechtigkeit.

Göttliche Mitteilungen und Lehren, sie Seite 256

Die Füße warm, der Kopf bleib kalt,
so wird man hundert Jahre alt.
Alte Volksweisheit

Ansteigende Schiele-Fußbäder

Die meisten Patienten, besonders die Frauen, spüren gar nicht mehr, daß sie kalte, schlecht durchblutete Füße haben. Einerseits, weil sie die Füße in Nylonstrümpfe und ungeeignete, enge Schuhe eingezwängt haben. Dadurch sind die Nerven betäubt oder zum Teil schon abgestorben und sie haben kein Gefühl mehr für ihre Füße.

Andererseits gibt es auch hierfür eine seelische Ursache, die im einzelnen sehr unterschiedlich sein kann. Im Allgemeinen sollten wir uns bei schlecht durchbluteten Füßen unter anderem folgende Fragen stellen: Wo und wie stehe ich im Leben? Wie stehe ich zu mir selbst? Wie stehe ich zu meinen Mitmenschen? Gibt es da Menschen oder Situationen, auf die ich nicht oder nicht mehr zugehen kann?

Wie ist meine Verbindung zum Erdorganismus der mich trägt, ernährt und mir das Leben und das Sammeln von Erfahrungen hier auf Erden ermöglicht? Spüre ich Mutter Erde noch unter meinen Füßen?

Das ansteigende Schiele-Fußbad

In der Natur- und Volksheilkunde ist die hervorragende Wirkung von Fußbädern auf den gesamten Organismus von altersher bekannt.

Das Schiele-Fußbad ist in seiner Wirkung um ein Vielfaches besser. Es besteht aus einer Fußwanne mit eingebauten Heizelementen, die einen langsamen, exakt dosierten Temperaturanstieg gewährleisten. Dadurch reagieren die sensiblen Thermorezeptoren und Reflexzonen der Fußsohlen und bewirken eine sanfte Öffnung aller blockierten Lymph- und Blutgefäße im ganzen Organismus.

Es ist einfach verblüffend, wie schon nach wenigen Schiele-Fußbädern seit Jahren bestehende Durchblutungsstörungen beseitigt werden. Ganz besonders die weitverbreiteten Störungen der Mikrozirkulation, das sind jene Haargefäße, von denen 2.600 auf einen Stecknadelkopf passen und die Knochen, Gelenke, Knorpel, Haut, Haare,

Zähne, Darm, Schleimhäute und vieles mehr im Körper ernähren. Auch Lymphstauungen werden manchmal sogar schon mit ein bis zwei Bädern behoben.

Unsere Gesundheit ist abhängig vom Kreislauf der Lebenssäfte Blut und Lymphe in unserem Organismus.

Das ansteigende Schiele-Fußbad bringt diese gestauten, gestockten oder trägen Säfte wieder in Umlauf und somit zirkuliert das Leben wieder, denn Leben ist Kreislauf. Somit ist dieses Fußbad eine physikalische Basistherapie für alle Krankheiten und dient dem Gesunden als einfache und sinnvolle Vorbeugungsmaßnahme.

Zur Ausleitung aller schädlichen Ablagerungen im gesamten Organismus ist die Trilogie: »*Schiele - Lofi - Fasten*« das Beste.

In diesem Jahrhundert wurden zigtausend verschiedene Geräte für die Gesundheit des Menschen entwickelt Die Schiele-Fußbadewanne und das Lofi-Gerät gehören mit zu den einfachsten und besten.

Anleitung zum Schiele-Fußbad

Legen Sie den Holzrost ein und füllen Sie die Wanne mit Wasser, bis zur ersten oder zweiten Markierung, es sollte bis zu den Knöcheln reichen. Das Wasser sollte zu Beginn ungefähr eine Temperatur zwischen 34° und 36° haben. Um Wartezeiten zu vermeiden, können Sie das Wasser schon mit dieser Temperatur in die Schiele-Wanne gießen.
Rühren Sie Ihren Badezusatz in das Wasser ein:
Solectron – Solectron mit Blütenöl – Frauenbad – Plazenta.
Massieren Sie jeweils 7 bis 10 Tropfen des Reflexzonenöls (siehe Empfehlungen am Ende dieses Kapitels) in die Fußsohlen, zwischen die Zehen und auf die Fußoberseite, bis zum Knöchel hin, ein.

Stellen Sie die Füße auf den Rost und schalten Sie das Gerät ein. Das Schwimmthermometer nicht vergessen.
Nach dem Fußbad Füße kräftig trockenreiben und anschließend mit dem Nachbehandlungstonikum Kavitham einreiben.

Es ist nicht nötig, eine bestimmte Endtemperatur zu erreichen. Sie lassen ihre Füße so lange in der warmen Wanne, bis die Wassertemperatur unangenehm wird. Dies kann bei jedem Fuß verschieden sein, dann gehen Sie eben erst mit einem Fuß heraus und lassen den anderen noch drin, bis auch er meldet, daß es ihm genügt. Warten Sie nicht, bis es zu heiß ist. Schon oft habe ich Patienten erlebt, die unbedingt 45° Endtemperatur erreichen wollten und verbissen und verspannt ausharrten, obwohl die Füße schon längst heraus wollten. Dies bewirkt genau das Gegenteil von dem, was wir erreichen wollen. Wer nach einer längeren Schiele-Kur 45° als angenehm empfindet, der kann die Füße unbedenklich so lange im Wasser lassen.

Mit Recht warnen Ärzte und Heilpraktiker bei Venenleiden vor heißen Fußbädern. Damit sind aber die üblichen Bäder gemeint, bei denen das Wasser bis zu den Waden geht und die Füße einfach in unkontrolliert temperiertes Wasser hineingestellt werden. Gerade bei Menschen mit kranken Venen ist es wichtig, daß die Mikrozirkulation besser funktioniert. Dadurch werden auch die großen Gefäße entstaut und entlastet. Allerdings sollten Sie bei Krampfadern und allgemeiner Neigung zu Venenleiden die Schiele-Kur etwas behutsamer und mit genauerer Temperaturkontrolle durchführen. Bei Venenleiden, Herzerkrankungen und Bluthochdruck, empfehle ich folgenden Einstieg in die Schiele-Kur:

1. Tag
Anfangstemperatur 33 Grad - Endtemperatur 35,0 Grad
2. Tag
Anfangstemperatur 33 Grad - Endtemperatur 35,5 Grad
3. Tag
Anfangstemperatur 33 Grad - Endtemperatur 36,0 Grad
4. Tag
Anfangstemperatur 33 Grad - Endtemperatur 36,5 Grad
5. Tag
Anfangstemperatur 33 Grad - Endtemperatur 37,0 Grad
6. Tag
Anfangstemperatur 33 Grad - Endtemperatur 37,5 Grad
7. Tag
Anfangstemperatur 33 Grad - Endtemperatur 38,0 Grad.

38 Grad sollte für die nächsten 14 Tage Ihre Endtemperatur sein. Bei guter Verträglichkeit können Sie dann wieder alle zwei bis vier Tage um ein halbes Grad steigern, bis auf 40 Grad. Falls Ihnen diese Temperatur bekömmlich ist, verweilen Sie wieder mindestens 14 Tage, besser noch 4 Wochen dabei. Danach steigern sie wieder alle 4 Tage um ein halbes Grad bis auf 42 Grad.

Endtemperatur?

Der Erfolg der Schiele-Fußbäder wird bei fast allen Erkrankungen **nicht** durch eine möglichst hohe Endtemperatur erreicht, sondern durch den gelenkten Wärmereiz der kontinuierlich, exakt ansteigenden Temperatur. Schon bei der Steigerung um nur ein halbes Grad reagieren die Thermorezeptoren in der Haut mit entsprechender Wirkung auf die Gefäße des ganzen Organismus. Auch bei Patienten mit schweren Krampfadern habe ich bei Einhaltung des angegebenen Schemas gute Erfolge erzielt. Die Schiele-Therapie aktiviert die Funktion der Reservegefäße, dadurch werden die Blutstauungen in den Venen verringert, ja oft sogar völlig behoben.

> **Schiele-Bäder, Blutegel, gute Venenmittel, Fasten, gesunde Ernährung und die Lösung der somatisierten Probleme bilden die optimale Venentherapie.**

Bei Venenentzündung und Thrombosen dürfen **keine** Schiele-Bäder angewendet werden. Jedoch alle anderen aufgezählten Maßnahmen; Blutegel sind hier besonders indiziert.

Seit über zwanzig Jahren verordne ich zu den Fußbädern auch Vollbäder, wobei sich folgende Badekur allgemein bewährt hat: fünf Tage Fußbäder und zwei Tage Vollbäder, wobei man die Vollbäder entweder an zwei Tagen hintereinander nehmen kann, wie z.B. Samstag und Sonntag und unter der Woche Fußbäder, oder man nimmt die Vollbäder zwischendrin, z.B. 3 Tage Fußbäder, 1 Tag Vollbad, 2 Tage Fußbäder, 1 Tag Vollbad. Beides hat sich gut bewährt. Vollbäder Empfehlung:

....

....

104

Nach dem Fußbad ist ein Nachruhen nicht unbedingt erforderlich, aber es wäre gut. Die meisten schlafen danach auch wunderbar, deshalb ist das Fußbad im allgemeinen abends am Besten. Aber man kann es zu jeder Tageszeit machen, bei Bedarf auch zweimal am Tag. Auch Sportler benutzen es vor großen Anstrengungen, als Muskelvorwärmung. Mit guter Mikrozirkulation, die eine bessere Sauerstoffversorgung aller Zellen bewirkt, kann man auch mehr Leistung erbringen.

Wer durch das Fußbad ins Schwitzen kommt, sollte danach warm duschen, um die Stoffwechselgifte wegzuspülen, die durch die Haut ausgeschieden werden. Wer möchte, kann danach auch ein Vollbad nehmen oder ein Halbbad, d.h. nur bis zum Nabel im Wasser sitzen und mit einem groben Waschlappen oder Schwamm die Gifte abwaschen.

Ein Schiele-Fußbad vor dem Saunagang ist besonders zu empfehlen, es erhöht die reinigende Wirkung der Sauna gewaltig.

Es gibt Menschen, die aufgrund einer gestörten Funktion der Hautkapillaren nicht schwitzen können, was in der Sauna gefährlich ist. Für diese ist das Schiele-Fußbad vor dem Saunagang besonders wichtig, um durch Öffnung der Kapillaren einen Schweißausbruch zu ermöglichen.

Man kann die Schiele-Fußbäder allein oder in Verbindung mit den Vollbädern einen Monat lang durchführen, danach einen Monat Pause einlegen, anschließend wieder einen Monat Kur usw. Man kann die Pausen beliebig verkürzen oder auch bei Bedarf zwischendurch ein Bad nehmen. Bei schweren Leiden, z.B. bei Krebs empfehle ich die Fußbäder täglich, ohne Pause.

Empfehlung für die Pausezeit:

....

....

Wer einmal ein Schiele-Gerät besitzt, benutzt es sein ganzes Leben lang. Auf alle Fälle sollten Sie es anwenden, bis alle Beschwerden verschwunden sind. Danach können Sie es vorbeugend hin und wieder mal 14 Tage lang benutzen und ganz nach Bedarf.

Sie können während eines Schiele-Fußbades lesen oder sonst etwas tun. Das Beste ist aber, wenn Sie dabei entspannen, einfach alles loslassen, die Augen schließen, in sich hineinschauen, horchen. Versetzen Sie sich dabei mal ganz in Ihre Füße, die Sie durchs Leben tragen und die leider allzuoft vernachlässigt werden.

Erleben Sie mit Ihren Füßen die Wohltat des Bades und verfolgen Sie ganz bewußt, wie sich alle Gefäße im Körper öffnen, entspannen, und die Fließprozeße zunehmen, erleben Sie das unbekannte Wunder Ihrer Innenwelt.

Indikationen für Reflexzonen-Öle

Empfehlungen zur optimalen Anwendung der Reflexzonenöle (von der Fa. Schiele als Fußvorweichöle bezeichnet):

Abszeß: Oleum Sassafras
Adipositas: Fettsucht: Juniperi und Camphoratum
Akne: Siehe Hauterkrankungen
Allgemeine Abwehrschwäche: Rosmarini
Apoplexie (Zustand nach Schlaganfall oder Neigung dazu): Lavandulae, Melissae, Thymi
Arteriosklerose: Camphoratum, Salviae, Rosmarini
Ascites - (Bauchwasser): Juniperi
Asthma bronchiale: Thymi, Melissae
Asthma cordiale: Camphoratum, Melissae, Rosmarini
Blutdruck, zu hoch (Hypertonie): Lavandulae, Juniperi und Melissae im Wechsel
Blutdruck, zu niedrig (Hypotonie): Camphoratum, Salviae
Bronchitis: Thymi, Terebinthinae
Durchblutungsstörungen: Rosmarini, Camphoratum
Erkältung: Thymi, Salviae, Juniperi im Wechsel
Gelenkschmerzen: Gaultheriae
Hämorrhoiden: Menthae, Calami und Serpylli im Wechsel
Hauterkrankungen: Terebinthinae im Wechsel mit Juniperi, bei Juckreiz Rosmarini im Wechsel dazu
Angina pectoris - Herzenge: Lavandulae, Melissae, Camphoratum
Nervöses Herz - Herzklopfen: Lavandulae, Melissae

Schwaches Herz, Altersherz: Camphoratum und Rosmarini
Husten: Thymi
Infektionen - Geschwüre, (offene Beine = Ulcus cruris,
Gehirnhautreizung = Meningitis): Rosmarini
Ischialgie: Thymi, Gaultheriae, Rosmarini u. Pini pumilionis
Kopfschmerzen: Valerianae
Krampfadern: Serpylli, Rosmarini
Krebs: Rosmarini
Kreislaufstörungen: Camphoratum, Rosmarini
Lähmungen: Serpylli und Rosmarini im Wechsel
Leberleiden: Calami
Lymphatische Störungen: Calami
Magen-Darmstörungen: Carvi und Calami
Magenkrämpfe: Valerianae, Rosmarini
Menstruationsstörungen allgemein: Rosmarini u. Melissae
zu starke und schmerzhafte Blutung: Cinnamomi
zu schwache Blutung oder Ausbleiben: Carvi
Migräne: Menthae, Rosmarini
Milzerkrankungen: Calami
Nervenschwäche: Juniperi und Rosmarini
Nervosität: Valerianae, Melissae
Neuralgie: Pini pumilionis
Nieren-Blase: Juniperi
Ödeme (Wasser im Gewebe): Juniperi
Ohrensausen: Camphoratum, Rosmarini
Prellungen, Quetschungen, Verstauchungen, Zerrungen: Rosmarini, Pini pumilionis, Gaultheriae, Juniperi und Camphoratum im Wechsel
Rheumatischer Formenkreis (Rheuma, Arthrose, Arthritis, Polyarthritis, Gicht): Gaultheriae, Thymi, Juniperi, Pini pumilionis
Schlaflosigkeit: Valerianae, Melissae, Calami, Lavandulae
Schwindel: Camphoratum, Rosmarini
Stillen, milchfördernd: Carvi
Unruhe und Spannungen: Melissae
Wirbelsäule - Schmerzen: Gaultheriae

Deutsche Bezeichnung für die lateinischen Heilpflanzennamen:

Oleum Calami	Kalmusöl
Oleum Camphoratum	Kampferöl
Oleum Carvi	Kümmelöl
Oleum Cinnamomi	Zimtöl
Oleum Gaultheriae	Wintergrünöl
Oleum Juniperi	Wacholderöl
Oleum Lavandulae	Lavendelöl
Oleum Melissae	Melissenöl
Oleum Menthae piperitae	Pfefferminzöl
Oleum Pini pumilionis	Latschenkiefernöl
Oleum Salviae	Salbeiöl
Oleum Serpylli	Quendelöl
Oleum Terebinthinae, rectificatum	Terpentinöl
Oleum Valerianae	Baldrianöl

*Die großen Taten der Menschen
sind nicht die,
welche lärmen...*

*Daß Große
geschieht so schlicht wie
das Rieseln des Wassers,
das Fließen der Luft,
das Wachsen des Getreides*
Adalbert Stifter

Lernet das Wasser und seine Anwendungen
und Wirkungen recht kennen
und es wird euch Hilfe bringen,
wo Hilfe noch möglich ist.
Sebastian Kneipp
1894

Bäder

Das Vollbad

sollte im allgemeinen mit 34 - 36°C begonnen werden und je nach Bedarf und Wohlbefinden durch Warmwasserzufuhr langsam auf 38 bis maximal 39°C gesteigert werden. Wer das Bedürfnis hat, kann auch bis 40°C steigern und darüber hinaus, solange er sich dabei wohl fühlt. Die Badedauer ist individuell verschieden: von 10 bis ca. 30 Minuten. Wer sich dabei sehr wohl fühlt, kann bei Bedarf auch eine Stunde lang darin bleiben.

Regen Sie die Haut durch leichte Bürstenmassage im Wasser an oder stehen sie dazu mal auf. Danach ist eine kalte Anwendung erforderlich, entweder eine kalte Waschung oder Dusche, im allgemeinen von unten aufwärts. Probieren Sie auch mal die Oberkörperwaschung und anschließend einen Oberschenkelguß oder auch umgekehrt. Finden Sie selbst heraus, was Ihnen am meisten wohltut. Nach dem Bad sollten Sie auf alle Fälle eine Stunde ruhen.

....

Vollbäder-Zusätze:

Moor – Lehm oder Heilerde – Steinöl – Meersalz – Milchserum – Molke – Teer – Kleie – Haferstroh – Heublumen – Zinnkraut Kamille – Melisse – Rosmarin – Eukalyptus – Lavendel – Wacholder Iris – Minze – Hopfenblüten – Thymian – Kalmus – Roßkastanie – Brennessel – Sud von ca. 400 g Brennessel, dazu 1 kg Meersalz

Erfrischendes Zitronenbad: frischer Saft und Schalen von mehreren Zitronen ins Wasser geben, als kühlendes Bad. Im Sommer kann man das Zitronenbad den ganzen Tag über in der Wanne lassen, zur Erfrischung der ganzen Familie: jeder kann öfters am Tag mal kurz eintauchen.

...

Kernseife-Laugen-Bad

Mit einem großen Stück Kernseife in die Badewanne gehen. Wassertemperatur ca. 36 bis 38°C. Den ganzen Körper im Wasser einseifen, besonders die schmerzenden Glieder oder Körperstellen, bis die Seife aufgebraucht ist. Badedauer: mindestens eineinhalb bis vier Stunden. Immer mal wieder unter Wasser leicht über die kranken Körperteile, bürsten oder mit einem rauhen Waschlappen darüber streichen. Bei Bedarf noch ein Stück Kernseife dazu nehmen, denn die Lauge sollte kräftig sein, um Säuren und andere Giftstoffe aus Muskeln, Haut und Gelenken auszulaugen. Keine Angst, wenn die Haut hinterher schrumpelig ausschaut, sie erholt sich sehr rasch wieder.

Nach dem langen Bad abduschen und den ganzen Körper mit einem guten Hautfunktionsöl oder einer Körperlotion einreiben. Spezielle Verordnung:

...

Anschließend einige Stunden schlafen, da das Bad sehr anstrengend ist.

Überwärmungsbad

auch Schlenzbad genannt, da Maria Schlenz, von der Hungerburg bei Innsbruck, damit seinerzeit viele Menschen vor Pest- und Choleratod rettete. Durch die hohe Wassertemperatur starben die Viren und die Bakterien, oft aber auch die sehr geschwächten Kranken.

Ich selbst habe mit diesem Bad, trotz meines niedrigen Blutdrucks und meines damals geschwächten Gesundheitszustandes, eine starke, bakterielle Lungen- und Nierenentzündung überwunden. Seitdem empfehle ich es mit Erfolg bei vielen akuten und chronischen Erkrankungen, **besonders auch bei Krebs**, da die Krebszelle bei ca. 42,5°C stirbt. Auch bei Fettsucht und anderen Stoffwechselerkrankungen hat es schon oft geholfen.

Nun zur Durchführung: Anfangswassertemperatur 36°C, Patient legt sich in die zu einem Drittel gefüllte Wanne legen. Langsam warmes Wasser zulaufen lassen und die Temperatur je nach Kräften und Möglichkeit des Patienten auf 40 bis 45°C steigern. Wo keine Viren, Bakterien oder Krebszellen zu töten sind, genügen 40 bis 41°C. Diese Höchsttemperatur sollte durch Zufließen von heißem Wasser eine Stunde lang gehalten werden. Dabei sollte der ganze Körper, auch der Kopf weitgehend unter Wasser sein, so daß nur Nase und Mund zum Atmen frei bleiben. Bei einer freistehenden Wanne kann man den Kopf auch mit einem Badewannengurt stützen.

Wenn Beklemmungsgefühle auftreten, läßt man durch Zufließen von kaltem Wasser die Temperatur vorübergehend auf 39 bis 38°C sinken. Bei Bedarf kann der Patient auch die Brust aus dem Wasser heben und bekommt einen kalten Waschlappen auf die Herzgegend. Man kann auch die Brause oder den Schlauch mit kaltem Wasser, auf die Herzgegend richten. Badezusatz:

Krebskranke sollten oft Rosmarinbäder nehmen und auch für das Überwärmungsbad Rosmarin als Badezusatz verwenden; hin und wieder auch Moorbäder.

Aus so einem langen Überwärmungsbad darf man sich nie aufrichten, sonst bricht der Kreislauf zusammen. Entweder man wird ins Bett getragen, oder man kriecht auf allen Vieren, den Kopf nach unten hängend, aus der Wanne ins Bett. Es erfolgt keinerlei kalte Nachbehandlung, sondern den ganzen Menschen sofort in warme Tücher und Decken gut und »dicht« einpacken, so daß nur noch Mund und Nase rausschauen. Das nennt man eine Trockenpackung. Bei Beklemmungsgefühlen wird eine feuchte Kompresse auf das Herz gelegt und mit eingewickelt. Es ist auch ratsam, eine gut saugfähige Windel mit einzuwickeln, damit man bei Bedarf auch den Urin laufen lassen kann und nicht krampfhaft zurückhalten muß. Die Packung sollte mindestens eine, maximal zwei Stunden dauern. Danach den ganzen Körper im Bett mit lauwarmem Wasser, ca. 37°C, abwaschen. Bei Bedarf kann man nach dieser Warmwaschung nochmals einzelne Glieder oder den ganzen Körper, kalt waschen. Danach einige Stunden, bzw. die ganze Nacht schlafen. Mindestens zwei bis drei Stunden ruhen. Dieses Bad sollte nur unter erfahrener Aufsicht durchgeführt werden. Der Patient darf auf keinen Fall auch nur eine Minute alleingelassen werden.

Kaltes, über Nacht abgestandenes Voll- oder Halbbad

Wasser am Abend einlaufen lassen. Über Nacht baut das ruhig stehende Wasser an der Oberfläche ein energetisches Spannungsfeld auf. Versuchen Sie in der Früh, sich vorsichtig darunter zu schieben, wie unter eine Decke. Gehen Sie ganz andächtig, rhythmisch und meditativ vor: erst langsam mit den Füßen einsteigen, dabei mit weit offenem Mund tief einatmen. Kurz verharren, dann langsam hinknien, beim Eintauchen wieder mit offenem Mund, tief einatmen, kniend verharren. Danach in die Hocke gehen, dann mit dem Gesäß auf den Wannenboden, in jeder neuen Stellung kurz verweilen. Danach langsam die Beine unter die Wasserdecke strecken.

Das wäre das Halbbad. Der nächste Schritt führt zum Vollbad: Schieben Sie sich ganz bedächtig bis zum Hals unter den glatten Wasserspiegel. Dann ruhen Sie, ganz in sich versunken, unter der Oberflächenspannung dieses glatten Wasserspiegels. Wenn Sie es richtig machen, empfinden Sie keine Kälte. Sobald es unangenehm wird, beenden Sie das Bad. Bei Bedarf ruhen Sie im warmen Bett nach. Ich mache danach am liebsten einen Lauf durch die Natur etwas Körperarbeit oder Übungen.

Das Sitzbad

Dabei sind nur ein Teil der Oberschenkel und der Unterleib bis zum Nabel vom Wasser bedeckt. Sie können dafür eine einfache Plastikwanne benutzen, aber am besten kauft man sich eine spezielle Sitzwanne mit erhöhtem Rückenteil zum Anlehnen sowie einen Holzrost, damit beim Baden noch genügend Wasser unter dem Gesäß ist.

Das kalte Sitzbad: mit Wasser wie es aus der kalten Leitung

kommt, also ca. 18 °C. Dauer: ca. 5 bis 30 Sekunden. Danach das Wasser nur mit der flachen Hand abstreifen, Schamhaare mit Handtuch trocknen und sofort ins warme Bett, oder durch Bewegung erwärmen.

Das warme Sitzbad: 38 bis 40°C oder ansteigend von 36 bis ca. 45°C. Dauer: 10 bis 20 Minuten. Dabei legt man ein Brett quer über die Wanne, auf das man bequem die Arme legen kann. Dann packt man den Patienten bis zum Hals in ein Leintuch und eine oder zwei Wolldecken ein, dabei die Füße nicht vergessen. Wer alleine ist, kann das Bad auch ohne sich einzupacken, in einem gut warmen Raum durchführen. Dabei dicke Socken anziehen und den Oberkörper warm bekleiden. Abschließend: Kaltwaschung.

Zusätze: Zinnkraut – Schafgarbe – Frauenmantel – Brennessel Kamille – Heilerde oder Lehm – Moor – Meersalz.

Armbad in einer Armbadewanne oder im Waschbecken

Handbad

Augenbad

Mit kurzen Pausen, das ganze Gesicht mehrmals in eine Schüssel mit Wasser tauchen, dabei die Augen unter Wasser öffnen. Es sollte möglichst ein gutes Heilwasser sein und Tag und Nacht im Freien stehen. Augenbäder mit einer Augenwanne aus der Apotheke.

Zusätze: Augentrost – Fencheltee – Kamillentee – Eigenharn

Kaltwassertreten

Am besten in Naturgewässern, notfalls auch in der Badewanne. Dabei sollte das Wasser bis zu den Waden reichen. Die Füße bei jedem

Schritt ganz aus dem Wasser herausnehmen. Beim Eintauchen ins Wasser jedesmal mit offenem Mund tief einatmen.

....

Wechselfußbad

....

Wechselbad oder -dusche

....

Teilwaschung

....

....

....

....

....

....

....

....

> *„ Viele Kuren geschehen durch Kräuter und Bäume,*
> *andere durch Wasser*
> *und noch andere durch Worte,*
> *denn durch das göttliche Wort*
> *werden die Kranken am sichersten geheilt. "*
> Zarathustra
> (630 bis 553 vor Christus)

Güsse

Pfarrer Kneipp nannte sie Gießungen, weil er dazu eine Gießkanne benutzte.

Auch heute noch sollte man die Güsse mit einer Gießkanne (möglichst aus verzinktem Blech oder Kupferblech) durchführen, da dieser Wasserguß fast ohne Druck auf die Haut fließt. Macht man die Güsse mit einem Schlauch, muß man darauf achten, daß es nicht zu einer harten Wasserstrahlbehandlung wird, die sich schädlich auswirken kann.

Ein idealer Gußschlauch sollte zwei bis zweieinhalb Zentimeter Durchmesser haben. Wenn es nicht anders geht kann man den Badewannenschlauch nehmen, den Brausekopf vorher abschrauben; sollte dies nicht möglich sein, geht auch die schwach gestellte Brause, dies hat aber nicht die Wirkung eines echten Kneipp-Gusses, doch ist es besser als gar nichts. Richtig durchgeführte Güsse haben eine tiefgreifende Wirkung auf Durchblutung, Lymphe, Energiefelder und -bahnen. Neben der starken örtlichen Wirkung haben sie eine ableitende und anregende Wirkung auf alle Organe und Gefäße.

Bei einem richtig durchgeführten Guß fällt das Wasser punktuell auf die Haut und umspült von dieser Stelle aus fließend das ganze Glied, so daß es wie eine Wasserhülle ausschaut.

Wie bei allen natürlichen Heilmitteln und Anwendungen bestimmt die Antwort des Körpers – die Reaktion – Art, Durchführung und Dauer des jeweiligen Gusses. Schärfen Sie dafür Ihren Spürsinn, versetzen Sie sich bewußt in Ihren Körper hinein, dann erhalten Sie von Ihrem inneren Arzt die richtige Anleitung. Nur in diesem Sinne bitte ich Sie, die folgenden Anleitungen zu verstehen.

Kniegußf

Sie können mit den Zehen und dem Fußrücken oder mit der Fußsohle beginnen. Dann auf der linken Wadenseite langsam aufwärts gießen, bis über die Kniekehle, dort kurz verweilen, dabei den Strahl etwas hin und her bewegen, dann auf der rechten Wadenseite wieder abwärts bis zur Ferse. Dann wechseln Sie zum anderen Fuß. Je nach Bedarf können Sie das Ganze zwei- bis maximal dreimal wiederholen und mit einem Fußsohlenguß abschließen.

Man kann beim seitlichen Aufwärtsführen auch mal nach vorne auf die Kniescheibe gehen und etwas darüber. Die Begießung des Schienbeins sollte man vermeiden. Man kann auch mal von der Ferse über die Mitte der Wade nach oben gehen.

Schenkelguß

Beginnt wie der Knieguß, dann führt man den Wasserstrahl an der Außenseite des Beines langsam bis zum Gesäß hinauf und verweilt dort kurz, dabei den Strahl hin und her bewegen. Danach geht es an der Innenseite abwärts bis zur Ferse, dann zum anderen Bein.

Unterguß

Durchführung wie der Schenkelguß, dabei den Wasserstrahl hinten und vorne jeweils bis zu den Rippen führen, dabei sollte das abfließende Wasser den Unterleib und jeweils ein Bein ganz einhüllen. Bei chronischer Darmträgheit und Verstopfung ist es gut, wenn man mit dem Strahl einige Male in Uhrzeigerrichtung, spiralförmig sich öffnend, um den Nabel kreist.

Armguß

Vornübergeneigt über die Badewanne beginnt man mit dem rechten (fern vom Herzen) Handrücken, geht langsam an der Außenseite des Armes hoch, bis zur Schulter, dort verweilen und durch hin und her bewegen, den ganzen Arm in einen geschlossenen Wasserärmel hüllen. Danach an der Innenseite wieder abwärts gehen bis in die Handfläche. Anschließend zum linken Arm übergehen.

116

Gesichtsguß

Über die Badewanne gebeugt, mit der rechten Schläfe beginnend, umkreisen Sie das Gesicht, danach führen Sie den Wasserstrahl mehrmals waagrecht über der Stirn hin und her. Anschließend gießen Sie in senkrechten Bahnen langsam das ganze Gesicht ab. Dabei mit offenem Mund tief durchatmen.

Oberguß

Über die Badewanne gebeugt, erst beiderseits einen Armguß durchführen, danach wieder an der Innenseite des linken Armes langsam hochgehen und, ohne zu verweilen, auf die Brust übergehen, dort mehrmals in Uhrzeigerrichtung kreisen.

Frauen sollten den Wasserstrahl um die Brüste herum in Achterform führen. Danach gehen Sie am rechten Arm hoch und zum Rücken, dort richten Sie den Strahl so, daß einmal die rechte und einmal die linke Rückenhälfte jeweils mit dem Arm, umspült ist; das Wasser sollte jeweils vom Rücken den Arm hinunter fließen. Den Wasserstrahl möglichst nicht auf die Wirbelsäule richten. Bei diesem Guß muß man besonders gut durchatmen.

Ohrguß

Verschließen Sie den Gehörgang mit Watte und umkreisen Sie mehrmals in Uhrzeigerrichtung das betroffene Ohr oder beide mit dem Wasserstrahl.

Die Güsse können je nach Bedarf mit kaltem, warmem oder heißem Wasser durchgeführt werden. Im allgemeinen werden die Güsse kalt oder als Wechselguß durchgeführt. Während des Gusses tief und rhythmisch durchatmen, oft am besten mit offenem Mund. Danach immer gut abtrocknen und durch Bewegung oder Bettruhe wärmen.

Wenn Sie sich für Wasseranwendungen interessieren, sollten Sie sich ein Kneipp-Buch kaufen.

Wickel, Kompressen, Auflagen, Packungen

Wie jeder Wickel seinen eigenen Namen trägt,
so hat er auch seine eigene Wirkung.
Und wie die Wickel ganz verschieden voneinander sind,
sind auch die Wirkungen verschieden.
Doch darin stimmen alle überein,
daß sie auflösen, die kranken Stoffe selber aufnehmen,
ausleiten und so die Natur verbessern.
Wie die Wickel kranke Stoffe aufnehmen und aufsaugen,
so nehmen sie auch die Hitze auf
und entfernen das Übermaß derselben
und geben auch umgekehrt der Natur
eine künstliche Wärme,
wie es eben ihr Zustand erfordert.
Sebastian Kneipp 1898

Es gibt kaum einen Krankheitsprozeß, dem man mit einem Wickel nicht begegnen könnte. Der innere Arzt ist uns dankbar dafür.

Die Beschreibung aller heilsamen Wirkungen dieser Anwendungen würde ein dickes Buch füllen. Ganz allgemein kann man sagen, daß Wickel und Auflagen das schwache Lebens- und Heilungsfeuer im Organismus wieder anfachen und – bei Fieber – das überschüssige schonend ausleiten. Kurmäßig richtig angewendet, kann man sie sogar als dritte Niere bezeichnen, da sie eine starke Entgiftung des Organismus bewirken. Oft sind die Tücher nach einer bis eineinhalb Stunden von stinkendem Dunstabzug und Körpersaft durchdrungen.

Alle physikalischen Anwendungen müssen mit viel Gefühl durchgeführt werden. Man muß dabei auf die Stimme des »inneren Arztes« hören lernen, nur er allein kann hierbei genau dosieren und entscheiden. Die Frage, ob heiß oder kalt, entscheidet bei allen Anwendungen die Re-aktion des Körpers.

Jede derartige Anwendung: Wickel, Auflage, Kompresse oder Packung, ob heiß oder kalt, wirkt anfangs meist unangenehm, aber nach ca. fünf Minuten sollte die Anwendung als angenehm empfunden werden. Ist dies nicht der Fall, muß sie abgebrochen werden. Nach einer Pause probieren Sie es mit einem anderen Wickel.

Einige Grundsätze

Akute Entzündungen und Fieber: kalte Anwendungen zur Ausleitung, aber nie mit eiskaltem Wasser, sondern so wie es aus dem Wasserhahn kommt. Bei sehr schwachen Menschen und Säuglingen sollte man bei Bedarf auch dies noch etwas erwärmen, sodaß es nur wenige Grad unter der Körpertemperatur liegt. Je höher das Fieber, um so weniger kalt das Wasser, aber um so häufiger die Wickelerneuerung.

Nie einem fröstelnden Menschen oder einem kalten Körperteil eine Kaltanwendung machen; immer erst erwärmen, am besten durch Bewegung und Schiele-Fußbad.

Bei chronischen Leiden und schwachen Menschen: im allgemeinen warme bis heiße Anwendungen, um sie zu einer akuten Situation anzuheizen, damit die Giftstoffe im Gewebe endlich ausgeschieden werden können.

Bei vollblütigen Menschen ist auch bei chronischen Leiden eher eine Kaltanwendung angezeigt. Bei einer Verweildauer von ca. zwei Stunden wird das »Körperfeuer« kräftig angefacht, und im Wickel oder in der Auflage entsteht eine sehr heilsame Dunstatmosphäre.

Bei Gelenkentzündungen, Rheuma, Arthrose, Verstauchungen, Prellungen, Kopf- und Zahnschmerzen sind kurze Eisbeutelauflagen empfehlenswert: ca. 10 bis 20 Minuten lang, mit kurzen Unterbrechungen alle ein bis drei Minuten.

Bei allen Gelenk-, Muskel- und Nervenschmerzen wirken sowohl heiße Kompressen wie auch Kältekissen. Welches gerade das richtige ist, muß jeder selbst herausfinden. Hier gilt der Rat: Probieren geht über studieren.

Bei Krämpfen und Blähungen sind nur warme bis heiße Anwendungen angezeigt.

Wickel

Die nötigen Tücher dazu sollten in keinem Haushalt fehlen:

1. Ein Leintuch, auch Naßtuch genannt, das direkt auf die Haut kommt.
2. Ein luftdurchlässiges Leinen- oder Baumwolltuch, das sogenannte Zwischentuch.
3. Es sollte bei einem Halswickeltuch rundum zwei - drei cm größer sein, als das Naßtuch und bei einem großen Leibwickeltuch drei - fünf cm.
4. Ein Abschlußtuch aus Wolle; dies sollte länger, aber etwas schmäler sein als das Zwischentuch, sodaß dieses auf beiden Seiten ca. zwei - drei cm herausragt. Dadurch erfüllt es eine Dochtfunktion für den Dunst, der im Wickel entsteht.

Große Wickel sollten nur im warmen Bett und gut erwärmten Zimmer angelegt werden. Mit einem Teilwickel: Kopf-, Hals-, Hand-, Arm-, Bein- oder Fußwickel, kann man bei Bedarf auch einer Tätigkeit nachgehen, aber nur in einem warmen Raum, bzw. an sonnigen, warmen Tagen in einer windstillen Ecke.

Drei verschieden große Wickelgarnituren sollte man immer griffbereit haben: für den Hals, für Arme und Beine, für Brust und Unterleib.

Der Ganzkörperwickel

Ein großes Leinen- oder Baumwolltuch wird in kaltes Wasser getaucht und danach gut ausgewrungen. Eine große, dicke Wolldecke wird auf dem Bett ausgebreitet, darüber ein trockenes Leintuch, darauf das gut ausgewrungene, feuchte Tuch ausbreiten.

Der warme, nackte Patient legt sich darauf und wird ganz schnell eingepackt. An die Innenseite der Beine und Arme sollte noch jeweils ein nasses Handtuch gelegt werden, damit keine Haut-zu-Haut-Berührungen entstehen, die dann unangenehm kalt werden.

Hände und Füße müssen auch ganz vom nassen Tuch eingewickelt sein, auch für einen guten Abschluß um den Hals ist zu sorgen. Das nasse Tuch sollte möglichst faltenfrei an der Haut anliegen, da jede Falte später als kalt empfunden wird.

Sehr rasch mit trockenem Tuch und Decke einpacken. Hals- und Schulterbereich zusätzlich mit Handtuch und Wolltuch abdecken, evtl.

auch die Füße, es muß alles »dicht« sein. Ein Hand- oder Wolltuch auch über den Kopf, da hier viel Wärme verloren geht. Über das Ganze deckt man noch eine oder zwei dicke Wolldecken oder eine Daunen- oder Federdecke. Falls die Wärmereaktion des Organismus nicht stark genug ist, legt man noch einige Wärmflaschen an Füße und Arme.

Falls nach ca. fünf Minuten keine Wärmereaktion erfolgt ist, muß die Anwendung abgebrochen und der Patient gut durchwärmt werden.

Bei gut angelegtem Wickel und entsprechender Körperreaktion wirkt dieser Wickel u.a. sehr beruhigend auf das Nervensystem und man schläft dabei meistens ein. Nach ca. eineinhalb bis fünf Stunden »befreit« man den Patienten. Die ausgedünsteten Gifte werden am besten in einem warmen Bad von der Haut abgewaschen oder abgeduscht und anschließend muß unbedingt einige Stunden Bettruhe eingehalten, bzw. geschlafen werden.

Pfarrer Kneipp hat diesen Ganzkörperwickel sehr häufig verordnet und zur besseren Durchführung aus einem großen Leintuch einen ganz einfachen, weiten Mantel nähen lassen, der als »spanischer Mantel« bekannt wurde. Er muß so lang sein, daß man die Füße gut einwickeln kann, die Ärmel sollten auch ca. 10 cm über die Hände reichen.

Pfarrer Kneipp, dem man damals von seiten der Apotheker, der Ärzte und des Bischofs von Augsburg seine »laienhafte Kurpfuscherei« verbieten wollte, wurde zu diesem Zweck nach Rom in den Vatikan beordert. Als er dort ankam, führte man ihn abends zu einem von schweren Rheumaschmerzen geplagten, alten, abgezehrten, kleinen Mann. Kurzentschlossen packte ihn Kneipp auf seine rauhe-herzhafte Weise in einen kalten Ganzkörperwickel. Der nur an Warmwasser gewohnte, kranke Römer zeterte lauthals auf italienisch gegen diese »teutonische Mißhandlung«.

Am nächsten Tag wurde Kneipp zur »Urteilsverkündung« zum Papst geführt: »Oh Schreck! Wer sitzt denn da auf Petri's Stuhl? Das ist ja das Manschgerl, das ich gestern Abend eingewickelt habe.« – So könnten Kneipp's Gedanken gewesen sein, als er im Papst seinen Patienten wiedererkannte. Er sah sich vielleicht schon strafversetzt und seiner Heilkunst beraubt.

Aber der Mensch denkt und Gott lenkt. Der Papst empfing ihn in bester Stimmung: »So gut und schmerzfrei habe er seit vielen Jahren nicht mehr geschlafen, und er fühle sich heute wie neu geboren«. Er gab Kneipp seinen Segen und autorisierte ihn, seine Heilkunst als »Laie« und Priester, zum Wohle der Menschheit weiterhin auszuüben.

So hat ein Kaltwasser-Ganzkörper-Wickel die Praxiserlaubnis meines berühmten und hochgeschätzten Kollegen gerettet.

Kompressen, Auflagen und Packungen

betrachten wir einheitlich, sie werden auch heute kaum noch differenziert. Hier handelt es sich jeweils um die Auflage auf einen begrenzten Körperteil, im Gegensatz zum Wickel, bei dem immer ein Körperteil, ein Glied, oder gar der ganze Körper um- oder eingewickelt wird.

Solche Auflagen können sehr unterschiedlich gestaltet sein, vom einfachen Waschlappen, den man in kaltes oder heißes Wasser, auch Kräutersud (Tee), getränkt auflegt, bis zum achtfach zusammengelegten Leinentuch, worauf ein trockenes, mehrfach zusammengelegtes Tuch (Handtuch) kommt und das Ganze mit einem Wolltuch, falls nicht vorhanden, auch Handtuch umwickelt wird.

Bei Auflagen von Quark, Lehm, Heilerde oder Heilkräutern, wickelt man diese Heilmittel in ein gut durchlässiges Leinen- oder Baumwolltuch, legt nun diese Packung auf den gewünschten Körperteil, wickelt ein Handtuch darum und als Abschluß ein Wolltuch oder nochmals ein Handtuch.

Bei Ölauflagen werden mehrfach zusammengelegte Tücher mit meist warmem oder heißem Öl getränkt.

Die Heilkräuter kommen entweder gedünstet zur Anwendung, wie in der Heublumen- oder Zinnkraut-Dunstpackung, oder sie werden gekocht und das mehrfach gefaltete Auflagetuch wird in dem Sud getränkt. Das gleiche gilt für die Rindenanwendungen, z.B. der Eichenrindenwickel für die Schilddrüse.

Auch Pflanzenessenzen eignen sich gut für Auflagen und Wickel. Ein Eßlöffel Essenz wird im allgemeinen mit einer Tasse Wasser verdünnt.

Wurzeln sollten zerstoßen werden; über Nacht kalt ansetzen, bzw.

im Wasser ziehen lassen - möglichst in einem irdenen, unlasierten Gefäß und unter freiem Himmel, am besten während einer sternenklaren Nacht. Morgens schütten Sie das Wasser in ein anderes, möglichst auch irdenes, Gefäß ab, kochen die verbliebenen Wurzelteile mit gutem Wasser je nach Wurzel langsam eine halbe bis eine Stunde aus. Sobald der Sud auf ca. 42°C Grad Celsius abgekühlt ist, schütten Sie beide Teile zusammen und haben somit den besten Wurzelextrakt, vorausgesetzt Sie haben die Wurzel bei abnehmendem Mond ausgegraben. Darauf sollten Sie unbedingt achten, da die Mondphasen alles Wasser auf dieser Erde beeinflussen, so auch die Pflanzensäfte, die bei zunehmendem Mond mehr im Kraut und bei abnehmendem Mond in der Wurzel sind.

Täglich/_____ mal wöchentlich/_____ mal monatlich folgende Wickel/Auflagen/Packungen _____heiß _____kalt, auf folgende Körperstellen:

....

....

Ein altbewährtes Wickel- und Kompressen-Mittel ist »Retterspitz äußerlich«. Dies ist keine Pflanze, wie viele meinen, sondern ein hervorragendes Kombinationsmittel aus der Apotheke. Sie können es bei fast allen meinen Wickel- und Kompressenempfehlungen verwenden. Dabei wird das Wickeltuch erst in Wasser getränkt, dann kräftig ausgewrungen und anschließend mit Retterspitz (Apotheke), direkt aus der Flasche gut durchtränkt. Flasche immer vorher kräftig schütteln.

Heilerde-Honig-Zinnkraut-Tee-Mischung: Alle drei zu einer geschmeidigen Paste vermischen und direkt auf die betreffende Körperstelle auftragen. Nur guten, unerhitzten Honig verwenden, denn nur dessen Heilkraft ist stark.

Bockshornkleesamen-Pulver mit Wasser zu einem Brei anrühren.

Schwedenkräuter – Mikromoran – Arnika – Calendula (Ringelblume) Echinacea (Sonnenhut)-Essenz – Meersalzwasser – Glaubersalz-Wasser – Senfmehl – Kytta-Plasma (Beinwellwurzelbrei) – Kytta-Thermo-Pack (Moor-Fangopackung) – alles aus der Apotheke.

Rizinusöl – Leinsamenöl – Olivenöl – Zinnkraut – Heublumen
Gänsefingerkraut – Jeweils als Sud oder als gedünstete Kräuter bzw.
Blütenpackung

....

....

Wurmfarnwurzel – Beinwellwurzel – Alle Wurzeln nur bei abnehmendem Mond ausgraben, dann ist die Wirkstoffkonzentration darin
am höchsten.
Folgende Blätter frisch anwenden, möglichst bei zunehmendem Mond
pflücken (steigende Säfte, viel Wirkstoffe in den Blättern): Beinwellblätter – Spitz- oder Breitwegerichblätter: in einem Mörser zerstoßen
oder zwischen den Fingern zerreiben oder kauen und mit Speichel
vermengt auflegen. Diesen rohen »Frisch-Kräuter-Brei« mit ganzen
Blättern abdecken und ein Tuch darum wickeln. In südlichen Ländern
Oreganoblätter verwenden. – Wurmfarnkraut – Labkraut

....

Vier - fünf Hände voll frisch gepflückter Brennessel, bei den alten
Pflanzen die Blätter vom harten Stengel abstreifen, Samen dürfen
auch dabei sein. Dazu zwei - drei Eßlöffel Meersalz und alles miteinander in einem Mörser zu einem Brei zerstoßen oder in einem Mixer
zerkleinern.

....

Weißkohl- oder Wirsingkohlblätter (aus biolog. Anbau) Blattrispen
durchwalken, mit einer Flasche brechen, damit die Blätter sich gut an
die Haut anlegen. In der Regel über Nacht anwenden, u.a. bei allen
Tumoren, Myomen und Zysten.

....

....

Ganze Zwiebel gedünstet, bei Schmerzen auf das Ohr legen. Zuvor
zwei Tropfen warmes Olivenöl ins Ohr tropfen

....

....

Zwiebelscheiben roh – Knoblauchscheiben

Leinsamen kochen, danach Brei fingerdick in ein Tuch einschlagen

Meerrettich, frisch gerieben in ein Tuch einschlagen

Zitronenscheiben (mit der Schale) in ein Tuch eingeschlagen oder direkt auf die Haut

Zitronensaft (frisch gepreßt)

Ungeschälte, biologische Kartoffel gedünstet und danach zerstampft. Drei bis fünf cm dicke Schicht in durchlässiges Leinen- oder Baumwolltuch einschlagen und so heiß wie möglich auflegen, auch als ganzer Brustwickel bei Bronchien- und Lungenerkrankungen. Mit einem weiteren Tuch umwickeln. Abschließend ein dickes Wolltuch und Wärmflasche darauf.

Sauerkrautsaft – Obstessig 1 – 2 Eßlöffel auf 1 Tasse Wasser – Eigenharn unverdünnt – 1 zu ____Teilen mit Wasser verdünnt

Trockenes Farnkraut-Kissen

Bärlapp frisch oder getrocknet

Unbehandelte Schafwolle

Quark, – möglichst guter, natürlicher Quark (Schichtkäse, Topfen) wird mit etwas Rahm zu einem sahnigen Brei verrührt und dick aufgetragen. Quark zieht viel Gifte aus dem Körper. Um Rückvergiftungen zu vermeiden sollte er nur 45 Minuten bis höchstens eine Stunde auf der Haut bleiben.

Bei träger, verschlackter und gestauter Lymphe, Quarkauflagen gleichzeitig an folgenden Stellen: Füße, Kniekehlen, Leisten, Armbeugen, Achseln und um den Hals. Sie werden staunen was der Quark alles in Bewegung bringt. Bei geschwollenen Lymphknoten und -strängen wiederholt Quarkauflagen bis zur Normalisierung.

Halswickel bei Schilddrüsen Erkrankungen

Der äußerst sensiblen Schilddrüse kann man bei jeder Störung mit Auflagen helfen. Wir sollten jede Therapie mit dem entsprechenden Halswickel begleiten. Bei der Behandlung dieser empfindsamen Drüse ist die naturheilkundliche Grundregel besonders zu beachten: Die Reaktion bestimmt das Mittel, die Art und den Zeitraum der Anwendung.

Wurmfarnwurzel bei abnehmendem Mond ausgraben. Zerstoßen bez. zerkleinern, mit Wasser bedecken, möglichst in einem Tongefäß. Einen Tag und eine Nacht unter freiem Himmel stehen lassen. Danach abseihen, die Wurzelstücke nochmals mit Wasser bedecken und einige Minuten schwach kochen. Nach Abkühlung auf Handwärme, abseihen und mit dem Kaltauszug mischen. Dies ist die optimale wässerige Auslaugung von Wurzeln, Rinden, Samen und harten Blättern zum medizinischen Gebrauch.

Mit diesem Auszug tränken Sie nun Ihr Halswickeltuch. Lassen Sie den Wickel am Hals bis er trocken ist. Bei jeder Art von Schilddrüsenvergrößerung sollten Sie täglich Halswickel machen, aber nur während der abnehmenden Mondphase.

Weitere Wickelmittel für die Schilddrüse

Beinwellwurzel – Braunwurz – Eichenrinde – Mistelkraut – Zinnkraut – Meersalzwasser – Glaubersalzwasser – Lehm- oder Heilerdewasser, bez. -brei (besonders gut mit Zinnkrauttee) – Brennessel mit Meersalz zerreiben. Folgende Blätter werden, jeweils einzeln, direkt auf der Schilddrüse mittels Halswickel befestigt: Farnkraut, Labkraut, Bärlapp, Beinwellblätter, Wirsing- und Weißkohlblätter. Auch Eigenharn-Einreibungen und -wickel haben auf die Schilddrüse eine gute Wirkung.

Die Wickel müssen gut an der Drüse anliegen. Es sollte zwar alles *um* den Hals herum gelegt werden, aber direkt auf der Drüse sollte die Konzentration am höchsten sein.

Bei Schilddrüsenüberfunktion bringen kalte Lehmwasserwickel (öfters am Tag) schnelle Erleichterung. Dabei sollten Sie auch immer ableiten durch: Kurzwickel (von den Achseln bis zu den Knieen) Schenkelgüße – Tau- und Wassertreten – Halbbad.

Brandwunden

Den betroffenen Körperteil sofort in kaltes Wasser eintauchen und ½ bis 1 Stunde darin lassen. Das Wasser bei Erwärmung immer wieder erneuern, die Temperatur sollte um 14 bis 16 Grad liegen. Anschließend einen nassen Wasserwickel. Kalkwasser, Ringelblumentee (oder Essenz) und Schwarztee, haben sich als Wickel ebenfalls bewährt. Später kann man die Brandwunde je nach Bedarf mit folgenden Mitteln abdecken: Honig, Johanniskrautöl, Leinöl, Oliven- oder Sonnenblumenöl, »Wund- und Brandgel« (Wala) oder »Branolind«, eine wunderbare Salbenkompresse. Auch das Abdecken mit frischem Kräuterbrei (siehe unten) hat sich bewährt.

Sollten erneut Schmerz und innere Unruhe auftreten: erneut ein Kaltwasserbad. Wenn dieses nun als unangenehm empfunden wird, verwendet man je nach Bedarf, temperiertes bis warmes Wasser.

Bei schweren und großflächigen Verbrennungen (3.Grades) sofort Notarzt und Krankenwagen herbeirufen. Bis diese eintreffen, Kaltwasserbad, bei Schwäche temperiert.

Wundauflagen

Frische Spitz- oder Breitwegerichblätter, Vogel-Knöterich, auch Beinwellblätter, in einem Mörser zerstoßen, zwischen den Fingern zerreiben oder wie es die Medizinmänner Südamerikas machen: zerkauen und mit dem Speichel zu einem Brei vermengt auf die Wunde legen. Mit ganzen Blättern abdecken und verbinden. Auch Melissen-, Salbei-, junge Birken-, Johannisbeer- und Himbeerblätter eignen sich dazu. Im Mittelmeerraum kann man auch frische Oreganoblätter benutzen.

In der Not kann man jedes nicht giftige Blatt verwenden. Denn neben den Heilstoffen der oben genannten Blätter, hat das Chlorophyll eines jeden Blattes eine heilende Wirkung, durch Verbesserung des Stoffwechsels, der Zellatmung und der Wundgranulation. Dies gilt für alle Arten von Wunden und Geschwüren, auch für Hautausschläge, Juckreiz und Brennen sowie das Wundsein von Säuglingen und Inkontinenten.

Eigenharnverbände werden seit Jahrtausenden mit Erfolg zur Wundheilung verwendet. Ein Versuch damit lohnt sich.

Einige der guten Wundheilsalben die ich seit Jahren empfehle: »St. Jakobs Wundbalsam«, »Mercurialis-Heilsalbe (Wala)«, »Unguentum Truw"«, »Chlorophyllin Salbe Schuh« und die »Branolind« - Salbenkompresse.

Bei eiternden Wunden: Verband oft erneuern: Heilerdebrei mit Zinnkraut- oder Wegerichsud angerührt – 50% Zugsalbe – auch reiner Wasserumschlag – Blutegel *um*, nicht *in*, den Wundbereich, bringt rasche Besserung.

Alte, schlecht heilende Wunden: Kernseife-Laugenbäder – Meersalzbäder – Johanniskrautöl – Heilerde- Honig-Zinnkrautbrei, 50% Zugsalbe (Ichtholan) – Blutegel.

Durch die Einnahme von 3 x tägl. 7 Tropfen Arnika D3 direkt unter die Zunge, können Sie die Wundheilung unterstützen. Bei eitrigen Wunden: Hepar sulfuris (Kalkschwefelleber), vier bis acht mal täglich, eine Tablette *unter* der Zunge zergehen lassen. Beginnen mit D12 ein oder zwei Tage lang, danach ca. 3 Tage lang D8 abschließend D4 bis zur Heilung.

Schon in meiner Jugend, habe ich auf unserer Farm in Venezuela Wunden, zum Teil schwere, bei Mensch und Tier mit natürlichen Mitteln behandelt. Sie heilten alle. Gott sei Dank, habe ich dabei nie Komplikationen erlebt. Falls trotz gewissenhafter Behandlung, Schmerzen, Klopf- und Hitzegefühle in dem Wundbereich auftreten, sollten Sie Ihren Behandler aufsuchen.

Kurmäßige Anwendungen bei Stirn- und Nebenhöhlenentzündung:

_____ mal wöchentlich ein Gesichtsdampfbad mit abwechselnd Zwiebel, Kamille, Eukalyptus und Salbei. Danach wird auf das angewärmte Gesicht ein körperwarmer, dicker Brei aus Bockshornkleesamen-Pulver (Apotheke) und Heilwasser dick aufgetragen, besonders auf Stirn und Wangen, bis kurz unter die Augen. Eine Stunde wirken lassen, dabei innerlich völlig entspannen – alles loslassen.

Abschließend als Ableitung ein warmes, ansteigendes Fußbad, am besten ein Schiele-Bad.

Dieser Abschluß darf nicht fehlen, sonst hat die Therapie wenig Wirkung. Man kann als Abschluß auch mal einen Onguß (siehe Güsse) versuchen.

Die Gesichtsauflage kann man hin und wieder mal abwechseln, mit Quark und mit einem Brei aus Heilerde-Zinnkraut und Honig, auch mit Leinsamenbrei- und Meerettich-Auflagen.

Auch Eigenharneinreibungen des Gesichtes, hinter den Ohren, Nacken und Füße, besonders bei chronischer Sinusitis täglich, mindestens 14 Tage lang. Dazu möglichst auch Morgenurin trinken.

Täglich einen kalten Gesichtsguß, danach Tau- oder Wassertreten.

Wie bei allen Entzündungen ist auch hier Darm- und Herdsanierung sowie Reinigung des gesamten Organismus angesagt. Dazu das Aufdecken der eigentlichen seelisch-geistigen Ursachen. Nur deren Lösung bez. ER-lösung führt zur wahren Heil-Werdung. Weiteres dazu im Kapitel »Ent-zündungen« in meinem Buch »Krankheit – Ursache – Sinn und Heilung«

Bei Unterleibskrämpfen:

Kompresse mit starkem Gänsefingerkraut-Sud, warmhalten und bei Bedarf erneuern. Dazu folgende Teemischung alle fünf Minuten schluckweise trinken: Gänsefingerkraut, Melisse, Johanniskraut und Frauenmantel zu gleichen Teilen.

....

....

....

Äußere Anwendungen für Krebskranke

Laut wissenschaftlichen Studien stirbt eine Krebszelle bei 42,5 °C. Es wurden auch natürliche Substanzen gefunden die Krebszellen schädigen und töten können. Rizin aus dem Rizinusöl hat sich bei Laborversuchen angeblich besonders bewährt. Die Forscher suchen noch immer nach einem geeigneten Weg oder Medium um diese Substanz in die Krebszellen zu bringen. Daher empfehle ich seit ca. zwanzig Jahren die Kombination von Hitze und Rizinusöl als äußere Anwendung.

Ich möchte damit keine falschen Hoffnungen erwecken, bei den meisten hat es keine sichtbare Besserung gebracht. Allerdings kann ich ja nicht überprüfen, inwieweit ein Patient diese Anwendungen auch gewissenhaft und konsequent durchführt. Obwohl es prozentual wenige sind, ist der Erfolg bei einigen hervorragend, besonders dann wenn der Tumor von außen tastbar bzw. durch eine äußere Anwendung erreichbar ist.
Bei einer umfassenden Krebstherapie kann man nie genau sagen was eigentlich geholfen hat..

Je nach der Größe des Areals das Sie behandeln wollen, bereiten Sie aus saugfähigem Baumwolltuch (altes Unterhemd oder Bibertuch) zwei mehrschichtig zusammengelegte Kompressen. Tränken Sie diese gut mit Rizinusöl (Apotheke). Legen Sie beide in eine Pfanne und schaffen Sie sich einen bequemen Sitz- oder Liegeplatz neben dem Küchenherd. Erhitzen Sie die Ölkompressen so weit es Ihre Haut verträgt. Legen Sie die erste auf die Haut und decken Sie rasch und so gut wie möglich ab, damit so wenig Hitze wie möglich nach außen verloren geht. Am besten erst ein Baumwolltuch, darauf dicke, dichte Wolle oder Filz, das ganze mit einer Metallfolie so dicht wie möglich abdecken und obendrauf noch eine Wärmflasche.

Die andere Kompresse bleibt in der Pfanne unter ständiger Erhitzung. Sobald die Hitze auf der Haut deutlich nachläßt, wechseln Sie schnell die Kompresse.

Wenn Sie das Ganze gut vorbereiten, klappt der Wechsel einwandfrei. Der Kompresse in der Pfanne geben Sie jedesmal ein wenig frisches Rizinusöl hinzu.

Diese Hitze+Rizinus Einwirkung sollte mindestens eine Stunde lang möglichst konstant gehalten werden. Je nach Bedarf sollte die Anwendung täglich ein bis vier Wochen lang erfolgen; wenn es die Haut verträgt. Nach jeder Anwendung decken Sie die Haut abwechselnd mit einer dicken Schicht guter Ringelblumensalbe und mit einem guten Honig ab.

Sie können die Wirkung verstärken, indem Sie bei jedem Kompressenwechsel fünf bis fünfzehn Tropfen Rizol (Apotheke) in die Haut einreiben. Rizol ist eine Mischung von ozonisiertem Rizinus- und Olivenöl sowie ätherischem Minz- und Geraniumöl. Rizol kann auch innerlich genommen werden: Mit einem Tropfen beginnen und je nach Verträglichkeit steigern bis zu drei mal täglich fünfzehn Tropfen in Wasser verdünnt.

Ideal wäre die Rizinuskompresse vormittags und nachmittags oder abends eine heiße Zinnkraut-Brennessel Kompresse, ebenfalls eine Stunde lang so heiß wie möglich halten.

Zinnkraut und Brennessel mit Stengel, falls Blüten oder Samen dran sind, auch diese zu einem konzentrierten Sud mitkochen. Falls keine frischen Kräuter vorhanden sind, nimmt man getrocknete. Auf dem Herd heiß halten, Kompresse immer wieder erneuern, sobald die

Hitze auf der Haut nachläßt. Danach Honig oder Ringelblumensalbe im Wechsel.

Über Nacht Wirsing- oder Weißkraut-Auflagen; Rispen mit einer Flasche walken, damit das Blatt gut an der Haut anliegt. Mit eng anliegender Baumwollkleidung oder Binde fixieren. Das Kraut sollte aus biologischem Anbau sein.

Ein bis zweimal im Monat eine vier bis sechsstündige »Schwedenkräuter«-Kompresse (Apotheke), möglichst ebenfalls so heiß wie möglich halten.

Versuchen Sie auch Kompressen mit der Urtinktur aus dem Harz des Olibanum, bzw. des Weihrauchbaumes. Zehn bis dreißig Tropfen Olibanum RH -Zilly (Apotheke), je nach Verträglichkeit, pur oder verdünnt in die Haut einreiben und mit einer feuchten Kompresse so lange wie möglich heiß halten.
Der Harz des Olibanum hat auch innerlich eine krebshemmende Wirkung, aber Einnahmeform und Dosis sollten mit einem erfahrenen Arzt bez. Heilpraktiker besprochen werden.

Wie bei jeder Therapie sollte auch hierbei die Reaktion Ihres Körpers, Ihrer Seele und Ihres Geistes maßgebend sein. Werden Sie immer sensibler und konsultieren Sie bei jeder Anwendung Ihren *inneren Arzt*, nur *Er* weiß wirklich was Ihnen hilft und was Ihnen schadet.
Weiter wichtige Informationen zur Krebserkrankung können Sie meinem Krebsbuch entnehmen.

Wenn ihr nichts tut um in euer Heiligtum einzudringen,
werdet ihr die Last der Erschöpfung, der Krankheit
und Enttäuschungen weiterschleppen.

Ulcus cruris – offene Beine

In meinen ersten Praxisjahren kam einmal eine völlig verschlackte alte abgearbeitete Bauersfrau mit dem größten und tiefsten Beingeschwür, das ich jemals gesehen habe. Die Innenseite des ganzen Unterschenkels war bis auf den Knochen zerfressen. Aus allen Löchern sickerte eine schmierige, teils eitrige Brühe. Dieser Zustand währte, laut ihrer Aussage, schon seit vielen Jahren.

Ich fragte sie, warum ihr Mann, den ich draußen im Auto sah, nicht mit hereingekommen war. Darauf antwortete sie mir, er habe sie widerwillig hergefahren, da er der Ansicht sei, wenn es mir gelingen sollte ihr *offenes* Bein zu *schließen,* würde sie sterben.

Daraufhin bin ich zu dem alten Bauern hinausgegangen und habe gesagt: »Herr Kollege kommen sie doch bitte mit hinein, sie brauchen keine Angst zu haben, ich *schließe* das Giftventil ihrer Frau nicht«.

Nach einigen Jahren war sie von innen heraus geheilt.

Beingeschwüre entstehen durch chronische Ernährungsstörungen der Haut, verschlackte Lymphe, jahrelange Verschlackung und Vergiftung des gesamten Organismus, Mikrozirkulationsstörungen, Venenerkrankungen, Krampfadern, Bindegewebsschwäche, oft auch chronische Stuhlverstopfung. Den Entstehungsprozeß eines solchen Geschwüres kann man über viele Jahre hinweg beobachten. Bestimmte Hautveränderungen werden sichtbar, meistens blaurote Verfärbungen, später bilden sich darin dunklere Flecken, die dann oft bräunlich werden. Nachdem sich nach jahrelangem Fehlverhalten und Fehlernährung entsprechende Schlacken und Giftstoffe im Gewebe angesammelt haben, fängt die Mülldeponie an zu jucken. Damit der unvernünftige homo gifticus nicht an seinem Gift stirbt, öffnet der innere Arzt die kranke, sterbende Haut, damit das Gift abfließen kann.

Therapie: Reinigen, reinigen und nochmals reinigen, bis das Haus sauber ist und Seele und Geist sich darin wohl fühlen. – Blutegel-Fasten – Rohkosttage – frische vegetarische Vollwertkost, wenig essen, Kochsalz meiden – Darmsanierung – Luft – Sonne – Wasser

(Güsse – Wickel) – Schiele-Bäder. Das verhärtete Gewebe um das Geschwür mit Johanniskrautöl, kreisend und herzwärts streichend mit den Fingerkuppen massieren. Durch langsames tiefes Atmen wird das Venenblut aus den Beinen angesaugt.

Direkt auf den offenen Wundbereich: kalte Heilerde-Wasserwickel - Heilerde-Honig-Zinnkrautbrei – Honig pur – falls nötig »Branolind«.

Urin als Heilmittel

Neben Sonne, Luft, Wasser und Erde, sind Speichel und Harn die ältesten Heilmittel der Menschheit. Sie stehen zu jeder Zeit kostenlos zur Verfügung, - wir haben sie auch immer bei uns, mit einigen Ausnahmen, wenn uns mal *die Spucke wegbleibt* oder die Blase gerade leer ist.

»Logisch-theoretisch« gesehen sollte man eine *Aus*-scheidung des Körpers nicht mehr an- und schon gar nicht *ein*-nehmen, insbesondere den Harn, mit all seinen Stoffwechselschlacken und den vielen Giftstoffen der heutigen Zeit. Aber die wunderbaren Erfolge der Eigenharnbehandlungen seit Jahrtausenden bestätigen wieder einmal, daß die Paradoxie, nicht die Logik, der Weisheit letzter Schluß ist, und die praktische Erfahrung (die Empirie) weit über allen »grauen« Theorien steht.

Unser Urin ist u.a. eine wahre Fundgrube von allerlei Hormonen, Enzymen, Vitaminen, Antikörpern, Antigenen und vielem mehr.

Daher gibt es kaum eine Erkrankung bei der man den Eigenharn nicht therapeutisch einsetzen könnte.

In meiner Praxis empfehle ich den Eigenharn besonders bei fast allen allergischen und chronischen Erkrankungen, bei Migräne, Entzündungen, Grippe, Abwehrschwäche, Diabetes, Prostataerkrankung, Haarausfall, Nierengries und -steinen und vielem mehr. Erstaunlich gut wirkt der Harn bei Schwangerschaftserbrechen und bei klimakterischen Beschwerden.

Innerliche Anwendung

Innerlich kann man den Harn am einfachsten anwenden, indem man ihn trinkt. Beginnen Sie mit ca. 1 ml in einem Glas Wasser. So gewöhnen Sie sich langsam an den Geschmack. Wer sich aus Geschmacksgründen nicht zum Harntrinken entschließen kann, versuche es mit der Beimengung von Zitronen-, Apfel- oder Sauerkrautsaft, auch Kanne Brottrunk oder Apfelessig.

Steigern Sie die Menge täglich bis Sie IHRE Heilmittel-Dosis erreicht haben. Das können bei einem nur wenige Milliliter sein, bei einem anderen der ganze Blaseninhalt, ebenso kann es einen Tag mehr oder weniger sein. In der Regel empfehle ich nur vom Morgenurin zu trinken, aber es gibt Menschen die haben erst den erhofften Erfolg wenn sie dreimal täglich ein ganzes Glas voll trinken. Jeder sollte SEINE Dosis mit der Hilfe seines inneren Arztes finden; darauf weise ich immer wieder hin. In der Regel sollte man so eine Trinkkur mindestens zwei bis drei Wochen lang durchführen. Manche trinken monate- und sogar jahrelang ihren Harn.

In Indien habe ich dies öfter gehört. Im Jahre 1968 habe ich in Indien u.a. auch im Ministerklub gesprochen, wurde danach von dem damaligen Stellvertreter Indhira Gandhis, ex Ministerpräsident Morarji Desai in sein Haus eingeladen. Er hat mir mit kindlicher Begeisterung viel über seine wunderbaren Erfahrungen mit Eigenharn erzählt. Selbst trank er seit vielen Jahren ca. ½ l Morgenurin; er hat es von seinem Freund und Meister Mahatma Gandhi gelernt, dieser habe täglich seinen Morgenharn getrunken.

Ich habe auch Menschen erlebt, die ihren gesamten Urin getrunken haben, weil es ihnen von einem Arzt so verordnet wurde. Sie haben dies über mehrere Monate hinweg getan, obwohl es ihnen dabei von Tag zu Tag schlechter ging. Das kann eben passieren, wenn man seine Gesundheit in die Hände eines anderen Menschen legt und dessen Verordnungen strikt befolgt, ohne dabei auf die Reaktionen seines eigenen Körpers zu hören.

In Südamerika, in Indien, aber auch hier in Deutschland habe ich von Ärzten gehört, die das Trinken des gesamten Urins empfehlen. Aus meiner Sicht mag dies von Fall zu Fall richtig sein, aber keineswegs allgemein und schon gar nicht über längere Zeit, denn der Harn ist in erster Linie eine Ausscheidung die Seele und Körper nicht mehr haben wollen. Die meisten Patienten reagieren auch besonders heftig darauf, leider wird diese Abwehrreaktion meistens als Heilreaktion gedeutet.

Ich selbst trinke seit 37 Jahren gelegentlich, rein intuitiv etwas Morgenharn, selten mehr als ein viertel Glas mit Wasser verdünnt. Dies geschieht höchstens dreimal im Jahr jeweils ein bis acht Wochen lang. Es gab immer wieder Jahre, in denen ich keinerlei Bedarf danach empfand. Ich hatte bisher auch keine Erkrankung, die eine größere Menge erforderlich machte.

Wer sich zum Harntrinken nicht überwinden kann, kann diesen durch den After als Bleibeklistier »einnehmen«. Ein »Bleibe-klistier« soll im Darm bleiben und nicht wie beim Klistier oder Einlauf auf der Toilette wieder ausgeschieden werden. Deshalb soll die Menge gering sein: Beim Säugling 1 bis 2 ml, Kleinkind 3 bis 6 ml, Jugendliche und Erwachsene 10 bis 50 ml. Diese kleinen Mengen appliziert man am besten mit einer Klistierspritze (Apotheke). Oft empfehle ich auch größere Urinmengen als Einlauf: Bei Säuglingen 5 bis 30 ml, Klein-kinder 50 ml bis ½ L., Erwachsene und Jugendliche 100 ml bis 1 L. puren Urin. In seltenen Fällen habe ich auch schon bis zur doppelten Menge empfohlen.

Man kann dem Harn auch, je nach Bedarf etwas Wasser oder ent-sprechende Heilkräutertees hinzufügen. Wie man einen Einlauf, bez. Klistier macht, lesen Sie im Kapitel »Der Reinigungseinlauf« in mei-nem Fastenbuch.

In seltenen Fällen habe ich den Harn als subcutane (unter die Haut) Spritze verabreicht. Hin und wieder habe ich den Urin auch schon potenziert, d.h. ein homöopathisches Mittel daraus gemacht.

Äußerliche Anwendungen

Bei schweren, chronischen Erkrankungen empfehle ich in der Regel, zweimal wöchentlich bestimmte Hautzonen mit Morgenurin einzurei-ben, in der Reihenfolge: beginnend mit den Fußsohlen aufsteigend bis zu den Knöcheln, Kniekehlen, Dammbereich (zwischen After und Genitalien), Lendenwirbelsäule, Leisten, um den Bauchnabel kreisend, Nierengegend, Handflächen, Handgelenke, Armbeugen, Achseln, Hals, Nacken, hinter den Ohren, Ohrmuscheln, Schläfen und Stirn. Nach ein bis zwei Stunden kann man dann duschen bez. abwaschen.

An diesen Tagen sollte kein Urin getrunken werden, da der therapeutische Reiz zu stark sein könnte.

Bei allen Insektenstichen können wir froh sein, daß wir die Apotheke immer bei uns haben, denn da gibt es kaum etwas besseres als sofort *draufpiesl'n*. Je nach Bedarf einreiben oder eine Kompresse im Wechsel mit frischen grünen Blättern (Chlorophyll), am besten Spitzwegerich.

Besonders Frauen sind oft erfreut über die kosmetische Wirkung der Urineinreibung, im allgemeinen wird die Haut schön und elastisch.

Bei manchen Hauterkrankungen empfehle ich neben dem Harntrinken auch die Einreibung der Haut mit Urin, 1 zu 7 verdünnt mit Ringelblumen- oder Zinnkrauttee. Ebenso als Auflage oder Wickel.

Bei der Einreibung großer Hautflächen mit purem Urin sollte man nicht gleichzeitig auch Harn trinken, der Reiz wäre zu groß. Bei Akne und Ekzemen empfehle ich nur stark verdünnte Anwendung, oft in Verbindung mit Heilerde.

Auch verdünnte Urinbäder haben eine hervorragende Wirkung auf die Haut. Es ist herrlich, in einem warmen Wasser es einfach laufen zu lassen.

In Ermangelung anderer Mittel haben viele Ärzte im Ersten und im Zweiten Weltkrieg Urin zur Wundbehandlung verwendet. Auch Infektionskrankheiten, Entzündungen, Erkältungen, Hauterkrankungen, Furunkel, Frost-, und Eiterbeulen wurden mit Eigen- und oft auch mit Fremdharn innerlich und äußerlich behandelt. Die Erfolgsberichte sind erstaunlich. Tausenden wurde damit das Leben gerettet, sowohl im Krieg wie auch in der Gefangenschaft.

Unser Harn ist sowohl ein altes Heilmittel, als auch ein altes diagnostisches Medium. Lange bevor es Labors gab, konnten heilkundige »Harn-Schauer« die Erkrankungen im Harn erkennen. Von Südamerika, Indien und Ägypten hört man, daß es Harnschauer gab, die im Urin einer Schwangeren das Geschlecht ihres Kindes erkennen konnten. Diese begabten Harnkundigen können auch heute weitaus mehr im Urin erkennen als alle Labors der Welt.

Eigenharn gehört, als klassisches Naturheilmittel zwar schon immer zur Palette meiner Therapiekunst, aber ich bin kein Harnspezialist wie manch anderer Kollege. Wenn Sie mehr darüber erfahren wollen empfehle ich Ihnen das Buch »Lebenssaft Urin« vom Kollegen Hans Höting, im Bechtermünz Verlag.

Speichel als Heilmittel

Die meisten Tiere, die eine Zunge haben, reinigen damit ihre Wunden und tragen dabei mit dem Speichel ein körpereigenes Heilmittel auf ihre Wunden.

Der Speichel dient nicht nur den Tieren als Reinigungs- und Heilmittel, sondern auch uns Menschen. Wie die Tiere können auch wir *alles* an uns mit Speichel behandeln. Überall wo wir ihn, direkt mit der Zunge oder mit den Fingern hinbringen, wirkt er.

Besonders gute Wirkungen erlebt man bei allen Wunden, bei Augen- und Hauterkrankungen auch bei Juckreiz. Mütter können ihre hautkranken Säuglinge abschlecken, wie es Muttertiere tun.

Mit frischen Blättern kann man die heilsame Wirkung auf Haut und Wunden verstärken. Für die Haut empfehle ich Melisse und Wegerich, aber es gibt viele heilsame Kräuter. Nehmen Sie eine Handvoll frische Kräuter in den Mund, gut kauen und mit viel Speichel vermengen und auftragen. Ebenso kann man einen Brei mit Heilerde bereiten, bei juckenden Ekzemen (z.B. Neurodermitis) besonders empfehlenswert.

Für die Augen ist der Speichel wohltuend, gerade eben hatte ich die Augen geschlossen und die Lieder mit Speichel benetzt.

Bei einer gesunden Ernährung und einer auf Gott ausgerichtete Lebensführung hat unser Speichel eine besonders große Reinigungs- und Heilkraft.

Wieviel Kraft im Speichel liegt, das zeigen uns die Handwerker, wenn sie in die Hände spucken, bevor sie etwas schweres anpacken.

Man sagt ja, daß mit etwas Spucke alles besser geht.

Sammeln auch Sie damit Ihre eigenen Erfahrungen.

Der Verstand weigert sich in das Geistige einzudringen aus Angst seinen geistigen Rückstand zu entdecken.

Der Verstand versteht es immer wieder die Ermahnungen des Gewissens zum Schweigen zu bringen, indem er die Göttlichen Gesetze seinen Bedürfnissen, seinem Glauben und seinem Leben anpaßt.

So fühlt er sich wohl und gerechtfertigt in seinen Handlungen. So kann er den Anschein der Nächstenliebe, der Barmherzigkeit und der Wohltätigkeit vermitteln, obwohl er weit davon entfernt ist.

Er kann vor Prunkaltäre treten und eine Liebe und einen Glauben vortäuschen, den er in Wirklichkeit nicht kennt.

Ihr sagt es gibt Menschen die geliebt werden, ohne daß sie dies verdienen. So liebe ich euch.

Gebt mir euer Kreuz, gebt mir eure Trauer, gebt mir eure Enttäuschungen, gebt mir eure Schmerzen.

Laßt euch befreien von der schweren Last. Nehmt das Glück, das ich euch schenke.

Dringt ein in das Heiligtum meiner Liebe. Werdet stille vor dem Altar des Universums, damit sich euer Geist mit dem Vater in der schönsten aller Sprachen unterhalten kann: – die der Liebe.

Göttliche Mitteilungen und Lehren, siehe Seite 256

Einnahme von Heilmitteln

Oft rufen Patienten an und fragen, ob sie das »Zeug«, das ich Ihnen *verordnet* habe, nochmals nachkaufen sollen. Meine Antwort darauf: Ich habe Ihnen keinerlei Zeugs *empfohlen*, sondern hochwertige, pflanzliche und/oder mineralische Heilmittel. Letztendlich sind diese Pflanzen oder Mineralien der materielle Ausdruck von sehr empfindsamen Wesen, die uns Menschen helfen wollen.

Bezeichnen Sie aber diese kostbaren Heilpflanzen oder Mineralien geringschätzig als »Zeug«, dann behindern Sie den heilsamen Energiestrom, der von diesen Naturwesen über ihre Mittel fließt. Wenn Sie diese Mittel, ebenso wie Ihre tägliche Nahrung bewußt, in Liebe und Dankbarkeit einnehmen, dann werden Sie die Entfaltung ihrer heilsamen Kräfte erleben.

Was immer an Heilmitteln Sie einnehmen, halten Sie es so lange wie möglich im Munde, möglichst unter der Zunge. Durch die Schleimhäute und Drüsen im Mund und Rachenraum gelangen die Wirkstoffe rascher und vollständiger in unsere Blut- und Lymphgefäße sowie in weitere Energie- und Informationsleitungen unseres Organismus. Dies gilt besonders für die feinstofflichen Mittel wie Homöopathie, Bachblüten, Sonnenheilmittel, usw.. Ausgenommen sind natürlich Kapseln und Dragees und jene Mittel die entweder im Magen oder im Darm ihre Wirkung entfalten sollen.

Heilmittel sind Mittel zum Heil, Wege zum Ganzen, die uns helfen wieder unsere Mitte zu finden.

Medizin, vom lateinischen Medium = die Mitte. Re-medium = zurück zur Mitte, auf spanisch: Remedio, auf englisch: Remedy.

Zu allen Zeiten haben die wahren Ärzte erkannt, daß jeder Mensch ein unberechenbares vielschichtiges, individuelles Wesen ist. Dadurch wirkt ein Mittel, und sei es noch so „genormt", bei jedem Menschen anders. Diese, seit Jahrtausenden sich wiederholende Erkenntnis, findet in dem berühmten Satz: *was den einen heilt, kann den anderen töten,* ihren vollkommenen Ausdruck. Also jeder braucht SEINE Medizin.

Eine weitere alte ärztliche Weisheit besagt, daß die Dosis das Mittel erst zum Heil-mittel macht. Also braucht jeder SEINE Dosis. Wer ist so vermessen, diese für einen anderen *genau »fest«*zulegen?

Ein altes Sprichwort sagt, daß Gott für jede Krankheit ein Kräutlein wachsen läßt, suchen Sie SELBST nach IHREM Mittel. Mit Geduld, in Demut und Liebe werden Sie es finden

Wie bei den Anwendungen von äußeren Mittel ist bei der Einnahme von Heilmitteln Ihre Sensibilität gefragt. Die Re -aktion, die Antwort Ihrer mehrschichtigen Individualität, sollte die weitere Anwendung und Dosierung eines empfohlenen Mittels bestimmen.

Kein Arzt und schon gar nicht ein Testgerät kann genau bestimmen was und wieviel für Sie richtig ist. Basierend auf Untersuchungen, Diagnose, fachlichem Wissen und Können, auf Erfahrungen und Intuition, können wir nur Empfehlungen geben. Das Wort Verordnung finde ich dafür nicht angebracht. Es ist mir zu autoritär und rechthaberisch. Nur *Ihr* innerer Arzt kennt wirklich und eindeutig Ihren Zustand. Nur *Er* kennt das Wahre Mittel, die Wahre Dosis und das Wahre Leben.

Jeder finde SEINE Medizin und SEINE Dosis. Als Arzt kann ich Ihnen dabei helfen, aber nichts bestimmen. Wer einen anderen bestimmt, d.h. nach seiner Vorstellung stimmt, erkennt seinen Mitmenschen noch nicht in der wunderbaren Einmaligkeit seines vielschichtigen Wesens.

In diesem Zeitalter des Vordenkens, der Vorgaben, der Verordnungen, der Schematisierungen und Normierungen ist es wichtig dem Mitmenschen zur Wahrnehmungsfähigkeit SEINES individuellen Wesens zu verhelfen.

So lange wir Menschen noch Mittel benötigen auf unserem Weg zur Un-mittel-barkeit, sollten wir uns für die Art, die Einnahme und die jeweilige Dosis sensibilisieren. Seien dies unsere täglichen Lebens-mittel oder spezielle Heil-mittel.

Wenn wir als Arzt unsere Mitmenschen zu unselbständigen, genormten »Heil«-mittel-konsumenten machen, dann weisen wir ihnen damit nicht den Weg zur Heil-Werdung, sondern zu einer weiteren Abhängigkeit von unseren Vorstellungen, Festlegungen, Diagnosen, Verordungen, Be-hauptungen. Wir sollten mehr be-herzen als behaupten und den Kranken in Liebe be-gleiten, anstatt be-zwingen.

Die Verunsicherung in allen genormten – vom steten Wandel des Wahren Lebens getrennten – Lebensbereichen nimmt weltweit zu. Dazu gehört auch die Beipackzettel- bzw. »Rote Liste« genormte, vom Arzt (HP) »streng verordnete« Einnahme von Medikamenten; häufig leider sogar mit dem sinngemäßen Hinweis: »Wenn Sie dies nicht genau einhalten, dann sind Sie des Todes«.

Schätzen und achten Sie jedes Mittel, das Ihnen dient, aber lassen Sie sich nicht zu einem verängstigten, unselbständigen, jämmerlichen, seelisch-geistigen Krüppel verstümmeln. Ihr WAHRES Leben ist von keinem Mittel abhängig und sei es noch so wunderbar. Wenn *unsere Stunde geschlagen hat*, dann kann uns kein Arzt und kein Mittel mehr an unseren irdischen Leib binden.

*»Heilung muß aus unserem Inneren kommen,
durch Anerkennen und Richtigstellen unserer Fehler
und harmonisierendes Einstimmen unseres Wesens
auf den göttlichen Plan. Und da der Schöpfer
in seiner Barmherzigkeit gewisse,
mit göttlichem Segen erfüllte Pflanzen wachsen läßt,
so laßt uns diese suchen
und sie nach bestem Vermögen gebrauchen,...«*
Edward Bach

Erstverschlimmerung

Die empfohlenen Therapiemaßnahmen: Fastentage, Ernährungsumstellung, Wickel, Bäder, Waschungen, Trockenbürsten, Luft- und Sonnenbäder, Barfußgehen, die verschiedenen Heilmittel zum Einreiben und Einnehmen sowie unsere seelischen Explorationsgespräche, die Bewußtwerdung bisher verborgener Eigenschaften und Seelenebenen, Kontemplation, Meditation und Gebet usw., all das greift tief in unser Körper-Seele-Geist-Gefüge ein und kann zum Teil sehr heftige Reaktionen hervorrufen. Lesen Sie dazu in meinem Fastenbuch das Kapitel »Die seelischen Aspekte der Entschlackung«.

Vorübergehende Verschlimmerungen vorhandener Beschwerden sind bei natürlichen Heilungsprozessen möglich. Zum Beispiel, wenn alte Ablagerungen in den Gelenken mobilisiert und abgebaut werden, kann dies zu schmerzhaften Entzündungen und Anschwellungen derselben führen, bis alle störenden Stoffe abtransportiert sind. So ähnlich kann es bei der Entschlackung aller Körpergewebe wie Muskeln, Fett, Drüsen, Schleimhäuten usw. ablaufen.

Diese Schlacken und Gifte werden überwiegend über Lymph- und Blutbahnen transportiert. Eine vorübergehende Überschwemmung von Giftstoffen kann verschiedene Beschwerden verursachen, wie Müdigkeit, Benommenheit, Kopfweh, Übelkeit, erhöhte Temperatur, bis hin zum Fieber sowie Schmerzen an den stark betroffenen Abbau- und Entgiftungsorten.

Es können auch dort Schmerzen auftreten, wo man schon längst keine mehr hatte. Ein klassisches Beispiel: Eine Frau kam wegen chronischen Magen-Darm-Beschwerden zu mir. Sie befolgte meine ganzheitlichen Therapieempfehlungen, u.a. auch eine 14-tägige Saftfastenkur; nachdem sie sich schon - nach ihrer eigenen Aussage - wie neugeboren fühlte, traten eines Tages heftige, punktuelle Lungenschmerzen sowie Fieber und andere Symptome auf, die alle auf eine Lungenentzündung hinwiesen. Sie erzählte mir, daß sie vor 20 Jahren schon einmal eine sehr schwere Lungenentzündung hatte, die mit Antibiotika »ausgeheilt« wurde. Da bekam ich eine Information (Eingebung) aus ihrer Seele (aus ihrem Unterbewußtsein) und empfahl ihr verstärkte Ausleitungsmaßnahmen und erneutes, kurzes Fasten. Nach drei Tagen waren das Fieber und alle Beschwerden schlagartig verschwunden.

Die Bakterien und Viren jener Lungenentzündung vor 20 Jahren, wurden durch die Antibiotika getötet, der Organismus war aber zu schwach, deren »Leichen« und Gifte auszuschwemmen. In seiner Not schloß er diese an verschiedenen Stellen in der Lunge ein und kapselte sie ab. In all den folgenden Jahren hatte der Organismus infolge falscher Ernährungs- und Lebensweise nie eine Möglichkeit, diese gesundheitsgefährdenden Stoffe auszuscheiden. Dies war die Information die ich, ohne daß es dieser Patientin bewußt war, aus ihrer Seele erhielt.

So ähnlich kann es mit allen Organen und Gelenken gehen. Je nach Intensität der Verschlackung und der Entgiftung können die Ausscheidungsorgane vorübergehend auch in Mitleidenschaft gezogen werden; das heißt, es kann zu Nierenschmerzen kommen, bzw. zu Hautausschlag, wenn die Niere etwas schwach ist und die Gifte über die Haut ausgeschieden werden. Bei vermehrter Ausscheidung über die Schleimhäute kann es zu Husten mit Schleimauswurf, Mandel- und Halsentzündung, oder Durchfall kommen.

Alle sogenannten Erstverschlimmerungen sollten – im Bewußtsein ihrer Bedeutung – keineswegs bekämpft werden, sondern angenommen und bejaht werden. Danken Sie Gott dafür, daß das Erstarrte in Ihnen endlich wieder in Fluß kommt, denn alles Leben ist ein Fließprozeß, der sich sowohl im Reinigungsdurchfall wie in der fließenden Nase äußert.

Unterstützen Sie diese Prozesse mit ansteigenden Schiele-Fußbädern, bei Bedarf auch zweimal täglich; ebenso mit feucht-heißen Leberkompressen und anderen örtlichen Wickeln und Kompressen unterstützend wirkt auch: Ableitung auf den Darm, mittels Glaubersalz oder Karlsbader Salz; Gemüsesaftfasten und Basenüberschwemmung; Stärkung der Nieren und Lunge, der Lymphe und Leber, des gesamten Abwehrsystems, durch die empfohlenen Heilmittel. Erleben Sie diese wichtige Heilkrise auch auf den tieferen Ebenen Ihres Seins, dort, wo die wahren Ursachen Ihrer Gesundheitsstörungen liegen. Ruhen Sie möglichst viel, gehen Sie in die Stille, lauschen Sie nach innen, betrachten Sie sich inwendig, meditieren – beten Sie. Suchen Sie die Verbindung zu Gott, dann erleben Sie auch die Lichtseite Ihrer Beschwerden. Aus dieser Perspektive kann man dann leicht zu allem ja sagen.

Haarausfall

Doch ist es richtig, daß ein Haar, welches fest im Haupte steckt
und nicht leicht ausgezogen werden kann, gute Gesundheit
des Hauptes und des ganzen Leibes anzeigt.
Paracelsus

Schändlich die verstümmelte Herde, schimpflich das Feld ohne Gras,
der Wald ohne Laub und das Haupt ohne Haar.
Ovid

Die gründliche Reinigung, die Belüftung und die biologische »Düngung« des Bodens auf dem die Haare wachsen, stoppt meistens das Sterben des begehrten Kopfwaldes und führt zu neuem verstärktem Wachstum.

Haarkur

Den Saft einer frisch gepreßten Zitrone in die Kopfhaut einmassieren. Danach den Saft einer großen frisch gepreßten Zwiebel einreiben. Abschließend Kopfhaut und Haare mit kaltgepreßten Olivenöl durchtränken, - im wöchentlichen Wechsel mit Rizinusöl - mit einem reinen Linnen oder Baumwolltuch abdecken und einen Baumwollhut (Malerhut) aufsetzen. Einen Tag und eine Nacht lang einwirken lassen. Danach mit Rosmarin- und Roßkastanien-Shampoo (Weleda), im wöchentlichen Wechsel, waschen. Machen Sie diese Kopfpackung einmal wöchentlich, bei Bedarf auch zweimal. Wechseln Sie jedesmal die Reihenfolge der Zitronen-Zwiebel-Einreibung. Dazu einmal wö-

chentlich eine Urinpackung: Kopfhaut mit frischem Urin einmassieren, Haare ebenfalls gut durchtränken. Mit dünnem Tuch abdecken,
darüber eine Plastikhaube und ca. eine Stunde wirken lassen. Danach
waschen.

Alle 14 Tage eine Packung mit Afrikanischer Lavaerde (Rhassoul,
in Naturkostläden erhältlich), mit purem Wasser, Zinnkraut- oder
Brennesseltee anrühren und über einige Stunden auf dem Kopf feucht
halten. Diese Lavaerde können Sie auch zum Waschen anstatt Sham-
poo verwenden, ebenso für den ganzen Körper.

Nach jeder Haarwäsche mit Obstessig-Wasser spülen. Noch besser:
eine Handvoll Brennessel und eine voll Birkenblätter, in einem Liter
Wasser langsam einige Minuten kochen, danach ½ l Obstessig dazu,
dies ergibt eine reinigende und regenerierende Haarspülung. Die letzte
Spülung sollte immer kalt sein um die Durchblutung der Kopfhaut
anzuregen. Abschließend massieren Sie einige Tropfen Klettenwur-
zelöl in die Kopfhaut ein.

Morgens und abends Kopfhaut mit etwas Rosmarinwasser
(Weleda) massieren. Kopfhautmassage bedeutet keineswegs das Zerreiben der Haarwurzeln, dies schadet nur; drücken Sie mit Finger- und
Daumenkuppen auf die Kopfhaut und bewegen diese in allen Richtungen sowie kreisend gegen die Schädeldecke, dann wechseln sie die
Druckstellen der Finger und arbeiten auf diese Weise die Kopfhaut
durch. Sie fühlen sich anschließend sehr wohl.

Die Kur wird so lange durchgeführt bis der erwünschte Erfolg eintritt, sie ist auch bei Schuppen angezeigt.

Soweit die äußeren Anwendungen der Haarkur, der wichtigste Ku-
ranteil ist der Innere. Wir haben angeblich ca. 110 000 Haare auf dem
Kopf - bitte nachzählen. Jedes einzelne Haar wird über mehrere winzige Mikro-Blut- und -Lymphgefäße versorgt und – im Sinne des
Zellstoffwechsels – auch entsorgt. Die Verschlackung bez. Verstopfung dieser feinsten Kapillaren (Haargefäßen) führt zum Absterben
der Haare. Dies ist eine der verschiedenen Ursachen des Haarausfalls.
Eine gesteigerte Talgausscheidung der Haarbalgdrüsen (Seborröhe)
weist u.a. auf einen überlasteten Fettstoffwechsel des Organismus.

Haare Ausdruck der Gesundheit.

Jeder Bauer weiß, daß ein glänzendes schönes Fell oder Federkleid, kräftige Hufen, Klauen, Krallen und Schnabel sowie eine feuchte Schnauze oder Maul, ein klares Zeichen für die Gesundheit seiner Tiere ist. Ebenso erkennen wir die Gesundheit des Menschen an einer reinen, geschmeidigen, glänzenden schönen Haut, kräftigen Nägeln und schönen glänzenden Haaren. Trockene oder fett- und wassertriefende, unreine Haut, trockene, brüchige Nägel und trockene brüchige, sterbende Haare, sind keine lokal begrenzte Symptome, sondern ernstzunehmende Gesundheitsstörungen des ganzen Menschen. Würde man diese Zeichen richtig verstehen und dementsprechend handeln, könnten viele schwerwiegende Erkrankungen vermieden werden.

Wie bei jeder Therapie ist auch hierbei die Reinigung von Körper, Seele und Geist das wichtigste. Einige milde Kuren aus meinem Fastenbuch, danach Heilfasten. Ernährung nach meinem Buch „Mittel zum Leben - Mittel zum Heil-Werden" speziell die Kapitel Ernährung bei Haarausfall und bei Hauterkrankungen. Haare benötigen gesunde Mittel zum Leben = Lebensmittel, bez. Nährstoffe. Sorgen Sie für ein dünnflüssiges quicklebendiges Blut, trinken Sie jeden Tag eine Flasche roten Traubensaft, jeden Schluck gut und lange einspeicheln, damit der Traubenzucker durch die Enzyme im Mund gespalten wird. Luft und Sonnenbäder, Trockenbürsten, »Lofi«- Klopfmassage, »Schiele«-Bäder.

Wenn trotz aller Anwendungen und gesunder Ernährung die Haarerkrankung nicht heilt, nehmen Sie ca. 2 bis 5 Monate lang »pantovigar« und »Bio-H-Tin« (Apotheke).

Vermeiden Sie jede Art von chemischen Substanzen *in* und *auf* Ihrem Körper. Pflegen Sie Ihr Haar nur mit natürlichen Mitteln, kein Färben, Bleichen, keine Dauerwellen usw. Auch das chlorhaltige Wasser der Schwimmbäder schadet den Haaren. Lassen Sie Ihre Haare nach dem Waschen möglichst an der Luft trocknen, wenn Sie einen Föhn verwenden, dann halten Sie ihn weit weg. Das Haar darf nicht heiß werden.

Habe ich Dir nicht geraten, Dein Haar nicht zu färben?
Jetzt hast Du kein Haar mehr zu färben!
Ovid

Unsere Körperhaare haben vielerlei Funktionen u.a. sind es Organ-Antennen. Die Kopfhaare sind Antennen für unsere Mitmenschen auf der Erde aber ebenso für unsere Schwestern und Brüdern im gesamten Universum. Vielen mag dies an den *Haaren herbeigezogen* erscheinen. Finden Sie es gar *haarsträubend* , dann nutzen Sie diese Gelegenheit: Richten Sie sich in einer sternklaren Nacht GANZ auf den Kosmos aus, strecken Sie Ihre Arme voller Sehnsucht nach den Sternen aus. Werden Sie sich Ihrer Haare BEWUSST (nicht übers Denken), dann werden Sie Ihre Antennen in voller Funktion erleben.

Haarausfall ist u.a. auch ein Zurückziehen der Antennen in vielerlei Hinsicht.

Symbolische und seelische Haar-Aspekte

Obwohl die meisten Menschen in ihren Kopfhaaren keine bestimmte Funktion erkennen und sie somit in körperlicher Hinsicht als das unwichtigste aller Organe betrachten, widmen sie diesen mehr Aufmerksamkeit, Zeit und Geld als allen anderen lebenswichtigen Organen ihres Körpers.

Würde man alles niederschreiben, was die Menschen aller Zeiten, Kulturen und Völker, mit ihren Haaren zum Ausdruck brachten und weiterhin bringen, ich glaube es gäbe das umfangreichste Nachschlagwerk über das menschliche Verhalten auf diesem Planeten. Man kann den Kopf als eine Bühne sehen, auf der der Mensch sein Leben spielt, bzw. sein Lebensspiel zur Schau stellt oder auch den anderen etwas vor-spielt. Auf dem Kopf drückt er aus, was in dem Kopf vorgeht. Wenn er das Spiel satt hat, entläßt er seine Schauspieler - die Haare. Eine weitere Ursache für Haarausfall. Deshalb sollte man weder sich selbst noch den anderen etwas vor-machen wollen schon gar nicht durch die Haare. Schmücken Sie sich nicht mit fremden *Federn* und *Farben*. Leben Sie IHR Leben, liebevoll, ehrlich und offen. Beenden Sie endlich das Schauspiel bevor Sie *Federn lassen* müssen, und gar Ihre letzen *Federn* dabei verlieren, – es ist wirklich ach *ein Schauspiel nur!*

Und Schande soll sein auf allen Gesichtern
und Kahlheit auf ihren Köpfen
Ovid

Selbst in der Sprache drückt man viel durch die Haare aus: Da haben zwei *Haare auf den Zähnen,* anstatt auf dem Kopf, deswegen *geraten sie sich in die Haare,* ein dritter *rauft sich darüber die Haare,* einem vierten *stehen deswegen die Haare zu Berge,* ein fünfter *streut sich Asche in die Haare,* ein sechster findet dies sei *alles nur Haarspalterei,* ein siebter findet *ein Haar in der Suppe,* ein achter *läßt kein gutes Haar an allen,* ein neunter meint dies sei *ein haariges Thema,* einem zehnten *sträuben sich die Haare,* ein elfter meint, die müßten alle *Haare lassen,* man könne sie nicht *ungeschoren gehen lassen,* ein zwölfter sagt *die müssen sich erst alle mausern.* Ich aber *lasse mir darüber keine graue Haare wachsen!*

Die Meisten sorgen sich um ihre Haarpracht, dabei sollten sie, wie alles irdische, auch dieses loslassen. Auch hier gilt der Lehrsatz des großen Göttlichen Meisters Jesus Christus: Wer sein Leben (*Haare*) erhalten will, der wird´s verlieren, wer es aber dahingibt in meinem Namen (motiviert durch die bedingungslose Nächstenliebe), wird es (*sie*) erhalten.

Es steht geschrieben, daß *kein Haar vom Kopf eines Menschen fällt* ohne, daß Gott dies weiß. Wann werden wir´s endlich kapieren, daß ER über alles genauestens Buch führt, selbst über unsere Haare.

Daß auch nur zwei Menschen,
die aufeinander angewiesen sind,
in Frieden miteinander leben,
ist seltener und schwieriger
als jede andere ethische
und intellektuelle Leistung.
Hermann Hesse

Bluthochdruck

Laut Statistik liegen die Arteriosklerose und der Bluthochdruck in den Industriestaaten an der Spitze aller Erkrankungen, mit weiterhin steigender Tendenz. Allein in der BRD wird die Zahl der Hypertoniker auf ca. 22 Millionen geschätzt. Der Bluthochdruck ist schon längst keine Alterskrankheit mehr. Durch zunehmenden Leistungsdruck sowie unnatürliche Ernährungs- und Lebensweisen werden immer mehr jüngere Menschen davon betroffen.

Ursachen

Nach meinen Erfahrungen sind die Ursachen dafür: Streß, Ehrgeiz, Ärger, überall seinen Willen durchsetzen wollen, ständige Anspannung sowie Kaffee, schwarzer Tee, Nikotin, zuviel Alkohol, Fett, Salz, Zucker; allgemein ungesunde Ernährung, dadurch Übersäuerung des Organismus; Stoffwechselstörungen und Verschlackung, Sauerstoffmangel, Fehlatmung und Übergewicht. All dies führt u.a. zu Nierenfunktionsstörungen sowie Verspannung und Verhärtung derselben, auch Ablagerungen und Nierensteine können sich bilden.

Der Bluthochdruck ist nach meiner Erfahrung im allgemeinen, anfangs eine noch nicht klinisch diagnostizierbare Nierenfunktionsstörung aufgrund seelischer Ursachen. Die aufgezählten seelischen und körperlichen Ursachen führen aber u.a. auch zu erhöhten Spannungen, Verhärtungen und Ablagerungen aller Blutgefäße im Organismus. Dieser Elastizitätsverlust im Gefäßsystem und den Nieren wirkt sich u.a. als Bluthochdruck aus. Spätere Folgen können Schlaganfall, Herzinfarkt und lebensbedrohliche Nierenerkrankungen sein, z.B. Schrumpfnieren.

Seelische Therapie

Im allgemeinen rate ich Ihnen zu folgenden Denk- und Verhaltensweisen: Wenn einer Ihrer vielen Mitmenschen mal nicht so handelt, wie Sie es gerade wollen, sollten Sie nicht gleich »hochgehen«, denn gerade das ist ja Ihre Krankheit. Stellen Sie sich lieber mal die Frage, warum reagiert der denn so? Das Gesetz von *Ursache* und *Wirkung* oder *Saat* und *Ernte* ist unerbittlich. Alles was wir an Freude oder an Leid erfahren, haben wir irgendwann einmal gesät und wir sollten dankbar sein, wenn man uns auch die schlechte oder böse Saat wieder »zurückgibt«. Meist aber erinnern wir uns dann nicht mehr, daß wir vor langer Zeit an andere Menschen diese Saat in Form von Gedanken, Worten oder Taten ausgeteilt haben.

Säen wir in Zukunft nur noch Verständnis, Freude und Liebe unter unsere Mitmenschen.

Stärken Sie in gesunder Weise Ihr Selbstbewußtsein. Sie brauchen niemandem beweisen, daß Sie dies oder jenes können oder der »Kerl« sind. Vermeiden Sie die Über-Anpassung, die all zu große Pflichtfreudigkeit sowie das Übernehmen zu vieler Verantwortungen. Innerlich lösen Sie damit nur Verstimmungen und aggressive Impulse aus, die Sie dann obendrein noch verdrängen, vielleicht aus Angst etwas zu verlieren: den Arbeitsplatz, Bekannte oder irgendwelche Gegenstände. Sie haben überhaupt zu viele Sorgen und Ängste, bewußt oder unbewußt, die Sie abbauen sollten. Bauen Sie mehr Vertrauen zu sich selbst und zu Gott auf. »Herr Dein, nicht mein Wille geschehe«, ist die beste Nieren- und Hypertonie-Therapie. Vermeiden Sie auf alle Fälle Zeitdruck und Terminnot. Gönnen Sie sich täglich eine Stunde der Besinnung.

Gesunde Lebensweise

Tagesrhythmus, mit Regelmäßigkeit im Essen und Ruhen. Möglichst tägliche Mittagsruhe und viel Schlaf vor Mitternacht. Täglich leichte Ausgleichs- vor allem aber Entspannungsübungen. Am Wochenende anfangs viel liegen, möglichst im Freien, danach langsam immer mehr ausgedehnte Spaziergänge, dabei langsam und tief durchatmen. Keine Kleidung aus Kunstfasern tragen. Der Jahresurlaub sollte durchgehend genommen und nicht aufgeteilt werden. Täglich ein ansteigendes Schiele-Fußbad, Fußsohlen abwechselnd mit Lavendel- und Melisse-Reflexzonenöl einreiben.

Kneipp-Therapie:

Tägliche Anwendungen - Erste Woche: Arm- und Beinwaschungen mit kaltem Wasser im täglichen Wechsel (d.h. an einem Tag nur Arme, am anderen nur Beine), danach 15 bis 30 Minuten Bettruhe. Wenn wir abends früh schlafen gehen, können wir auch etwas früher aufstehen.

Zweite Woche: Ober- und Unterkörperwaschung im täglichen Wechsel. Nach dem Ruhen und der Reinigungswaschung oder Duschen, ein bis zwei Minuten Bürstenmassage der Muskulatur beiderseits der Wirbelsäule, am Kreuzbein beginnend, aufsteigend bis zum Hals.

Am Vormittag gegen 11.00 Uhr, im Betrieb oder Büro ein kurzes, kaltes Armbad.

Nach Beendigung der Arbeit halbstündige Liegekur im ruhigsten Zimmer des Hauses. Anschließend im Liegen folgende Atemgymnastik: zwanzig mal tief ein- und ausatmen, Bauchatmung, Schwergewicht auf die Ausatmung legen, langsam und lange ausatmen, bis der Bauch, bzw. das Zwerchfell ganz eingezogen ist. Langsam und ruhig atmen!

Jeden Abend mindestens eine halbe Stunde spazieren gehen, danach das Schiele-Fußbad.

Nach zwei bis drei Wochen versuchen Sie vor dem Schlafengehen, jeweils einen kalten Knieguß, wenn Sie damit gute Erfolge haben, erweitern Sie nach weiteren zwei bis drei Wochen diesen Guß, zum Schenkelguß.

Einmal wöchentlich (Wochenende) - Erste Woche: Halbbad mit Melisse, abwechselnd mit Lavendel, Temperatur 36° bis 38° Grad, Dauer 10 Minuten, danach kalt abwaschen und Bettruhe.

Zweite Woche: Das Halbbad für eine Bürstenmassage des ganzen Körpers unterbrechen, danach weiter baden, kalt abwaschen und Bettruhe. Einmal in der Woche, im Bett, ein kalter Wadenwickel von halbstündiger Dauer. Einmal wöchentlich ist leichte Gruppengymnastik zu empfehlen. Auch die Bindegewebsmassage zweimal wöchentlich hat sich bewährt.

Ernährung: Reine lakto-vegetarische Vollwertkost, salzarm oder salzlos. Lesen Sie dazu mein Ernährungsbuch, insbesondere das Kapitel Ernährung bei Hochdruck.

Besonders wichtig sind ein bis zwei 14-tägige Fastenkuren im Jahr und öfter eine der milden Fastenkuren aus meinem Fastenbuch.

Der Blutegel

Also schuf Gott den Menschen. – Nachdem er sah, wie dieser die Neigung zur unnatürlichen Ernährungs- und Lebensweise entwickelte, schuf Gott den Blutegel als *medicus naturae.* Die Erschaffung des Blutegels fand also erst nach der Vertreibung aus dem Paradies statt. Deshalb hat Eva heute noch, in Erinnerung an die Schlange, vor Blutegeln Angst. Gerät sie jedoch in Not – und seien es *nur* Venenschmerzen – dann lernt auch sie die wertvollen Dienste dieser hübschen kleinen *»Schlangen«* schätzen.

Die meisten Frauen ekeln sich anfangs vor den Egeln, obwohl der Name dieser schön gezeichneten Tierchen sich keineswegs von dem Wort Ekel ableitet, sondern vom griechischen Wort *echis* = kleine Schlange. Die Egel *schlängeln* sich zwar sehr elegant durch das Wasser, sind aber nicht mit den Schlangen verwandt. So manche Patientin mit chronischen Leiden, konnte sich erst, nachdem jahrelang andere Anwendungen nicht mehr halfen, zur Blutegelbehandlung entschließen. Danach hat es jede bereut, daß sie die Tierchen so lange abgelehnt hatte. In akuten Situationen ist fast jeder bereit dazu, auch wenn es manchem schwere Überwindung kostet.

Mercedesfahrer haben besondere Freude an den Egeln, denn die Bißwunde hat die Form des Mercedes-Sterns.

Seit 1975 arbeite ich mit meinen kleinen Assistenten den Blutegeln. Meine erste Erfahrung mit ihnen hatte ich aber schon in der Kindheit, als sie sich beim Baden im Oosbach in Baden-Baden an mich hängten.

Der Blutegel ist ein wichtiger Helfer bei allen Entzündungen, wie: Herzbeutel-, Lungen-, Brustfell-, Venen-, Gelenk-, Sehnenscheiden-, Nagelbett-, Kehlkopf-, Mittelohr-, Stirn- und Nebenhöhlen-, Mandel-, Eierstock-, Darm-, Blinddarm-, Bauchspeicheldrüse-, Leber-Entzündungen und viele mehr. Wenn noch zusätzlich Vereiterungen dabei sind, dann gibt es kaum einen wirksameren Helfer. Desweiteren bei Brustfellverschwartung, Arteriosklerose, Herzkranzgefäßerkrankungen und Herzinfarkt. Bei Neigung zu Gehirnschlag und auch da nach; bei allen rheumatischen Erkrankungen, Krampfadern, Venen-entzündung, offenen Beinen, Hämorrhoiden, Kopfschmerzen, Migräne, Ohrensausen, Gehörsturz, Furunkel, Karbunkel, grauem und grünem Star, Glaukomanfall, beim Ausbleiben der Monatsblutung, bei klimakterischen Beschwerden, nach verschiedenen Operationen, besonders nach Entfernung des Uterus und nach Gliederamputationen, auch bei Migräne und anderen chronischen Kopfschmerzen leisten die Egel beachtliche Hilfe.

Ebenso bei seelischen Leiden wie Konzentrationsschwierigkeiten, Depressionen, Antriebslosigkeit und Schizophrenie konnte ich hin und wieder beachtliche Erfolge erleben.

Hierzu setze ich die Egel wie bei der Behandlung chronischer Kopfschmerzen oft an Akupunkturpunkte. Die 58 »Lofi-Punkte« und die angegebenen Indikationen (siehe meine Lofi-Broschüre) haben sich fast alle in der Blutegeltherapie bewährt.

Meistens erlebe ich, daß die Gemüter nach einer Egelbehandlung entspannter und leichter sind, – das Leben fließt wieder besser, auch der Humor, ohne den das Leben traurig ist.

Die aufgezählten Bereiche sind aus *meiner* langjährigen Erfahrung in der Behandlung mit Egeln, darüber hinaus gibt es noch viele Indikationen bei denen ich bisher nur geringe oder keine Erfahrungen sammeln konnte.

Da dieses Therapiebuch zunehmend von Kollegen aller Fakultäten gelesen wird, möchte ich Sie alle ermutigen, diese kleinen Assistenten in den Praxen und auch in den Kliniken einzusetzen. Gerade in der stationären Behandlung könnten in vielen Fällen erstaunliche Erfolge erzielt werden, selbst in der Chirurgie. Ich stehe jedem Arzt, der die wunderbare Wirkung der Blutegelbehandlung in seiner Klinik kennenlernen will, gerne zur Verfügung.

Das Ansetzen von Blutegeln ist eine der ältesten Therapiearten der Heilkunde. Die ältesten Aufzeichnungen darüber findet man in 3.000 Jahre alten Sanskritschriften.
Egel sind äußerst sensible und sehr reine Tierchen. Schon bei der geringsten Wasserverunreinigung sterben sie.

Die Wirkung der Blutegel ist sehr vielfältig. Im Vordergrund steht die Absonderung eines wichtigen Stoffes aus seinem Speichel, der gerinnungshemmend wirkt. Er löst gefährliche Thromben auf, beschleunigt die Mikrozirkulation und den Lymphstrom, dadurch werden u.a. die körpereigenen Abwehrkräfte gestärkt und die Zellatmung deutlich verbessert. Diesen Stoff hat man nach dem lateinischen Namen für Blutegel: Hirudo, als *Hirudin* bezeichnet. Die Pharmaindustrie benutzt ihn in vielen Mitteln, am bekanntesten ist die »Exhirud« Salbe.

Die Egel schaffen eine lokale Blut- und Lymphdrainage, die durch die Hirudinkonzentration an der Bißstelle lange aktiv bleibt. Dadurch werden Stauungen behoben und verseuchtes, bakterien und toxinbeladenes Blut und Lymphe werden ausgeleitet. Durch den Abfluß kranker Körpersäfte können gesunde, heilkräftige Säfte (Blut und Lymphe) nachfließen. Wie jedes Lebewesen besteht auch der Blutegel nicht nur aus einer Substanz. Er hat sicher mehrere heilkräftige Stoffe, die er uns Menschen als lebendige »Spritze« verabreicht. Da er nach meiner Erfahrung septische Prozesse heilt, muß er u. a. auch antibakterielle Kräfte bez. Substanzen haben.

Die »Antibiotika-Ära« neigt sich ihrem Ende zu. Viren und Bakterien werden zunehmend resistenter gegen Antibiotika. Es soll sogar schon Bakterien geben, die von Antibiotika leben und direkt süchtig darauf sind (siehe dazu das Kapitel: »`Endsieg´ der Kleinen« in meinem Allergiebuch). Anstatt immer wieder neue Chemiekeulen mit gefährlichen Nebenwirkungen zu erfinden, sollten wir die Renaissance der Blutegel fördern. Durch die Egelbehandlung werden die Bakterien bekämpft und ausgeschwemmt. Antibiotika töten zwar die Bakterien, jedoch deren Giftstoffe und verwesende Reste belasten den Organismus zusammen mit den Nebenwirkungen der Mittel selbst, in hohem Maße.

Dieses schöne Tierchen, das in der Pharmaindustrie millionenfach vernichtet wird, um ein oder zwei isolierte Wirkstoffe zu gewinnen, hat in seiner lebendigen Ganzheit wunderbare Wirkungen auf den gesamten Organismus.

Durch die Abnahme der Blutmenge, durch die Erhöhung der Strömmungsgeschwindigkeit von Blut und Lymphe, durch die Anregung zur Blutneubildung, die Ausschwemmung von Schlacken und Giften, sowie durch die Entzündungshemmung und die Krampflösung, bewirken die Egel eine allgemeine Umstimmung des ganzen Körpers. Mit keinem Medikament kann man das Zusammenwirken so vieler Kräfte bewirken.

Nach einer Blutegelbehandlung fühlt man sich über Wochen und Monate hinweg rundum wohler, leichter und frischer.
Die Blutegel entschleimen und reinigen das Blut, machen es dünnflüssiger, darüber hinaus regen sie das rote Knochenmark zur vermehrten Bildung roter Blutkörperchen an, dadurch können Milz und Leber wiederum vermehrt überalterte, rote Blutkörperchen abbauen. Dies regt die Gallensaftproduktion an, was wiederum der Verdauung zu Gute kommt.
Die Blutegel erzielen erstens durch ihre Wirkstoffe, zweitens durch das Nachbluten eine Verjüngung und Erneuerung des Blutes. Dadurch wird u.a. die Fließgeschwindigkeit und die Durchblutung in den Kapillaren erhöht, auch werden blockierte und »verschlammte« Gefäße freigelegt. Dies führt zu einer vermehrten und verbesserten Lymphzirkulation. Blut und Lymphe können ihre Versorgungs-, Entsorgungs- und Verteidigungsaufgaben dadurch besser erfüllen. Der Organismus kann besser entgiften und infolgedessen tritt eine allgemeine, wohltuende Regeneration im gesamten Körper ein.

Wie bei allen tiefgreifenden Therapien können auch nach Behandlungen mit Blutegeln Erstverschlimmerungen bez. Heilkrisen auftreten, oft erst nach zwei bis sieben Tagen. Ähnlich wie beim Heilfasten werden durch Nachwirkungen der Egelbehandlung alte Giftdepots aufgeschlossen und abgebaut. Die freigesetzten Stoffe werden durch Blut und Lymphe abtransportiert. Dabei können Kreislaufstörungen, Unruhe, Übelkeit, Kopfschmerzen und Müdigkeit eintreten. Allerdings erlebe ich dies bei meinen Patienten sehr selten. Durch die nachstehend empfohlenen Entschlackungs- und Entgiftungsmaßnahmen kann man solche Reaktionen weitgehend verhindern oder im Falle des Eintretens begleiten.
In all den Jahren kam es bei meinen Patienten nur zweimal zu einem Kreislaufkollaps nach einer Blutegelbehandlung. Aber nur weil

die Patienten meinen Anweisungen nicht gefolgt sind und zu Hause anstatt sich hinzulegen, gleich gearbeitet und obendrein kaum etwas getrunken haben.

Es ist erstaunlich, was ich in all den Jahren mit diesen bescheidenen kleinen Helfern schon alles erleben durfte. Hin und wieder kann man ihre wundersame Heilwirkung in drei Stufen erleben: 1. die sofortige lokale Wirkung, 2. Reaktion nach ca. zwei bis sieben Tagen als Heilkrise, 3. Reaktion oft erst nach ein bis sechs Monaten.

Oft berichten mir Patienten, daß nach einigen Monaten zu den ersten Erfolgen ein weiterer, ganz unerwarteter Effekt hinzukommt. Plötzlich stellen sie fest, daß langjährige Beschwerden, mit denen sie sich mehr oder weniger abgefunden hatten, über Nacht verschwunden sind. Dies können Patienten sein, die sich z.b. wegen schmerzhafter Venenerkrankungen Egel ansetzen ließen und nach einigen Tagen das Gefühl neuer Beine hatten. Nach einigen Wochen oder Monaten verschwanden dann obendrein noch alte Gelenkbeschwerden, chronische Kopfschmerzen, Konzentrationsschwierigkeiten, Stirnhöhlen-, oder Eierstockentzündung, usw.

Verlauf der Blutegelbehandlung

Der Patient kommt um 8.00 Uhr in die Praxis. Am besten gut ausgeschlafen und entspannt, denn die Egel sind äußerst sensible Wesen und werden von aufgeregten und nervösen Menschen sichtlich angesteckt.

Drei Tage zuvor sollten weder Seife noch Parfüms benutzt werden, die Egel mögen den Geruch nicht. Die schönen, gestreiften Tierchen werden an den entsprechenden Stellen angesetzt. Beim Anbeißen verspürt man nur ein leichtes Brennen, mehr nicht. Wenn sie nach fleißiger Arbeit vollgesaugt sind, fallen sie von alleine ab. Dann erfolgt die wichtige Nachblutung. Diese hört in der Regel nach ca. 3 bis 4 Std. auf. Mit einem Verband versehen fährt der Patient nach Hause.

Nachblutungen können immer wieder einsetzen, bis in die Nacht des ersten Tages hinein. In der Regel kann der Verband ca. 20 Stunden, also bis zum nächsten Tag belassen werden. Falls er gewechselt wird, dürfen die Bißstellen noch nicht mit Wasser abgewaschen werden. Bei zu starker Nachblutung sollte ein Kompressionsverband angelegt werden, falls erforderlich mit blutstillender Watte (gehört zu jeder Hausapotheke bez. in jeden Verbandkasten). Wenn die Bißstellen nicht mehr bluten, werden sie bis zur Heilung mit kleinen Pflastern abgedeckt.

Falls die Bißstellen rot anschwellen und jucken, hilft das Auftragen von kaltem »Luvos«-Heilerdebrei oder noch besser meine bewährte Heilpaste aus Zinnkraut, Honig und Heilerde (siehe Kapitel: »Wickel, Kompressen...«) .An den Wunden darf nicht gekratzt werden, auch wenn sie noch so jucken.

Damit ist aber die Therapie keineswegs zu Ende, im Gegenteil – jetzt beginnt sie erst in allen Winkeln unseres Körpers, über Tage und Wochen. Diese innere Tätigkeit sollten wir sinnvoll unterstützen: Am ersten Tag überwiegend liegen, keiner Tätigkeit nachgehen, viel trinken, mindestens 2 Liter schluckweise über den Tag verteilt: Tee aus Schafgarbe, Brennessel und Zinnkraut, im Wechsel mit einer guten Leber-Gallen-Tee Mischung.

Die große Reinigung kann mit einer dreitägigen salinischen Darmberieselung und mit Leberkompressen unterstützt werden, siehe dazu die entsprechenden Kapitel in meinem Fastenbuch.

Täglich zwei Glas Saft aus Rote Beete, Möhren, Sellerie und Apfel. An den folgenden sieben Tagen möglichst wenig essen und nur reine, vegetarische Vollwertkost. Am besten die »Dinkel-Möhren-Kur« oder die »Sauerkrautkur« aus meinem Fastenbuch, dazu frische Kräuter wie Brennessel, Schafgarbe, Wegerich und Löwenzahn.

Bei Durchblutungsstörungen und Thrombosen ist eine Rote-Trauben-Kur empfehlenswert. Diese wirken antithrombotisch, blutverdünnend, Blut- und Gefäßreinigend und stärkend sowie durchblutungsfördernd. Sie können Trauben oder Saft, auch beides, nehmen, ein bis zwei Kilo Trauben am Tag oder einen Liter Saft. Die einzelnen Trauben, sowie jeder Schluck Saft sollten lange im Mund mit Speichel vermengt werden – jeder Schluck Saft sollte *gegessen* werden.

Am zweiten Tag können Sie, wenn es sein muß, schon wieder arbeiten. Allerdings wäre Ruhe und Erholung bis zum dritten Tag wichtig für die *innere* Arbeit.

Sollten trotz sinnvollen Verhaltens Erstverschlimmerungen auftreten, dann befolgen Sie die Empfehlungen in den Kapiteln »Fastenkrise« und »Kreislaufschwäche« in meinem Fastenbuch. Auch ein warmes, ein- bis zweistündiges Heublumen- oder Zinnkrautvollbad mit ansteigender Temperatur ist dabei sehr wohltuend. Auch ein Kernseife-Laugebad ist sinnvoll.

Wenn Sie ungefähr 14 Tage nach der Blutegelbehandlung nochmals zum Trockenschröpfen in die Praxis kommen, würde dies die innere Therapie sinnvoll unterstützen.

Was allen Völkern seit Urzeiten über Jahrtausende hinweg geholfen hat, hilft uns heute in dieser verschlackten und vergifteten Zeit um so mehr, auch wenn diese Art von Behandlung, wie die meisten natürlichen Heilmittel und -methoden, »wissenschaftlich« noch nicht allgemein anerkannt wird.

Haben Sie bitte Verständnis für solche Wissenschaftler, die ihr ganzes Berufsleben in der künstlichen Welt der Labors und Forschungszentren verbringen und nur trennen und analysieren. Wie sollten sie dabei die Natur als Ganzes sehen und erkennen können? Schon Goethe hat zu seiner Zeit über die institutionalisierte Wissenschaft gesagt: *Sie haben alle Teile in der Hand, doch fehlt Ihnen leider das geistige Band.*

Heute kommt noch die weitreichende wirtschaftliche und politische Macht einer riesigen Pharma-Industrie dazu, die alles Natürliche verstümmelt und verhindert. Durch die E(W)G wächst diese Lobby zu einem Machtblock zusammen, der die echte Naturheilkunde in allen Ländern mit allen Mitteln bekämpft.

Auch die Vertreter dieser Machtstrukturen werden eines Tages die wunderbare Ordnung der Schöpfung erkennen und ihr Wirken daran orientieren. Wir können ihnen helfen, indem wir sie nicht destruktiv kritisieren, sondern für sie beten.

Wer glaubt schon alles zu Wissen,
    hat das Wichtigste noch nicht gelernt.

Was der Darm nicht heilt
das heilt die Leber,
was die Leber nicht heilt
das heilt die Niere,
was die Niere nicht heilt
das heilt die Lunge,
was die Lunge nicht heilt
das heilt die Haut,
was die Haut nicht heilt
das führt zum Tod.
Alte chinesische Weisheit

Die Haut

ist keine Kunststoffhülle unseres Körpers, obwohl sie leider von vielen Menschen als solche behandelt wird; wenn sie z.b. besonders im Gesicht nur noch als Grundlage für allerlei Chemiefarben und sonstigen Kleister benutzt wird, oder wenn man sie in Kunststoffkleider einhüllt.

Die Haut ist das größte Organ unseres Körpers - eine lebendige und vielseitige Hülle. Wir atmen und ernähren uns durch die Haut, scheiden gasförmige und stoffliche Gifte durch sie aus. Ich empfehle Ihnen einmal am Tag kräftig zu schwitzen, damit alle Poren gereinigt werden. Die Haut ist ein Ausdruck unseres ganzen Körpers, zum Teil auch der Seele. An ihr können wir ablesen wie gesund oder krank wir sind. Die Haut ist sowohl Ausdrucks-, als auch Eindrucksorgan, sie drückt alles aus was im Körper geschieht, aber sie nimmt auch alles wahr was an ihr und um sie her geschieht.

An verschiedenen Stellen unserer Haut haben wir Reflexzonen, die mit den entsprechenden Organen in Verbindung stehen. Am bekanntesten sind die Fußreflexzonen und die sogenannten Haed'schen Zonen am Rücken. Unser gesamtes nervlich-energetisches Wesen drückt sich darin aus, ebenfalls in den Meridianen und Akupunkturpunkten, die ja alle in der Haut liegen. Über die Haut können wir Körper und Seele behandeln, mittels Einreibungen, Auflagen, Bädern, Wickeln, Farbbestrahlung, Sonnenlicht und Wärme, Musik, Massage, Streicheln usw.

Die Haut ist das größte Wahrnehmungs- oder Gefühlsorgan des Menschen. Wir spüren wie wir sitzen, stehen, gehen, liegen, ob der Schuh, oder die Kleidung drückt, der Gürtel, der Rolli zu eng ist, ob etwas beißt, juckt, kratzt, wir spüren Streicheleinheiten, Schläge, Verletzungen. Ob Wärme, Hitze, Kälte, Wind, Hoch- und Tiefdruck, die Haut empfindet alles, reagiert auf alles. Sie besitzt ca. 200000 Kälte und ca. 30000 Wärmerezeptoren. Diese nehmen nicht nur die Temperatur wahr, die von außen auf die Haut einwirkt, sondern auch die Temperatur, die von innen auf sie einwirkt. Ist die Innentemperatur zu hoch, wird ein Schweißausbruch ausgelöst und somit ein sehr gutes Kühlsystem in Gang gesetzt, denn 1 Liter Körperschweiß bewirkt ca. 700 Watt Kühlleistung durch Verdunstung.

Durch die normale Ausdünstung, die man auch perspiratio insensibilis nennt, also unbemerktes Transpirieren ohne zu schwitzen, oder ein Gefühl der Feuchtigkeit auf der Haut zu haben, scheidet die Haut in 24 Stunden ca. 1,5 Liter Gewebsflüssigkeit aus. Darin sind u.a. Stoffwechsel- und andere gifte enthalten, die von einer entsprechenden funktionsgerechten Unterwäsche aufgesaugt werden sollten. Allein daran erkennt man schon die Notwendigkeit einer natürlichen, atmungsfähigen und saugfähigen Kleidung, sozusagen als zweite Haut. Auch Nachthemd und Betten müssen die Fähigkeit haben, Körperflüssigkeit aufzunehmen und an die Umwelt abzugeben.

Viele Menschen, besonders Frauen können nicht mehr richtig schwitzen. Transpirieren und schwitzen war gesellschaftlich schon immer verpönt. Mit vielen chemischen Mitteln, Deosprays und Kosmetika, kämpft man dagegen an; vergiftet damit den Körper und verstopft die Hautporen.

Unangenehmer Körpergeruch entsteht durch die Ausscheidung kranker, giftiger Körpersäfte und Giftgase über die Haut. Es ist also ein Alarmzeichen, daß die meisten mit künstlichen oder natürlichen Duftstoffen überdecken und mit Kosmetika zukleistern.

Mit dem Achselschweiß solcher Menschen hat man schon Tauben getötet. Die meisten Menschen sind derart unsensibel, daß sie Giftkonzentrationen, die sensible Tiere töten, in ihrem eigenen Körper nicht wahrnehmen. Kaum zu glauben wie wenig Verbindung der moderne Zeitgenosse zu sich selbst hat, daß er die schleichende Entstehung schwerer Erkrankungen, weder in seiner Seele noch in seinem Körper wahrnimmt

Da solche Giftgeruchs-Diagnosen, oft über Jahre hinweg, keine veränderten Laborwerte liefern, sind sie leider klinisch noch nicht anerkannt.

Für meinen sensiblen Geruchsinn stinken manche Menschen »bestialisch« aus allen Poren. Einige dünsten bereits ihren Verwesungsgeruch aus ohne ihn selbst wahrzunehmen.

Ich leide mit den Frauen, die ihre Beine und ihren Unterleib in Nylonstrumpfhosen ersticken und vergiften.

Leider leben viele Zeitgenossen, was die Kleidung anbelangt, wie in einer Thermosflasche, besonders viele Kinder im Winter.

Jede Form von Hautausschlag ist ein Zeichen innerer, seelischer und stofflicher Disharmonie, sei es mit unserer Umwelt oder mit uns selbst. Jede Art von Hauterkrankung sollte als ein inneres Geschehen betrachtet und dementsprechend auch therapiert werden.

Hautkrankheiten sind oft der Hilfeschrei eines vergifteten Körpers, bzw. einer selbstvergifteten Seele. Oft sind Niere, Darm und Lunge schon zu schwach um den Körper zu entgiften, dann bleibt nur noch die Haut als letzte Möglichkeit.

Wir sollten froh sein, daß die Haut im Notfall eine derart starke Entgiftungs- und Entschlackungsfunktion übernimmt und sollten diese keinesfalls unterbinden.

Jedes Organ in unserem Körper ist von einer Haut umhüllt und somit fein säuberlich von den Anderen getrennt. Hier zeigt sich die ordnende und schützende Eigenschaft der Haut.

So schützt die äußere Körperhaut auch unsere Individualität und ordnet uns als Individuum im menschlich-gesellschaftlichen und im kosmischen Organismus ein.

In diesem Sinne sind Hautkrankheiten auch oft ein Ausdruck gestörter Beziehungen zu den Mitmenschen, den Naturreichen, dem Kosmos und letztendlich zu Gott.

Die alten Chinesen bezeichneten die menschliche Haut als Fenster zum Kosmos. Achten wir auf die innere Reinhaltung dieses Fensters, damit wir so viel als möglich von den großen kosmischen Zusammenhängen betrachten können.

Weiteres über die Haut und Hauterkrankungen erfahren Sie in meinem Allergiebuch.

Blut und Lymphe

Als Geist-Seele-Wesen schaffen wir uns im mütterlichen Schoß einen grobstofflichen, irdischen Erfahrungsleib. Am Anfang dieses »Bauprozesses« sind alle Materialien in schleimig-flüssiger Form in Bewegung. Aus diesem Urschleim, der die Einheit des Lebensprozesses darstellt, bilden sich nun im Spannungsfeld der schöpferischen Polaritäten, solide und differenzierte Strukturelemente. Es entstehen Zellverbände, die sich zu festen Organisationen = Organen zusammenschließen und spezifische Funktionen übernehmen. Da aber Leben konstante Bewegung ist, darf sich nicht alles verfestigen, deshalb bleibt auch der größte Teil des »Ursaftes« erhalten. Er bildet zwei große »Flüssigorgane«, das Blut und die Lymphe, mit getrennten, festen Fließbahnen oder Rohrsystemen.

Im ersten Buch Mose, in der Bibel ist die Entstehung des Erdorganismus ähnlich beschrieben: Am Anfang schwebt der Geist Gottes auf dem Wasser, alles ist noch einheitlich. Dann tritt Luzifer, der Lichtträger, in Aktion und bewirkt die erste Trennung, indem er einen Gegensatz zum Licht schafft – die Finsternis.

Es folgt ein weiterer Trennungsakt, wobei aus dem Wasser eine Feste entsteht und beide werden getrennt. Aus dem fließenden - dem Leben - , entsteht das Starre - der Tod. So steht es nicht wörtlich in der Bibel, aber so erlebe ich es, beim Lesen dieser symbolischen Schöpfungsgeschichte.

Blut und Lymphe sind polare Lebensträger unseres irdischen Körpers. Das Blut ist Träger des Lebensfeuers, der Wärme, des warmen Lichtes, der Liebe. Das Herz ist das Liebeszentrum im Menschen.

Die Lymphe, aus dem lateinischen lympha = Quellwasser - klares Wasser, ist Träger des kalten Lichtes, des Intellektes, der Erkenntnis. Das Gehirn schwimmt in Lymphe.

Wenn Blut und Lymphe verunreinigt werden, fühlen wir uns müde, unwohl und krank, geraten sie ins Stocken, droht Lebensgefahr. Alle festen Körperstrukturen und Gewebe werden durch Blut und Lymphe am Leben erhalten, sie werden versorgt und entsorgt. Aus den beweglichen Darmzotten transportieren Blut und Lymphe die, durch die Ernährung aufgenommenen Bau- und Brennstoffe, in alle Organe, Muskeln, Gewebe, bis in die harten Knochen und Gelenke hinein. Jede Körperzelle wird durch Blut und Lymphe mit ihrer spezifischen Nahrung versorgt. Eine ebenso wichtige Aufgabe vom Blut- und Lymphstrom ist der Abtransport von Abfallstoffen aus den Zellen sowie die abgestorbenen Zellen aus dem Organismus auszuscheiden.

Die Lymphe

war schon immer das »Stiefkind« der europäischen, institutionalisierten Medizin, die sich fast ausschließlich auf die Hämatologie - auf das Blut - konzentriert. Erst seit der Entdeckung von AIDS wächst das Interesse für die Lymphe.

Der Geist der Erkenntnis trennt, analysiert und erkennt alles, nur sich selbst erkennt er nicht. So wie das kalte Licht – Luzifer – sich von der Liebe – Gott – trennt und nach einem langen Erkenntnisweg durch die ganze Schöpfung zur Liebe zurückkehrt, trennt sich auch die Lymphe vom Blut und kehrt nach einem langen Erkenntnisweg durch den ganzen Körper zu ihm zurück.

Der menschliche Körper besteht erstens aus Hohlräumen, zweitens aus Wasser und drittens aus festen Stoffen. Wenn man von den Hohlräumen absieht, besteht er ungefähr zu zwei Dritteln aus Wasser, bzw. Flüssigkeit. Bei einem Erwachsenen mit 66 Kilo Gewicht sind dies 42 Liter Wasser. Wenn man den Blutanteil mit 4,5 bis 5 Litern abzieht, bleiben 37 Liter verschiedener Körperflüssigkeiten, die man unter dem Sammelbegriff Lymphe – klares Wasser – sehen kann. Wer die ca. 9 bis 10 Liter täglich kreisender Verdauungssäfte nicht als Lymphe im umfassenden Sinne sehen kann zieht sie ab, dann bleiben immer noch ganze 27 Liter Lymphe übrig.

164

Diese klare Flüssigkeit trennt sich in den Endstrombahnen, den Kapillargefäßen, vom Blut und »sickert« durch alle Körpergewebe und übt auf seinem Weg verschiedenartige Funktionen aus: Sie bildet das Zellwasser in jeder Körperzelle, die Absonderung aller Drüsen und Schleimhäute, die Gelenkschmiere, das Kammerwasser der Augen, die Tränen, den Schweiß, den Speichel, die Samenflüssigkeit, das Wasser im Gehirn und im Rückenmark, die »Schmiere« der Gelenken, der Nerven- und Sehnenscheiden und vieles mehr.

Streng »medizinisch« gesehen, betrachtet man nur die extrazelluläre Gewebsflüssigkeit, die sich im Lymphgefäßsystem sammelt, als Lymphe. Sie ist anders zusammengesetzt als die aufgezählten Körperflüssigkeiten. In der ganzheitlichen Betrachtung bilden die »klaren« Körpersäfte eine Einheit, auch wenn sie in den verschiedenen Körperregionen unterschiedliche Funktionen und Zusammensetzungen haben.

Langsam sammelt sich die Lymphe in einem weit verzweigten Röhrennetz, welches viel umfangreicher ist als das Blutgefäßsystem. Die Lymphe besaftet, nährt und reinigt den Körper. Darüberhinaus hat sie noch eine lebenswichtige Aufgabe, nämlich die der körpereigenen Abwehr. Wer das Wesen der Lymphe erkannt hat, dem ist auch klar, warum ausgerechnet dieses System die Verteidigung des irdischen Stoffleibes übernommen hat und bestrebt ist, alles zu bekämpfen und zu vernichten, was nicht zu ihm gehört - höchste Ausprägung des Selbsterhaltungstriebes.

Die Lymphknoten

auch Lymphdrüsen genannt, spielen eine wesentliche Rolle im Lymphgefäßsystem. Sie befinden sich in allen Lymphbahnen als Zwischenstationen, besonders dort, wo mehrere Lymphgefäße zusammenfließen, als regionale, d.h. für bestimmte Körperregionen wirksame Filter- und Reinigungsstationen.

Hier werden Bakterien, Viren, Pilze und andere körperfremde Mikroben und Stoffe, Gifte und Zellzerfallsprodukte unschädlich gemacht, zerstört, aufgelöst und abtransportiert. Meistens haben die Lymphknoten mehrere Zuflüsse, die durch Klappen verschlossen werden, sobald Körperfeinde durch den Lymphstrom hineingelangen, oder durch die Lymphozyten hineingeschleppt werden. Oft finden darin heftige Kämpfe statt. Dabei schwellen die Lymphknoten an und sind, je nach Lage, äußerlich auch tastbar. Erst wenn der Kampf siegreich beendet wurde, werden die Klappen geöffnet. Unterliegen die körpereigenen Abwehrkräfte, bleiben die Klappen zu und der Feind oder die Giftstoffe sind somit eingeschlossen, damit sie dem Körper keinen Schaden mehr zufügen können.

Bei der zunehmenden, allgemeinen Abwehrschwäche, geschieht dies sehr häufig, besonders beim Krebs. Leider fehlen diese Lymphknoten dann als aktive Gefechtsstationen und je nach strategischer Lage wird die Abwehr noch schwächer. Dazu kommt noch der Stau der Lymphbahnen, die durch den geschlossenen Knoten nun unterbrochen sind.

Die Lymphozyten

sind die Träger der Immunabwehr. Zwei Arten sind besonders bekannt: die T-Lymphozyten, auch Killerzelle genannt und die B-Lymphozyten. Sie gehören zu den sogenannten weißen Blutkörperchen, auf griechisch Leukozyten, in der Medizinersprache kurz Leukos genannt. Bei jeder Abwehrfunktion des Organismus ist ihre Anzahl im Blut erhöht.

Im Unterschied zu den roten Blutkörperchen (Erythrozyten), auch kurz Erys genannt, haben alle Leukozyten die Fähigkeit, sich individuell und frei zu bewegen, dies ist für die Abwehr sehr wichtig.

Die Lymphozyten werden überwiegend in der Milz, den Lymphknoten und den Mandeln gebildet, auch die Thymusdrüse unter dem Brustbein ist hierbei von besonderer Bedeutung. Nur ca. 4 % der Lymphozyten befinden sich im Blut, 10 % im Knochenmark, 16 % in den verschiedenen Körpergeweben. Der größte Teil: 70 %, befindet sich in den lymphatischen Organen: Lymphknoten, Milz, Thymus, Mandeln und Darm.

Der Darm spielt eine Schlüsselrolle in der körpereigenen Abwehr. Auch der Wurmfortsatz (Appendix), im Volksmund als Blinddarm bekannt, ist ein wichtiger Teil des Immunsystems. Leider werden Mandeln und Blinddarm zu leichtfertig als wertlose Anhängsel entfernt. Dabei bilden beide ein sehr eng verbundenes Gespann, eine Art harmonische Ehe: wenn der Eine geht, geht oft auch bald der Andere. Ein intaktes Lymphsystem wird mit allen Fremdstoffen und Fremdkörpern fertig.

Der Lymphstrom

hat eine eigene Dynamik, die aber weitgehend von der Mikrozirkulation des Blutes abhängig ist. Wenn diese träge oder gestört ist, verlangsamt sich auch der Lymphstrom und da dieser ja wieder ins Blut fließen muß, hat dies u.a. auch schlechte Auswirkungen auf den Blutkreislauf. Ein verlangsamter Lymphstrom ist für alle Organe und Gewebe des Körpers schädlich, wenn diese ihre Schlacken und Gifte nicht schnell genug oder gar nicht los werden. Schließlich ist die Lymphe auch das wichtigste Reinigungssystem des Organismus.

Die Mikrozirkulation von Blut und Lymphe bilden eine Arbeitsgemeinschaft, deren gegenseitige Abhängigkeit man am deutlichsten bei chronisch kalten Füßen erkennen kann, denn da ist der Lymphstrom sehr verlangsamt. Hier bewahrheitet sich das alte Sprichwort: Kalte Füße und heißer Kopf, immer krank; warme Füße und kühler Kopf, immer gesund.

Blut-Mikrozirkulation

Kalte Füße, kalte Hände, »marmorierte« Hautbereiche, das sichtbar werden von winzigen Gefäßen an Wangen und Nase, all das sind sehr deutliche Zeichen von Mikrozirkulationsstörungen des Blutes, die leider sehr wenig beachtet werden.

Die alte Bezeichnung periphere Durchblutungsstörung führt häufig zu der irrigen Meinung, es handle sich nur um Durchblutungsstörungen der Körperoberfläche. Aber die Bezeichnung Peripherie gilt nicht für den Körper, sondern für das Gefäßsystem und dessen Peripherie (Außenbezirk) liegt auch in den innersten, verborgensten Winkeln des Körpers. Mikrozirkulation besagt, daß es sich um die Durchblutung der kleinsten Gefäße handelt, die man Kapillaren nennt, zu deutsch Haargefäße, weil sie so dünn sind wie ein Haar. Stellen Sie sich das einmal vor: durch ein Haar fließt das Blut, mit all den roten und weißen Blutkörperchen, welche sich ganz dünn machen, um durchzukommen.

Die Durchblutung dieser Mikrogefäße ist, ebenso wie der feine Lymphstrom, lebenswichtig für alle Organe und Körpergewebe, bis hin zum Knorpel und Knochen.

Das Blut ist im Gegensatz zur Lymphe auch im Mikrobereich noch auf Bahnen, bzw. Röhren angewiesen. Wenn diese aber geschädigt sind durch Übersäuerung, Zucker, Fehlernährung allgemein, Nikotin, zähes und dickes Blut usw., entstehen sehr rasch Stauungen und Gefäßverstopfungen, die an der Haut sichtbar werden.

Die besten Lebens- und Heilmittel nützen recht wenig, wenn die Transportwege verstopft sind und jene nicht dort hingelangen können, wo sie gebraucht werden.

Die schnellste Hilfe bringen ansteigende Schiele-Fußbäder, tägliche Luftbäder, Trockenbürsten und körperliche Aktivität im Freien, dazu eine entsprechende lakto-vegetarische, basenreiche Vollwertkost mit viel Rohkost und hochungesättigten Fettsäuren (siehe dazu mein Ernährungsbuch) sowie ausreichend Flüssigkeit. Die häufigsten seelischen Ursachen der Mikrozirkulationsstörungen, sind Lieblosigkeiten gegen sich selbst und Andere, im weitesten Sinne.

Versuchen Sie sich und ihre Mitmenschen so anzunehmen, wie Sie sind. Wer kalte Füße hat ist nicht richtig »geerdet«, kann nicht zu sich selbst stehen, kann auf bestimmte Menschen und Situationen nicht ungehindert zugehen usw. Dies sind nur einige Beispiele, um Sie zum Nachdenken anzuregen.

Das Herz

ist unser Brennpunkt, unser unentwegt pulsierendes Lebenszentrum, das Zentrum der Liebe, das Zentrum Gottes in uns.

Wir können es auch nur als eine unermüdliche Pumpe betrachten, die je nach Menschenalter 60, 70, 80, 90, 100 ja sogar schon bis zu 160 Jahre Tag und Nacht, unentwegt tätig war und ist. Eine derartige Betriebsdauer ist bei einer mechanischen Pumpe kaum vorstellbar.

Fehlernährung, Verschlackung, Übergewicht, Übersäuerung, Arteriosklerose, Gefäßverfettung, Nikotin, Kaffee, schwarzer Tee, aufputschende und betäubende »Genuß«-mittel jeglicher Art, isolierte Kohlehydrate, besonders Zucker, chemische Stoffe aus der Ernährungs- und Pharmaindustrie und anderes mehr, schaden dem Herzen.

Die Hauptursachen für allerlei Herzbeschwerden, bis hin zum Infarkt, sind jedoch an erster Stelle Lieblosigkeit gegen sich selbst, gegen Andere und gegen Gott, der ja die Vollkommene Liebe *ist*, also Lieblosigkeit gegen die Liebe selbst. An zweiter Stelle kommen die vielerlei Ängste.

Angst, Hetze, Streß, Spannungen, Verhärtungen, Beziehungsprobleme, mangelnde Lebensfreude und Vertrauen und vieles mehr, sind im Grunde genommen alles Früchte der Lieblosigkeit.

Der Herzleidende sollte sich viel Ruhe und Entspannung gönnen; täglich eine Stunde an frischer Luft spazieren gehen, dabei tief und rhythmisch durchatmen.

Lassen Sie die Sonne in Ihr Herz scheinen!

Überwinden Sie alle Ängste! Wir haben in dem Maße Angst, wie unser Herz an Vergänglichem hängt.

Besorgen Sie sich eine große Indianer-Trommel und lernen Sie einen langsamen, rhythmisch-harmonischen Herzrhythmus trommeln.

Legen Sie Ihre Armbanduhr ab. Vermeiden Sie so weit es möglich ist Uhren in Ihrer Umgebung. Jeder Impuls von diesen »Zeiterhackern«, sei er mechanisch oder energetisch, belastet, wie ein Störsender unseren Herz- und Lebensrhythmus.

Schematisch und symbolisch betrachtet kann man das Herz auch als ein Kreuz mit vier Kammern sehen. Ein Herzkranker sollte sich möglichst viel mit dem Leben, den Lehren und dem Wirken Jesu Christi beschäftigen; das Herzensgebet üben: beim Einatmen Jesus, beim Ausatmen Christus, im Herzen beten; viel Stille, Meditation und Gebet.

In jedem Menschenherzen brennt, wenn auch noch so verborgen, eine schwache Sehnsuchtsflamme nach Gott. Nähren wir diese Flamme mit Gebete und Liebestaten – entfachen wir ein loderndes Liebesfeuer, daß unser ganzes Sein erfaßt.

Lassen wir Gott in unser Herz einziehen, übergeben wir es ganz IHM, es ist Sein Tempel in uns. Wenn wir Ruhe und Stille in uns einkehren lassen, uns GANZ auf Gott ausrichten, dann können wir Seine »Stimme« in unserem Herzen wahrnehmen. Gottes Stimme ist die wahre Stimme unseres Gewissens, sie sagt uns klar und deutlich was wir tun und was wir lassen sollten. Nur in dieser göttlichen Instanz in unserem Herzen können wir die Geister wirklich prüfen.

Dort wo Gott einzieht wird alles verwandelt, wird alles HEIL. – Auch wenn es noch so hoffnungslos verloren, krank und verdorben scheint.

Die Schilddrüse

Vor mehr als zweitausend Jahren haben die Aristokraten des alten Roms ihren Töchtern den Halsumfang gemessen, wenn diese im Verdacht standen, einen geheimen Liebhaber zu haben. Schon damals wußten die alten Römer, daß bei sexueller Erregung und in der Schwangerschaft, die Schilddrüse größer wird.

Auch bei den alten Bayern aus dem Alpenland galt die vergrößerte Schilddrüse bis hin zum Kropf, als ein Zeichen sexueller Aktivität. Hierüber gibt es so manche altbayrische G'schichten, wie z.B. die folgende: Der Bergbauer Kreitmaier und sein Sohn Wastl, beide zwei g´standene Mannsbilder mit zwei prächtigen Kröpfen, auf die sie recht stolz waren, als Symbol ihrer Männlichkeit, standen bei einem Münchenbesuch ehrfürchtig vor einem Denkmal des regierenden Königs Ludwig. »Ein recht fescher Mann, unser König!« sagt der Kreitmaier zu seinem Sohn. Mit einem verstohlenen Blick auf den schlanken Hals seines Monarchen fügt er seufzend hinzu: »Schade, daß er ein Krüppel ist!«

Die alten Römer und die alten Bayern haben anscheinend nur jene Eigenschaft ihrer Schilddrüse erkannt, die ihnen besonders wichtig war – die Sexuelle. Eines wußten der Kreitmaier und sein Sohn wahrscheinlich nicht, daß ihre Kröpfe eher ein Produkt ihrer unerfüllten sexuellen Vorstellungen und Wünsche waren, als ein Zeichen ihrer Potenz.

Die Schilddrüse ist, wie alle anderen hormonproduzierenden, innersekretorischen Drüsen ein äußerst sensibles Organ, das auf die geringste Störung der Körper-Seele-Geist- Harmonie reagiert. Daher können Schilddrüsenstörungen, wie Reizung, Über- oder Unterfunktion, Kropf, Knoten oder Krebs, viele verschiedene Ursachen haben.

Bei der Schilddrüse, wie auch bei allen anderen Organfunktionsstörungen, liegen die Ursachen aus meiner Sicht überwiegend im seelischen Bereich. Zum Beispiel ist der Jodmangel nicht die Hauptursache des Kropfes. Viele Alpenländler hatten auch früher keinen Kropf. Da stellt sich die Frage, warum bekamen unter den gleichen Lebens- und Ernährungsbedingungen, die einen Kropf und die anderen nicht. Die Antwort liegt in der Individualität und Komplexität der Seele.

Eine Grunddisharmonie stelle ich bei allen Patienten mit vergrößerter Schilddrüse fest: Sie wollen alle mehr tun oder haben, als sie verwirklichen können. Oft ist es eine Diskrepanz zwischen innerer Notwendigkeit und äußerer Fähigkeit.

Die Schilddrüse regt alle Stoffwechselfunktionen an und ermöglicht somit jegliche körperliche Aktivität. Sie ist die »enge Pforte« zwischen unserem Wollen und unserem Verwirklichen.

Frauen haben viel häufiger Schilddrüsenvergrößerungen, Kröpfe und Knoten, als Männer. Dies liegt überwiegend darin, daß Frauen im Allgemeinen mit ihrer Rolle in der Gesellschaft weniger zufrieden sind, als Männer. Durch die anspruchsvolle Aufgabe als Mutter und Hausfrau, können sie vieles nicht verwirklichen, was sie darüberhinaus noch gerne tun würden. Auch Störungen im Unterleib wirken sich auf die Schilddrüse aus.

Epiphyse (Zirbeldrüse) und Hypophyse sind zwei winzige Drüsen in unserem Gehirn, die höchste Steuerungsfunktionen haben. Hier werden Lichtimpulse aus verschiedenen Sphären empfangen und an die Schilddrüse weitergeleitet. Die Schilddrüse ist auch ein Reaktionsorgan für schnell wechselnde Situationen. Aus dieser Perspektive entdeckt man wieder viele Ursachen für ihre Störungen, von denen ich einige als Beispiel kurz darstelle:
Äußerliches Festhalten an Situationen, Meinungen, Menschen und

Dingen, obwohl von innen her eine Wandlung drängt; Angst vor Neuem, Überflutung durch äußere Reize, die eine Wahrnehmung der feinen Lichtimpulse aus der Epi- und Hypophyse nicht zulassen. Wer
zuviel Äußeres (Weltliches) in sich hineinläßt, kann sein Inneres nicht
offenbaren, nicht erleben.

Die Schilddrüse hat sehr viele Eigenschaften. Man kann sie auch
als eine Art »Blasebalg« des Stoffwechsels betrachten, der einmal
zuviel oder auch zuwenig einheizt, um alles in die Tat umzusetzen,
was wir uns im Kopf vorgenommen haben.

Sie hat auch wichtige Funktionen für die körperliche und seelische
Verdauung, daher kann sie sowohl einen Durchfall verursachen, wie
auch im übertragenen Sinne einen »Bissen im Hals stecken lassen«.

Die beste Medizin für die Schilddrüse ist es, aufzuhören die Umwelt mit ihren Trends, Moden, Meinungen usw. nachzuahmen. Versuchen Sie in allem was Sie denken, sprechen oder tun, Ihr persönliches
inneres Wesen zu offenbaren.

Mühen Sie sich nicht ab, ein möglichst perfekter Spiegel Ihrer
Umgebung – der Welt – zu sein, sondern versuchen Sie, den Geist
Gottes in dieser Welt zu offenbaren.

Nehmen Sie sich täglich genügend Zeit zur Entspannung in der
Stille, meditieren und beten Sie. Versuchen Sie Himmel und Erde zu
verbinden. Atmen Sie tief bis in das Becken hinein, danach langsam
und ganz ausatmen. Essen Sie eine harmonische Vollwertkost mit
möglichst viel Frisch- und Rohkost.

Die Schilddrüse reagiert sehr gut auf verschiedene natürliche
Heilmittel, auch in Form von Halswickeln (siehe Kapitel Wickel).
Eine Eigenharnkur, jeden Morgen ein halbes Glas mit Wasser, Apfe-
lessig oder -saft gemischt, mindestens drei Monate lang trinken.

Spezielle Empfehlungen für die Schilddrüse:

In der Welt habt ihr Angst,
aber seid getrost, ich habe die Welt überwunden!
Jesus Christus

Die Bauchspeicheldrüse

bezeichnen manche Menschen zu Recht als das Gehirn, den Manager des Verdauungssystemes. Sie hat eine doppelte Funktion, einerseits produziert sie täglich gut zwei Liter wichtiger Verdauungssäfte, mit verschiedenen Enzymen. Dieser Saftstrom mündet in den Zwölffingerdarm, in die gleiche Mündung wie die Gallensäfte. Andererseits produziert sie die lebenswichtigen Hormone Insulin und Glukagon, die direkt in das Blut abgegeben werden und unseren Zuckerhaushalt steuern.

Die Bauchspeicheldrüse und die Leber sind in ihrer Art und Tätigkeit sehr eng verbunden und bilden ein sehr harmonisches Gespann. Ihre Säfte haben auch die gleiche Mündung in den Zwölffingerdarm, denn der Gallensaft ist ja an sich ein Lebersaft, die Gallenblase ist nur ein Speicher dafür.

Bei Funktionsstörungen und Entzündungen der Bauchspeicheldrüse sollte das Fasten die erste und wichtigste Maßnahme sein; dabei wie bei allen Erkrankungen, die seelische Ursache suchen und angehen.Das Ganze mit entsprechenden Kompressen und Mitteln unterstützen. Allgemein stärkend wirken Luft und Sonnenstrahlen auf den Bauch, sowie täglich eine Topinambur-Knolle roh essen, langsam kauen und gut einspeicheln. Auch Artischoken, Geißraute, Hafer und vieles mehr.

Das Wichtigste jedoch für die Bauchspeicheldrüse auch Pankreas genannt, ist Zufriedenheit und »Lebenssüße«. Wer sein Leben überwiegend als bitter empfindet, voller Enttäuschungen (weil er in seiner eigenen Vorstellungswelt lebt), darüber noch wütend wird (anstatt die Lehre anzunehmen), der reizt seine Bauchspeicheldrüse bis zur Entzündung.

Sie hat einen starken Bezug zur Zeitordnung und zum Geschmack, im weitesten Sinne.

Das Schädlichste neben einer zuckerreichen Kost, ist Unzufriedenheit und Termindruck oder Not und falscher Umgang mit der zur Verfügung stehenden Zeit.

Verplanen Sie sich nicht und lassen Sie sich noch Zeit zum Leben.

Der Magen

Die Verdauung beginnt durch gutes Kauen und Einspeicheln im Mund und wird im Magen fortgesetzt. Trotzdem ist der Magen in erster Linie kein Verdauungsorgan, wir können auch ohne Magen verdauen, das zeigen uns viele Menschen, die nach einer Operation ohne Magen leben. Ich sehe den Magen in erster Linie als ein Auf- und Annahme-Organ, in dem an zweiter Stelle die Nahrung, vor allem das Eiweiß, angedaut wird. Der Magen reagiert äußerst sensibel auf Gedanken und Gefühle, sowie auf die Begegnung mit unseren Mitmenschen. Nicht umsonst heißt es im Volksmund: »Der schlägt mir auf den Magen«.

Magenreizung, Druck, Übelkeit und Geschwüre werden nur im geringen Maße durch Fehlernährung verursacht. Die Hauptursache liegt auf der Gefühlsebene, dort wo wir Menschen oder Situationen nicht annehmen können, Ängste vor allerlei, Angst zu versagen, nicht gut genug zu sein, immer bedacht darauf, ja nicht aufzufallen, sich überall anzupassen, Angst vor Neuem, Streß im Allgemeinen, Enttäuschungen weil wieder einmal eine Vorstellung zunichte gemacht wurde und vieles mehr.

Die beste Magentherapie: Nehmen Sie sich und das Leben an so wie es ist. Denken Sie nicht, daß es anders, besser sein könnte, sondern machen Sie mit der Kraft die in Ihrer Leber wohnt, das Beste daraus und Ihr Magen wird sich wohl fühlen.

Lassen Sie los, entspannen Sie, legen Sie öfters Ihre Hände auf den Bauch und summen Sie hinein. Versuchen Sie lockerer und leichter zu leben. Öffnen Sie sich freudig und unvoreingenommen neuen Menschen, neuen Situationen, neuen Dimensionen – mmm... schmeckt das guuut!!!

174

Den Kopf halt kühl, die Füße warm
pfropfe nicht zu voll den Darm!
Boerhaarve

Der Darm

ist unser längstes und flächenmäßig größtes Organ. Genau betrachtet gehören Magen und Darm zu unserer Außenwelt, die sich im Mund beginnend in unsere Innenwelt hineinstülpt und am After wieder zur Außenhaut übergeht. Der Darminhalt mit seinen Billionen Mikroorganismen wird durch die Darmwand von unserem Körperinneren getrennt.

Die Darmwand besteht aus unterschiedlichen Schutzbarrieren, und läßt nur jene Substanzen in den Körper hineingelangen die unserer jeweiligen seelisch-geistiger Verfassung entsprechen. Lesen Sie dazu mehr im Darmkapitel meines Ernährungsbuches.

Der Darm mit seinen verschiedenen Abschnitten ist unser Verdauungsorgan aber keineswegs eine Kotdeponie, wofür ihn anscheinend viele Menschen halten, die ihn nur jeden zweiten oder dritten Tag entleeren, manche sogar nur einmal pro Woche. Wir sollten mindestens einmal täglich Stuhlgang haben, je nachdem wieviel wir essen.

Die beste Therapie bei Darmstörungen ist: Reinigen, salinische Darmberieselung, Darmmassage (siehe mein Fastenbuch), Fasten, leichte, frische Vollwertkost, wenig essen, gut kauen und speicheln. Sich Zeit nehmen zum essen und zum verdauen. Nie in Eile etwas hinunterschlingen, das vergiftet den Darm. Besser nichts Essen als in Eile. Wiederholen Sie so oft wie nötig die »21-Tageskur zur Darmregulierung«.

Ein wichtiger Weg für eine gute regelmäßige Verdauung ist der Wanderweg. Gehen Sie jeden Tag eine Stunde spazieren und legen Sie einen Wandertag pro Woche ein.

Sorgen Sie vor allem auch für seelischen Stuhlgang: Reinigung, Entleerung. Entleeren Sie sich von allen materiellen Sorgen und Vor-

175

sorgen und füllen Sie sich mit Gott an. Lernen Sie, alle Eindrücke liebevoll und *vollständig* zu verdauen. Lernen Sie alle Menschen anzunehmen *wie* sie sind. Überwinden Sie alle Ängste, sie verengen und verkrampfen Herz und Darm.

Üben Sie sich in Geduld, Geduld und nochmals Geduld. Geduld mit sich selbst, Geduld mit anderen. Geduld in allem was Sie tun und denken. Die Ungeduld ist ein großer Störfaktor der Darmfunktionen.

Werden Sie endlich frei! - Indem Sie sich an Gott binden und somit alle Zwänge überwinden.

Meditieren Sie über den weisen Rat von Rabindranath Tagore:

> *»Für den die Zeit wie Ewigkeit*
> *und die Ewigkeit wie Zeit,*
> *der ist von allem befreit.«*

Der Darm spielt eine zentrale Schlüsselrolle in unserem Organismus. Er erfüllt verschiedene lebenswichtige, zum Teil sehr unterschiedliche Funktionen: Über ihn ernähren wir größtenteils unseren irdischen Körper, aber auch zum Teil unsere feinstoffliche Seele. Oft übernimmt er wichtige Ausscheidungsfunktionen, obwohl er für den inneren Körperbereich eigentlich kein Ausscheidungsorgan ist. Er ist unser größtes und komplexestes Immunorgan.

Unser Darm ist auch ein äußerst sensibles und hochdifferenziertes *Psycho-Organ*. Es ist wichtig und interessant diese Funktionen näher kennenzulernen, lesen Sie darüber in meinem Buch »Mittel zum Leben - Mittel zum Heil-Werden« die Kapitel: »Verdauung«, »Die seelisch-geistigen Aspekten der Verdauungsorganen« und »Die seelisch-geistigen Aspekten der Lebensmittelaufnahme«. Dazu aus meinem Buch »Allergie - Hilfeschrei der Seele« das Kapitel: »Das körpereigene Abwehrsystem« und die Darmerkrankungen: »Enteritis regionalis Chron« und »Colitis ulcerosa«. Lesen Sie auch mein Buch »Krankheit - Ursache Sinn und Heilung«. Spezielle Empfehlungen:

Die Leber

ist die größte Drüse unseres Körpers. Sie ist ein überwiegend venöses Organ, im Gegensatz zur überwiegend arteriellen Niere.

Kein Labor dieser Welt, sei es auch noch so groß und mit den modernsten Computern und Apparaten ausgestattet, kann das leisten, was dieses relativ kleine Organ, mit seinen ca. 350 Milliarden Zellen vollbringt – ein Wunderwerk der göttlichen Technologie. Die ausführliche Beschreibung ihrer vielseitigen Tätigkeiten würde mehrere Bücher füllen.

Sie ist vor allem das Organ der Umgestaltung, der Verwandlung. Sie kann noch aus dem Schlechtesten etwas Gutes machen, sie verwertet alles zum Besten. Die größte Belastung für die Leber sind Gifte, die wir anziehen durch Egoismus, Eitelkeit, Neid, Rechthaberei, Geltungsdrang, Kritik, Verurteilung, Pessimismus, usw.. All dies schwächt unsere Leber und macht sie krank.

Die beste Lebertherapie

Üben und lernen Sie sich *so* anzunehmen, *wie* Sie *sind.* Nehmen Sie auch all Ihre Fehler und »negativen« Eigenschaften *voll* an; nur so können sie verwandelt werden. Üben Sie dies gleichermaßen auch in der alltäglichen Beziehung zu Ihren Mitmenschen. Üben Sie es besonders dort, wo Sie den größten Widerstand, den größten Gegensatz erfahren. Versuchen Sie das Ihnen genau Entgegengesetzte anzunehmen. Lernen Sie Ihre Mitmenschen *so* anzunehmen *wie* sie gegenwärtig *sind,* nicht erst dann wenn sie *so* sind wie sie nach *Ihrer* Vorstellung *sein sollten.*

> *Nicht indem wir es bekämpfen,*
> *sondern indem wir es **annehmen** kann es verwandelt WERDEN!*

Dies bezieht sich auf alles im Leben; auf all unsere Erkrankungen, auf unsere »Schicksals-*Schläge*« und auf unsere Mitmenschen und die Probleme die durch unsere unterschiedlichen Beziehungen zu ihnen entstehen.

Heimzahlen, Zurückschlagen, Bekämpfen, ist leicht, wirklich Annehmen dagegen sehr schwer – für die meisten noch »unmöglich«. Tolerieren und Hinnehmen sind zwar erste Schritte in die andere Richtung aber noch weit vom wahren **annehmen** entfernt.

Alle wahre Märchen lehren es: *Widerstrebe dem Übel nicht!* Sobald es der zarten Jungfrau gelingt die scheußliche Bestie wirklich anzunehmen und zu lieben, wird diese in einen strahlenden Prinzen verwandelt (»Die Schöne und das Biest«). Das gleiche Beispiel finden Sie im »Froschkönig« und vielen weiteren Märchen.

Die allumfassende Liebe, die nichts ausschließt und sei es noch so »widerlich« und »böse«, IST Gott durch uns.

In der Unvollkommenheit unseres von Gott abgewendeten Seins, haben wir weder die Einsicht noch die Kraft unsere Gegensätze anzunehmen, geschweige denn zu lieben.

Deshalb wurde Gott **Mensch** in Jesus von Nazareth, um uns als Mensch das Wirken der vollkommenen Liebe **vorzuleben**. Wenn wir seinem Beispiel folgen, dann gibt es kein Wesen, keine Kraft, keine Strahlung und kein Gift, daß unserem wahren Wesen schaden zufügen kann – IN Gott sind wir geborgen!

Lassen wir die Universalität der wahren Herzensfreude in uns zu. Lassen Sie Gott in ihr Herz einziehen und Ihre Leber wird die Kraft haben, mit allen Giften dieser schwerst toxisch beladenen Gegenwart fertig zu werden.

Eine im ganzheitlichen Sinne intakte Leber kann sogar eine mehrfach tödliche Giftdosis unschädlich machen, ohne daß der Betroffene auch nur die geringste Vergiftungserscheinung hat. Beweise dafür gab es zu allen Zeiten, auch heute noch. Das berühmte und gefürchtete »Gottes-Urteil« aus alten Zeiten, durch den Trunk eines Giftbechers, haben einige Menschen ohne Beschwerden überlebt.

Dies ist aber nur möglich, wenn der Leber, als dem Organ der Verwandlung, jene Kraft innewohnt, die in Jesus Christus Mensch geworden ist und durch die Er trotz unvorstellbarer Schmerzen und Leiden, all seine Peiniger und Mörder vergeben und sie obendrein noch segnen konnte, während all den grausamen Martern bis hin zu seinem leidvollen Sterben am Kreuz – *Vater vergib ihnen, denn sie wissen nicht was sie tun.* Zu guter Letzt öffnete noch der Legionär Longinus die Leber Jesu mit seiner Lanze und stieß sie durch das ganze Organ hindurch, bis in das Herz hinein, sodaß noch die letzten Tropfen des kostbaren Erlöserblutes aus dem Zentrum der Liebe und dem Zentrum der Verwandlung die Erde tränken konnten.

Dieser Lanzenstich durch die Leber in das Herz Jesu, ist für mich auch ein Hinweis, daß der Weg zur vollkommenen LIEBE nur durch die Verwandlung, – durch die Metamorphose möglich ist.
So hat auch psychosomatisch gesehen, die Leber ihren großen Anteil am göttlichen Verwandlungs- und Erlösungswerk: Tun wir unser Bestes dazu, daß auch unsere Leber ihre wahre Funktion erfüllen kann. Spezielle Empfehlungen:

....

....

Die Nieren

ist wie jedes unserer Körperorgane ein Wunderwerk. Sie wacht Tag und Nacht über unsere Gesundheit, indem sie mit über zwei Millionen Augen nach innen schaut, um jede Disharmonie aus unserem Wesen herauszufiltern. Diese einwärtssehenden »Augen« sind die sogenannten Bowmanschen Kapseln, von denen jede Niere ca. 1,2 Millionen hat. Im Inneren einer solchen Kapsel befindet sich ein arterielles Mikrogefäßknäuel bestehend aus einer Anzahl feinster Haargefäßschleifen, in deren Wänden kreisförmige Membranen vorhanden sind. Durch diese werden die harnpflichtigen Stoffe (alle Abfälle und Giftstoffe des Körpers) aus dem fließenden Blut ausgeschieden. Pro Minute reinigen beide Nieren ca. 1 bis 1,5 Liter Blut, in 24 Stunden also ca. 1 000 bis 1 500 Liter, dabei haben wir ja nur 4,5 bis 5 Liter, d.h. daß unser gesamtes Blut in 24 Stunden 300 mal gereinigt wird.

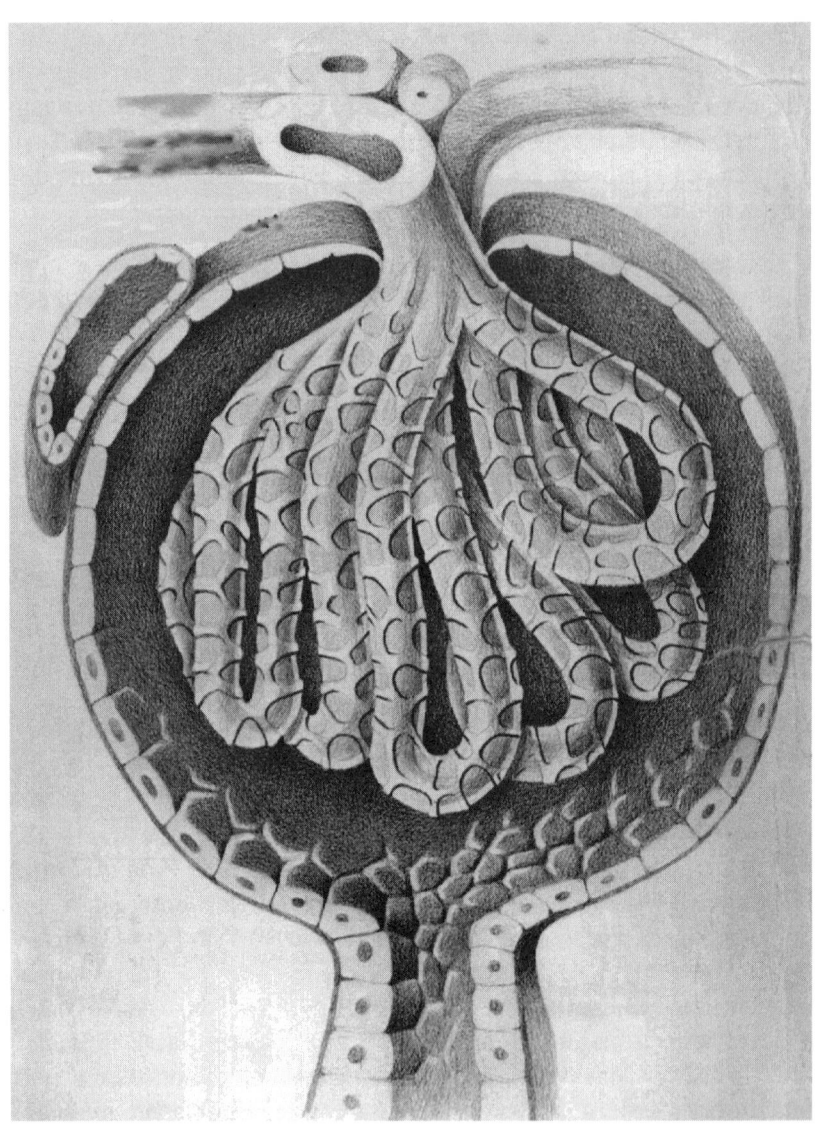

Eine Bowmansche Kapsel mit Gefäßknäuel, bzw. -schleifen und ca.1000 Filtermembranen. Eine Niere hat ca. 1,2 Millionen solcher Kapseln.

Durch die Filtermembranen dieser winzigen Gefäßschleifen werden täglich ca. 170 Liter eines sog. Ultrafiltrates gepreßt, von dem dann auf dem Weg zum Nierenbecken, der größte Teil wieder rückresorbiert wird, sodaß am Ende ca. 1,5 Liter konzentrierter Harn als Tagesmenge, effektiv ausgeschieden wird. Es ist doch erstaunlich welch eine Mammutleistung diese beiden kleinen Organe vollbringen, sind sie doch nur 10 - 12 cm lang und 5 - 6 cm breit und wiegen 150 - 200 g. Aber wenn man die ca. 2,4 Millionen Bowmanschen Kapseln nebeneinander ausbreiten würde, ergäbe dies eine Gesamtfläche von ca. 6 Quadratmetern und würde man alle Gefäßschleifen aneinander reihen, ergäben diese eine Länge von ca. 60 Kilometern.

Die Nieren sind die wichtigsten Ausscheidungsorgane, daher muß man sie bei jeder Form von Verschlackung besonders ansprechen und in die Therapie mit einbeziehen. Besonders wichtig ist dies bei Bluthochdruck, Arteriosklerose, Arthrose, Arthritis und Rheuma.

Die Nieren sind sehr sensible Organe, sie reagieren besonders stark auf Nikotin, Coffein und Teein, also Zigaretten, Kaffee und schwarzen Tee sowie auf Streß, Ehrgeiz und Ärger. All dies führt zu beträchtlichen Verengungen der Kapillaren und Filtermembranen und somit zu schweren Filterfunktionsstörungen, sodaß großmolekulare Abfallstoffe, kaum noch ausgeschieden werden können.
Der Organismus wird dadurch gezwungen, die Stoffwechselschlacken und Giftstoffe in den Gelenken und Geweben abzulagern. Die Niere ist das Organ der Entscheidung, sie scheidet das Schädliche vom Nützlichen.

Die Nieren sind auch Atmungsorgane. Das kann man daran erkennen, daß trotz des nachgewiesen hohen Sauerstoffverbrauches dieser Organe, das Nierenvenenblut hellrot abfließt, sich also keine oder nur eine sehr geringe Sauerstoffausschöpfung zeigt. Hier stehen die Wissenschaftler noch vor einem Rätsel.
Die beste Nierentherapie ist die praktische Ausübung des alten Gebetes :

»Herr Dein, nicht mein Wille geschehe!«

Lassen wir Gott in uns entscheiden, nachdem wir die Konsequenz unseres Willenseinsatzes und unserer Entscheidungsfähigkeit kennengelernt haben. Lassen wir Atma = Gott in unseren Nieren atmen, damit unser Blut = unser Wesen durch ihn erneuert werde. Dabei fallen mir die Psalmen Davids ein:

»Prüfe mein Herr und versuche mich: Läutere meine Nieren und mein Herz.« (Ps. 26.2) »Denn Du – gerechter Gott – prüfest Herz und Nieren.« (Ps. 7.10).

So wie man die Leber als das Organ der Metamorphose sehen kann, kann man die Nieren als Organe des Willens und der Entscheidung sehen. So gesehen beruhen alle Nierenerkrankungen auf Mißbrauch der Willenskräfte und auf Fehlentscheidungen.

Spezielle Empfehlungen:

....

....

Die Gelenke

Die vielseitige Bewegungsfähigkeit unseres Körpers verdanken wir unseren Gelenken. Ganzheitlich gesehen sind sie der Ausdruck unserer seelischen Beweglichkeit. In jedem Gelenk manifestieren sich seelische Bewegungs- und Verbindungseigenschaften.

Gelenkentzündungen, Verdickungen und Versteifungen oder die Selbstzerstörung der Gelenke bei Polyarthritis, all dies und vieles mehr, selbst eine Gelenkverletzung durch Unfall, hat primär ganz spezifische, seelische Ursachen. Gehen Sie in die Stille und versetzen Sie sich in Ihre kranken Gelenke hinein. Konzentrieren Sie Ihr ganzes Bewußtsein auf ein Gelenk und betrachten Sie die seelische Disharmonie, die dort energetisch vorhanden ist. Falls Sie selbst die Ursache nicht finden, können wir es einmal gemeinsam versuchen.

Sie schaden Ihren Gelenken durch Fehlernährung: Weißmehlprodukte, Zucker, zu viel tierisches Eiweiß: Fleisch und Fleischprodukte,

Eier, Käse usw.; schlechte Lymph- und Mikrozirkulation sowie durch Übergewicht.

Im seelischen Bereich tun Sie dies, wenn Sie sich dem unentwegt sich wandelnden Lebensstrom starrsinnig entgegenstemmen; Standpunkte einnehmen und darauf beharren; Starrsinn und Sturheit, nötige Richtungsänderungen im Seelischen und im Denken nicht vollziehen können. *Fest*halten an Gewohnheiten, Sitten und Traditionen, festhalten an der Vergangenheit, an dem was hinter uns liegt auf unserem Lebensweg, all das macht unbeweglich, »festigt« die Beweglichkeit, »mineralisiert« den Lebenstrom.

In der Bibel haben wir ein sehr eindrucksvolles Bild dafür: Lot´s Weib erstarrte zur Salzsäule als sie auf Sodom zurückblickte.

Das täglich Neue, das NEUE eines jeden Augenblick – die Gegenwart nicht annehmen können, aber auch mangelnde Demut, die Knie nicht beugen können/wollen. Dies sind einige seelische Aspekte, die an unseren Gelenken die entsprechenden Schäden verursachen. Es sind die häufigsten Aspekte aus *meiner* Praxiserfahrung, sie mögen als Anregung dienen, damit Sie Ihre *eigenen* Ursachen finden können.

> Meditieren Sie über die Worte Jesus
> **Siehe ich mache alles NEU!**

Die Zähne

Die Zähne sind das Härteste in uns. Ihr »Durchbruch« bereitet so manchem in der Kindheit oft starke Schmerzen. Mit ihnen beißen, zerbeißen und mahlen wir unsere Lebensmittel.

Symbolische und seelische Zahn-Aspekte

Oft *beißen* wir uns auch durchs Leben. Hin und wieder *zeigen wir auch einmal die Zähne*, nicht nur beim Lachen. Mancher gereizte

Zeitgenosse droht sogar *fletschend* und entblößt dabei nicht nur die Zähne, sondern auch die Bestie im Menschen. Leider sind heutzutage wieder einmal immer mehr, *bis an die Zähne bewaffnet.* Zu-*packen*, zu-*beißen* und sich *durch-beißen*, klingt nach aggressivem Raubtier (Menschen) Verhalten. Viele bremsen ihre Aggressionen durch Zähne*knirschen.* Aber auch wenn wir starke Schmerzen haben, hat man uns von klein an gesagt: »Beiß die Zähne zusammen, dann tut´s nicht weh!«

Zähne spielen eine große Rolle, selbst der Zeit hat man einen Zahn »eingepflanzt« der nun an uns und an allem kräftig nagt – sogar an der Zeit selbst.

Die Zähne als die härtesten all unserer stofflich manifestierten Eigenschaften haben sich, noch mehr als die Knochen, von unserem flüssigen geschieden. Und Gott sprach: Es werde eine Feste zwischen den Wassern. Die Zähne das Feste – die Mauern unserer inneren Festung? Viele Festungsmauern sehen in der tat wie Zähne aus.

Die Zähne sind archetypische Symbole für ungebrochene jugendliche Vitalität, für Kampfkraft und Macht, für Schutz und Stütze, – Unter-stützung. So mach einer möchte einem anderen die Zähne *brechen* – Ihn entwaffnen, entmachten, ihn entmännlichen.

Die friedlichen Grasfresser fürchten die Fang- und Reißzähne der Raubtiere, mit denen diese ihre Macht und Überlegenheit manifestieren. In Ermangelung solcher »natürlichen Waffen« hat sich der Mensch künstliche Reiß- bez. Stechzähne geschaffen um seinesgleichen zu beherrschen und nach bedarf zu töten. Die Waffen heute sind keine nachgebildete Reißzähne mehr aus Stein, Knochen, Bronze oder Stahl. Aber sie sind nach wie vor Symbole der Bezwinger-, der Herrscher-Zähne. Geschosse und Raketen sehen den Zähnen ähnlich, ein Patronengurt gleicht dem entblößten Gebiß eines Raubtiers.

Daniel, der große Prophet und Seher, sah schon vor einigen tausend Jahren in seinen Visionen über unsere heutige Zeit u.a. auch unsere »moderne« Waffen: »...und siehe, ein viertes Tier war furchtbar und schrecklich und sehr stark und hatte große *eiserne Zähne*, fraß um sich und zermalmte, ...« (Daniel 7,7).

Ein gebrochener Zahn ist symbolisch ein Kraftverlust, ein zahnloser alter Mensch hat keine Macht und Kraft mehr.
»Wieviel Mahlzähne habe ich noch auf dieser Seite« fragte der von Zahnschmerzen gequälte Don Quijote de la Mancha seinen Knappen. »Wie viele Mahlzähne pflegten eure Gnaden auf dieser Seite zu haben?« fragte Sancho Panza während er die rechte schmerzende Backenseite seines edlen Herrn und Meisters, einer gründlichen Inspektion unterzieht. »Vier« antwortete Don Quijote, »außer dem Weisheitszahn, alle ganz und sehr gesund.« Worauf Sancho erstaunt erwidert: »Aber hier unten haben euer Gnaden nicht mehr als zwei Mahlzähne und einen Halben, und oben – nicht einmal einen halben, nicht einmal – nichts!«
»Das Glück hat mich verlassen!« rief der geistreiche Held und Wanderritter traurig. »Lieber hätte ich einen Arm dahingegeben, jedoch nicht den des Schwertes.
Wisse Sancho, daß der Mund ohne Mahlzähne wie eine Mühle ohne Mahlsteine ist. Zähne sind viel kostbarer als Diamanten.«

In der Moderne sind ausfallende Zähne kein Unglück, kein moralischer Zusammenbruch – keine Entmachtung, keine Entmännlichung mehr. Dank der hohen zahnärztlichen Kunst, können sie ersetzt werden durch gleich aussehende oder noch schönere als die verlorenen.

Das künstliche Gebiß bildet die neue Festung. Sie rettet und stützt den Zerfallenden, gibt ihm wieder jugendliche Kraft zum Beißen. Die Wiedereinsetzung des »verlorenen Elfenbeins« erneuert moralisch und ästhetisch. Man kann wieder grinsen und lachen ohne die Brandmarkung des Zerfalls enthüllen zu müssen.

Die Zähne – ihre Beziehungen zum Rest von uns

Keiner steht für sich allein! Kein Organ, kein Glied unseres menschlichen Mikrokosmos, keine Pflanze, kein Mineral, kein Atom, kein Stern und kein Planet in den Tiefen des Universums. ALLES ist miteinander verbunden, verwoben im universellen Grundgewebe der Schöpfung. Alles ist aufeinander angewiesen in dieser kosmischen Symbiose. Jeder Naturwissenschaftler weiß dies heute, jeder spirituelle Mensch weiß dies seit seinem Erwachen.

So steht auch kein Zahn in unserem Munde allein. Die Zähne sind untereinander verbunden und wie jedes Organ und jedes Glied, auch mit dem ganzen Körper.

Jeder Zahn hat einen besonderen Bezug zu bestimmten Organen und Gliedern unseres Organismus. Dies wußten und wissen die wahren Heilkundigen aller Zeiten. Heutzutage ist es durch die Meßbarkeit der energetischen Wechselbeziehungen in jedem menschlichen oder tierischem Organismus *sichtbar* geworden.

Kranke Zähne beeinflussen die entsprechenden Organe und Gelenke, umgekehrt schaden Störungen in denselben wiederum jene Zähne mit denen sie in besonderer Wechselbeziehung stehen.

Zahnschäden

haben viele unterschiedliche Ursachen: Fehl- und Mangelernährung, mangelnde Zahnpflege. Seelische Ursachen auf der Basis der eingangs beschriebenen Symbolcharakteren der Zähne und deren somatisierung (körperliche Manifestierung).

Die Zähne eröffnen den Einverleibungsprozess von Lebensmitteln. Darüber hinaus, aus psychosomatischer und transzendenter Sicht, dienen sie dem Steh- und Durchhaltevermögen.

Wenn wir durch unsere Zähne seelisch-geistigen Untugenden, wie ich sie eingangs angedeutet habe, bewußt oder unbewußt Ausdruck verleihen, werden diese entsprechende Schäden erleiden.

Desweiteren können Zähne, wie schon erwähnt durch gestörte und kranke Organe und Glieder geschädigt werden. Aber auch diese sind wiederum ja nur krank, weil wir die geistige Eigenschaft die sich in jedem Organ oder Glied manifestiert, mißbraucht haben.

Daher sollte man sich nicht nur auf die Reparatur der geschädigten Zähne beschränken. Diese ist zwar wichtig, sie behebt aber keineswegs die eigentliche Ursache. Ebenso wie die, zwar unumgängliche operative Entfernung eines obstruierenden Darmtumores, dessen Entstehungsursachen, die operative Entfernung des Tumors nicht beheben kann.

Zahn-Gesundheit

Die Ernährung ist eine der tragenden Säulen unseres irdisch-stofflichen Lebens. Beim Bau und der Instandhaltung eines Hauses achtet jeder vernünftige Bauherr auf die Qualität der Baustoffe, insbesondere beim Fundament und der tragenden Struktur.

Ebenso sollten wir es beim Bau des irdischen Hauses für Geist und Seele halten. Unser Körper braucht von Anfang an hoch- und vollwertige Bau- und Betriebsstoffe.

Durch Fehl- und Mangelernährung, besonders im Kindheits- und Jugendalter entstehen schwere Schäden am ganzen Organismus, also auch an den Zähnen. Das wahre Ausmaß dieser Schäden wird meistens erst nach Jahren, oft Jahrzehnten, sicht- und spürbar.

In Bezug auf die Zähne erinnere ich besonders an die Schädlichkeit von isolierten Kohlehydraten, vor allem Zucker und Auszugsmehle und die Vielfalt der industriellen Produkte die damit hergestellt werden.

Diese Zahn- und Gesundheits-»Killer« werden unseren ahnungslosen Kindern und Jugendlichen in tausenderlei verführerischen Formen und schillernden Verpackungen angeboten; unterstützt durch raffinierte Werbekampagnen in allen Medien deren Kosten in die Milliarden gehen. Die volkswirtschaftlichen Kosten die sich aus diesem generalstabsmäßig durchgeführten Dauerangriff auf die Volksgesundheit ergeben, gehen ebenfalls in die Milliarden.

Die Nahrungs-Denaturierungs-Industrie liefert der Pharmaindustrie ihre Opfer, Entschuldigung Kunden, denn die Verantwortung für seine Gesundheit trägt **jeder** selbst. **Wir** tragen sie für unsere Kinder. Vielleicht, wenn man genauer hinschaut, gehören diese beiden Industriezweigen im Zuge der Globalisierung zusammen.

Ich warne auch vor einem Zuviel an tierischem Eiweiß. Alles weitere entnehmen Sie aus meinem Buch »Mittel zum Leben – Mittel zum Heil-Werden«.

In Bezug auf Zahnbehandlung, Reparatur und Ersatz, kann ich nur raten, suchen Sie einen Zahnarzt dem Sie und Ihr innerer Arzt vertrauen, bei dem sie sich rundum wohl fühlen.

Amalgam

Sollten Sie zu den Millionen gehören die noch Amalgamfüllungen im Mund haben und diese, aus welchen Gründen auch immer, entfernen lassen wollen, dann sollten Sie sich gründlich informieren ob Ihr Zahnarzt auf diesem heiklen Gebiet wirklich erfahren ist.

Bei der Ausbohrung des Amalgams wird auch das darin enthaltene Quecksilber frei. Daß Quecksilber ein gefährliches Gift ist, sollte jedes Schulkind wissen; natürlich kommt es wie bei allem u.a. auf die Dosis an. Ich hatte selbst jahrzehntelang Amalgamfüllungen im Mund und habe nicht das Gefühl, daß sie mir geschadet haben. Nachdem ich jedoch selbst Patienten erlebte die unter starken chronischen Beschwerden litten, die eindeutig durch Amalgamfüllungen verursacht wurden, habe ich meine entfernen lassen.

Damals, vor ca. 27 Jahren wurde man von den meisten Zahnärzten für schwachsinnig oder verrückt erklärt, ich habe unter anderem auch grobe Beschimpfungen erlebt. Ich mußte lange suchen bis ich einen fand der bereit war mir diese Füllungen zu entfernen.

Ich rate nicht generell diese Füllungen zu entfernen, wenn sie eindeutig keinerlei Beschwerden verursachen. Denn ich habe Patienten erlebt, denen es mit diesen Füllungen gut ging. Aber durch ihre ständige Angst vor Krankheiten und was sie alles tun könnten, um diese zu vermeiden wurden sie u.a. von der »Anti-Amalgam-Hysterie« befallen. Kurzerhand ließen sie die Füllungen entfernen. Wie konnte es auch anders sein, gerieten sie durch ihre Ängste ja alles richtig zu machen, in die Hände diesbezüglich unerfahrener Zahnärzte. Daraufhin bekamen sie wirklich die Quecksilber Belastung, mit den entsprechenden Beschwerden vor denen sie Angst hatten.

Die Füllungen sollten nicht alle auf einmal entfernt werden, sondern einzeln mit zeitlichem Abstand. Der Bohrer sollte, unter optimaler Kühlung langsam laufen damit so wenig wie möglich Bohrstaub entsteht. Dabei sollte die höchstmögliche Absaugkapazität eingesetzt werden sowie weitere Schutzmaßnahmen der hohen zahnärztlichen Kunst.

Schon vor der Entfernung sollten Sie einen diesbezüglich erfahrenen Heilpraktiker bzw. Arzt aufsuchen, der mit Ihnen eine Amalgam-Ausleitungstherapie durchführt.

Lebens - Rhythmus

Das Wort Rhythmus wurde von dem griechischen *rheein* abgeleitet. Sinngemäß bedeutet es fließen, strömen, – periodische Gliederung eines Vorganges, fließende Bewegung, wellenmäßiges Auf und Ab.

Jede, mir bekannte Lebensform und -äußerung hat einen spezifischen Rhythmus.

In der Natur können wir den in bestimmten Zeitabläufen eintretenden Wechsel am deutlichsten beobachten: Tag und Nacht, Ebbe und Flut, die Jahreszeiten. Biologisch spüren wir den Herzschlag (Puls), die Atmung, den Augenlidschlag, die Darmperestaltik, die Munterkeit und die Müdigkeit.

Auf Grund unseres freien Willens sind wir Menschen die einzigen Lebewesen auf diesem Planeten die *gegen* ihren biologischen Lebensrhythmus handeln und »leben« können. – Wir können den Rhythmus unserer und den der uns anvertrauten Natur stören und zerstören. Leider mißbrauchen wir unseren – von Gott erhaltenen – freien Willen in großem Maßstab.

Hoffentlich sind wir auch bereit zu ernten was wir säen.

Wenn wir gesund werden bzw. bleiben wollen, müssen wir unsere alltäglichen Lebens- und Arbeitsabläufe in EIN-Klang mit unserem Bio-Rhythmus und der uns umgebenden Natur gestalten. Leben wir jahrelang gegen die Ordnung unseres biologischen Seins werden wir krank und zerstören am Ende unseren Körper.

Unser individueller Lebensrhythmus erstreckt sich weit über unser Bios hinaus und umfaßt den inneren Spannungsablauf einer übergeordneten Sinngliederung wie er auch in der Musik über den Takt hinaus vorhanden ist.

Die gefährlichste aller Weltanschauungen ist die Weltanschauung
der Leute welche die Welt nie angeschaut haben.
Alexander von Humboldt

Klang, Duft und Farbe

sind neben dem Licht und der Liebe die höchsten Heilmittel. Sie durchdringen uns, wie kein anderes Mittel. Sie erreichen auch den verborgensten Raum unseres vielschichtigen Wesens. Körper, Seele und Geist werden angesprochen und ergriffen.

Viele Priester und Heilkundige aus allen Epochen und aller Völker, kannten und kennen die heilenden Kräfte bestimmter Klänge, Farben und Düfte und bezogen/beziehen sie in ihre Behandlungen mit ein.
Wir selbst *sind* Klang - *sind* Musik.

Musik
Bewegung unaufhörlich
durchpulst die Welt als Ton.
O Rhythmus uns'res Lebens,
O Echo, das vergebens
den Ursprung sucht. Wovon?

Ein Reigen ungebunden
von Sphärenharmonie
erahnen uns're Sinne
in jedem Anbeginne.
die andern'n lauschen nie.

O Herze, voller Gluten,
der große Spieler naht.
Dein Glaube soll es wagen,
mach auf dich: ja zu sagen
als Instrument parat.

Und greift Er in die Saiten,
dann sind wir, die wir sind.
Erschüttert wir ertönen
und lassen uns versöhnen:
ein Vater und ein Kind.

Helmut Wolff

»Am Anfang war das Wort
und das Wort war bei Gott
und Gott war das Wort.
Und alles was gemacht ist,
ist durch das Wort gemacht.«
Johannes Evangelium 1.1

Klang

Die Schöpfungsgeschichte der Bibel beschreibt, wie Gott durch seine Worte die Schöpfung hervorbringt. Auch im Popol Vuh, dem heiligen Buch der Quiche-Indianer aus Guatemala, geht die Schöpfung aus dem Dialog zwischen Tepeu, dem Schöpfer und Cucumatz, dem Former hervor, also auch hier steht am Anfang das Wort.

Wer in tiefer Not, Verzweiflung, Einsamkeit und Krankheit Trost-, Liebes- und Offenbarungsworte empfangen hat, der weiß, daß ihre Heilkraft größer ist als alle Medikamente.

Sprechen Sie täglich heilsame Worte aus, singen Sie fröhliche Lieder. Beginnen Sie den Tag mit Gebet und Gesang. Singen und summen Sie öfters mal am Tag eine Melodie, ein Liedchen.

Wenn Sie zu den Glücklichen gehören, die ein Musikinstrument spielen können, dann sollten Sie jeden Tag eine Stunde darauf spielen. Aber auch ohne eine bestimmte Begabung für Musikinstrumente können Sie den Klang – die Musik aller Gegenstände erleben: trommeln Sie auf Möbeln, Kochtöpfen, ihrem Auto, gefällten Baumstämmen, schlagen Sie Hölzer, Steine und Metalle gegeneinander, lassen Sie Glasformen erklingen usw. Wenn Sie Freude daran finden, kaufen Sie sich eine Kantele und zupfen Sie daran, eine Trommel, ein Xylophon, einen Gong usw. – *spielen* Sie einfach.

Lassen Sie sich nicht einreden Sie seien unmusikalisch, kein Mensch ist un-musikalisch! Entdecken Sie Ihre eigene Musik. Sie Selbst *sind* Musik. Jeder von uns verkörpert ein bestimmtes Klangspektrum der kosmischen Harmonie. Jeder Mensch hat in seinem Geist eine »Note« des universellen Konzerts. In der Harmonie mit Gott wird diese Note erklingen. Die himmlische Musik ist die Gegenwart Gottes in uns. Erst im *Ein-Klang* hören wir auch unseren individuellen Ton.

Entdecken Sie Ihren Körper als Klangkörper: Singen, summen und pfeifen Sie, versuchen Sie allerlei Laute in Kehle und Mund zu erzeugen. Klatschen Sie einen Rhythmus mit den Händen, stampfen Sie ihn auch mit den Füßen. Klatschen Sie rhythmisch Ihren nackten Körper ab. Trommeln Sie mit allen Fingerspitzen leicht auf den Kopf und erleben Sie die unterschiedlichen Klänge seiner Hohlräume.

Schließen Sie die Augen und lauschen Sie der Musik des Windes – des Sturmes. Alles was er berührt, worüber er hinweg/hindurch streift/rast, bringt er zum Erklingen. Lauschen Sie auf den Dialog zwischen Baum und Wind.

Lauschen Sie der Wassermusik – der Regentropfen, des glucksenden Bächleins, des tosenden Gebirgsbaches, mit dem dumpfen Rollen und Stoßen der Steine als Unterton, des Wasserfalls, der rollenden, klatschenden Meeresbrandung.

Wenn Sie in sich ganz stille werden, hören Sie auch die Musik des ruhenden Wassers im See und des gleichmäßig dahinfließenden Stromes, hören Sie genau hin, was sich die Wassergeister alles von ihren Reisen erzählen.

Lauschen Sie der Musik des Feuers, der Erde, der Pflanzen und der Tiere, alles lebt, alles ist Klang, alles will sich mitteilen. Lauschen Sie in sich hinein, entdecken Sie Ihren Klang - lassen Sie sich anklingen – von Gott.

Lauschen Sie der Musik der Menschen, aus der Vielzahl ihrer Instrumente. Finden Sie die Musik, die Sie erleichtert, erhebt, erbaut, befreit, ergreift, beruhigt, entspannt, lockert, heilt. Finden Sie die Musik, die Ihnen in Ihrer persönlichen Gegenwart hilft und hören Sie diese mindestens täglich eine halbe Stunde an. Öffnen Sie sich dabei ganz, lassen Sie die Musik ganz in sich hinein, trinken Sie diese mit jeder Zelle - baden Sie Körper und Seele darin.

Eine weitere halbe Stunde lassen Sie sich von der Musik bewegen, lassen Sie jede Faser Ihres Körpers tanzen - lassen Sie die Seele tanzen.

Öffnen Sie sich der Harmonie des Klanges! – Spezielle Musikempfehlung:

Die große Indianertrommel (beiderseits mit Fell bespannt) hat eine besondere ausgleichende, beruhigende, heilsame Wirkung. Besonders bei Schlafstörungen, Nervosität, Verspannungen der Muskulatur und des gesamten Bauchraumes, spastische Verstopfung, chronische Magen-Darmreizungen, Pankreasstörungen, Herzrhythmusstörungen und so manchem mehr. In einer möglichst lockeren Sitzhaltung am Boden oder auf einem Stizmöbel, legen Sie die Trommel auf das linke Knie, umfassen sie liebevoll mit dem linken Arm (Linkshänder umgekehrt), streicheln das Fell und beginnen langsam einen sanften Rhythmus zu trommeln. Versuchen Sie ja keinen künstlichen Rhythmus mit Gedanken zu konstruieren.

Gehen Sie endlich mal RAUS aus Ihrem Kopf!!!

Verlagern Sie Ihr Bewußtsein in den BAUCH hinein und trommeln einfach aus dem Bauch heraus. Nach einigen Tagen versuchen Sie mal BEWUSST in Ihr HERZ zu gehen. Lassen die trommelnde Hand immer frei.

Gute afrikanische Trommelmusik lockert das starr gewordene Körper-Seele-Gefüge und läßt uns unsere Mitte wieder besser erleben.

Schließen Sie die Augen und konzentrieren Sie sich ganz auf diesen wunderbaren Ur-Rhythmus. Beginnen Sie einfach mit einem »Schüttel- und Rütteltanz« und gehen Sie dann zum Trommelrhythmus über.

Hierzu empfehle ich Ihnen vier hervorragende Trommelmusik-CD´s: Guem, Felin, Posession, Guem & Zaka Percussion.

Besuchen Sie mal einen Tanzabend oder einen ganzen Tanztag, bei meiner Frau Stephanie, oder anderswo. Erleben Sie die Wirkung des freien und des Reigentanzes, als Volks- und Meditationstanz, mit Volks- und klassischer Musik.

Wenn ich tanze bin ich in meiner Mitte,
bin ich ganz – bin ich geborgen.
Indianisches Sprichwort.

Therapie mit Stimmgabeln

Seit vielen Jahren verwende ich Stimmgabeln sowohl diagnostisch wie therapeutisch. Intuitiv setze ich sie überall am Körper an, darüber hinaus an Akupunkturpunkten; besonders bewährt haben sich dabei die »58-Lofi-Punkte«.

Bringen Sie die Stimmgabel durch kurzes Anschlagen zum Schwingen und übertragen Sie die Schwingungen morgens und abends jeweils ca. 5 bis 15 Minuten lang auf folgende Körperpunkte:

....

Ich Prisma bin ins Licht gestellt,
Zum Zeugnis einer besseren Welt,
Die aus der Dünste trüben Netz
erkennet Gott und sein Gesetz.
Goethe

Farbe

Goethe war ein kontemplativer Mensch. Durch die Betrachtung konnte er sich sehr tief in die Menschen, die Natur und die Dinge hineinversetzen und ihren Wesenskern erleben. Aus seiner Farbenlehre kann man erkennen, daß er die Farben nicht nur sehen, sondern auch in ihren Eigenschaften erleben konnte. Für ihn sind die Farben das Zeugnis einer höheren, feinstofflicheren Welt.

Einen Geist oder ein geistiges Wesen können wir an seiner Farbe erkennen. Auch die Seele enthält, man könnte aber auch sagen, besteht aus einer Vielfalt von Farben, aus denen der Kundige ihren jeweiligen Zustand erkennen kann. Schließlich drückt jegliche stoffliche Form sei es Mineral, Pflanze, Tier oder Mensch, ihren Zustand u.a. auch durch ihre Stoffärbung aus. Somit könnte man sagen, daß Farbe das einzige Medium oder gar das Element überhaupt ist, das uns den Geist in der feinstofflichen und in der grobstofflichen, materiellen Welt sichtbar macht. Licht ist Farbe und Farbe ist Licht. Die Farbe kann man nur durch Licht erkennen, das Licht nur durch Farbe.

Die einzelnen Farben haben wie die Musik sehr tiefe und spezifische Wirkungen auf Körper, Seele und Geist. Seit Urzeiten werden sie zur Behandlung von Erkrankungen gezielt eingesetzt. Daß die auf diesem Gebiet Kundigen aller Länder und aller Zeiten, die Kraft und das Wesen der einzelnen Farben wirklich kannten und nicht nach Vermutungen handelten, zeigt uns folgendes Beispiel: In Südamerika, Indien und China haben die Heilkundigen ganz unabhängig von einander, den Leib von Darmkranken mit gelber Farbe bestrichen; in Indien und China hängte man noch zusätzlich gelbe Vorhänge vor die Fenster, sodaß durch die Einstrahlung des Sonnenlichtes der ganze Raum in gelbe Farbe getaucht wurde.

Dies war schon der Anfang der Farbbestrahlung, wie wir sie heute praktizieren und wie damals können wir erleben, was für eine Wirkung die gelbe Farbe nach wie vor auf den Darm hat, wenn wir ihn täglich vor- und nachmittags ca. eine halbe bis eine Stunde gelb bestrahlen.

Spezielle Farbbestrahlung:

....

Achten Sie auch auf die positive oder negative Wirkung der Farben, die Sie umgeben, angefangen bei der Unterwäsche, der weiteren Kleidung, bis hin zu den Farben Ihrer Wohnung.

Weitere Farbempfehlungen:

....

Duft

Düfte spielen eine sehr große Rolle in unserem Leben und entsprechend tief ist ihre Wirkung. Ein übler Geruch drosselt unsere Atmung auf ein Überlebensminimum, ein Wohlgeruch dagegen läßt uns tief und genüßlich durchatmen.

Künstliche Düfte sind für sensible Menschen sehr unangenehm. Eine sehr geruchsempfindliche Patientin erzählte mir von ihrer Schwierigkeit auf öffentlichen Toiletten. Sie gehe lieber auf Männerklos, da sie den Geruch von Kacke und Pisse – so sagte sie wörtlich – eher vertrage, als das fürchterliche Gemisch künstlicher, billiger Frauenparfüms.

Der Mensch wird heutzutage in zunehmendem Maße von künstlichen Aromas – sog. »naturidentischen« Aromas – getäuscht. Der Geruchs- und Geschmackssinn wird immer mehr verdorben, von der Natur, dem Wahren, der Wahrheit weggeführt – verführt.

Die meisten Zeitgenossen können das Echte vom Künstlichen kaum noch unterscheiden. Umfangreiche Geschmacks- und Aromatests haben ergeben, daß die Menschen zu neunzig Prozent lieber Speisen mit künstlichen Aromen essen sowie künstliche Tees und andere Getränke trinken und künstliche Parfüms riechen.

Beim Vanillepudding oder Eis und bei der Minze, schmeckten sogar 99 % die künstlichen Aromen besser, als die natürlichen. Der Mensch ahnt nicht, welchen Ungeistern er damit Tür und Tor zu seinem Inneren öffnet, welchen Schaden er sich damit an Leib und Seele zufügt.

Die echten ätherischen Öle sind ein Teil des feinstofflichsten Bereiches der Pflanze, in ihnen drückt sich ihr ganzes Wesen aus, das Wesentliche, das Essentielle – deshalb nennt man sie auch die *Essenzen* der Pflanzen. Diese echten Duftstoffe sind feinste Nahrung für unsere Seele. Sie wirken anregend, aufheiternd, beruhigend, ausgleichend und helfen uns unsere Mitte zu finden.

Sie wirken im Wasser (Bad) und in der Luft (Einatmen), über die Nase, über die Haut (Einreibung), über die Schleimhäute (Einnahme). Spezielle Essenzen, u. ätherische Öle-Empfehlung und Anwendung:

....

Musik, Farbe und Duft bilden eine Trias, die man wirklich als eine Drei-Einheit bezeichnen kann. Aus der unendlichen Vielfalt der Klänge und aus dem großen Spektrum der Farben und Düfte ist es nicht leicht eine bestimmte Musik, eine bestimmte Farbe und einen bestimmten Duft herauszufinden, der/die auf eine ganz bestimmte Verstimmung, eines bestimmten Menschen zu einer bestimmten Zeit an einem bestimmten Ort, heilsam oder einstimmend wirken soll. Darüber hinaus kann man nicht nur die Wirkung jedes einzelnen Elementes als anwendungsbestimmend betrachten«, sondern alle drei müssen auch in sich harmonisch sein, wenn man sie gleichzeitig therapeutisch zur Anwendung bringen möchte.

Wenn dies bei einem Menschen gelingt, dann wird er in seinem ganzen Wesen erfaßt, ergriffen und eingestimmt, durch die höchsten Heil-Mittel. Das Heil ist die Liebe selbst, in ihrer absoluten Harmonie und Vollkommenheit. In ihr heben sich alle Gegensätze auf, sie ist die größte Kraft in der ganzen Schöpfung. Diese vollkommene Liebe manifestierte sich auf dem Boden dieser Erde in dem Menschen Jesus von Nazareth, sie wurde in ihm wesenhaft und hat seitdem einen spezifischen Namen:

Jesus Christus – der Heiland, das heile Land.

Ich wünsche Ihnen, daß Sie durch IHN zum wahren Heil finden.

Musik umsorgt unsere Seele, sie ist unsere Seelsorgerin.
Musik kann ich nicht anfassen,
ich nehme sie mit meinem Herzen auf.
Unser Herz ist unser inneres Ohr.

Hans-Jürgen Hufeisen

Spezielle Anleitung zur Klang-Farb-Duft-Therapie

....

....

....

Legt eure Müdigkeit auf den Boden und tanzt,
Tanzt eure Heiterkeit und tanzt eure Trauer,
Tanzt eure Ausgelassenheit und tanzt eure Schwere,
Tanzt eure Hoffnung und tanzt eure Ängste,
Tanzt das Sichtbare und tanzt das Geheimnis,
Tanzt allein, tanzt mit anderen,
Tanzt den Alltag und tanzt das Fest,
Tanzt das Unendliche, tanzt das Heil,
TANZT !

Entspannt durchs Leben
mit meditativem Tanz

Wir lassen uns zu Beginn von Trommelrhythmen bewegen, schütteln den Alltag und die Starre aus unseren verkrampften Gliedern, bis wir von Kopf bis Fuß durchwärmt und gelockert sind. Die Musik hat uns ganz ergriffen und wir versuchen, ihr die Führung unserer Bewegungen zu überlassen.

Sind wir gut in unserem Körper »angekommen«, finden wir uns zum Kreis, fassen uns in der »Geben-und Nehmen-Haltung« an den Händen, spüren die Verbindung und den Energiefluß von einem zum anderen. Wir lassen uns aufeinander ein und erleben die vielfältigen Beziehungen, in denen wir zum Raum, zur Zeit, zur Musik, zu uns selbst und zum Nächsten stehen.

Die Spannweite unserer Bewegungsmöglichkeiten ist so vielfältig und polar wie das Leben selbst.

In schnellen, ekstatisch-expressiven Tänzen, meist aus der Balkanfolklore, wirbeln wir um die Mitte, den Konzentrationspunkt des Kreises, oder ziehen Spiralen, Labyrinth- und Schlangenformen durch den Raum, ohne jedoch den Bezug zur Mitte zu verlieren. Wärme, Durchblutung und Schweißausbruch lösen innere und äußere Verspannungen, Schlacken werden ausgeschieden, die Atmung wird intensiver und tiefer, höchste Konzentration ist gefordert, in Koordination mit unserem eigenen Körper und der gesamten Gruppe. In jeder geordneten, schnellen und schnellsten Bewegung steckt das Geheimnis der inneren Ruhe, der bewußten Beziehung zum eigenen Mittelpunkt, so wie ein Wirbelsturm die völlige Ruhe im Zentrum hat.

Im Gegensatz zu den bewegten Tänzen finden wir in den getragenen, langsamen Schreittänzen, im Innen und im Außen zu einer meditativen Haltung. Die Kreismitte ist mit einer brennenden Kerze besetzt, langsame, klassische Musik, Lieder aus Taizé oder ähnliches laden uns ein zum Stillewerden, zum Schreiten in die Stille, zum Lauschen in die eigenen Tiefen. Je nach musikalischem oder Tanzthema, begleiten Gebärden der Demut, der Ehrfurcht, des Lobpreises, des

Dankes, der Anbetung o.ä. die Schrittfolgen. Inneres, zutiefst Seelisches und Geistiges, findet seinen Ausdruck durch den Körper, die Trennung der Ebenen wird aufgehoben, wir verschmelzen wieder zur Einheit, die uns im Alltagsgetriebe so häufig verloren geht.

Der Tanz ist seit altersher die unmittelbarste Bildsprache des Menschen. Bei allen Völkern und deren Kulturen, war der Tanz eng verknüpft mit sakralem Ritus. Im Tanz stellte und stellt der Mensch die Verbindung mit den unsichtbaren Mächten her. Tanzend wird er zum Mittler zwischen Makro- und Mikrokosmos, eingespannt zwischen Erde und Himmel.

So vielschichtig die sichtbare und unsichtbare Welt ist, so unendlich vielfältig sind die Ausdrucksmöglichkeiten im Tanz. Innere Empfindungen zu Gott, den Mitmenschen, den Elementen, zur Tier- und Pflanzenwelt wollen geäußert werden.

Tanzend bringt der Mensch diese Empfindungen in eine Form, die ständig in Bewegung ist, Werden und Vergehen versinnbildlicht; eine Augenblickskunst, die uns zeigt, daß festhalten wollen zu Starre und Unbeweglichkeit führt. Wer in seinen Denk-, Fühl- und Handlungsweisen starr geworden ist, hat meist auch mit entsprechenden körperlichen Unbeweglichkeiten zu kämpfen.

Der Tanz und vor allem der meditative Tanz, kann hier helfen Blockaden zu lösen, seelische Energien wieder in Fluß zu bringen, vielleicht auch einen Bewußtwerdungsprozeß einzuleiten und zu unterstützen.

So übernimmt der Tanz eine cotherapeutische oder präventive Aufgabe zur Selbstfindung und zur Findung zum Nächsten. Dies geschieht auf ganzheitlichem Weg und oft »wie nebenbei«, solange nicht gezielt tanztherapeutische Manßnahmen ergriffen werden.

Mir selbst hat das Tanzen in vielen Bereichen meines Lebens geholfen und diese wertvollen Erfahrungen möchte ich einfach mit anderen teilen. Aus diesem Grund gebe ich das, was mir wichtig geworden ist, in Kursen und Seminaren weiter, die jedermann und jederfrau, ob jung oder alt zugänglich sind.

Mit einem Text des hl. Augustinus aus dem 4. Jh. n. Chr. möchte ich nochmals verdeutlichen, was der Tanz für mich beinhaltet und bedeutet:

Ich lobe den Tanz,
denn er befreit den Menschen von
der Schwere der Dinge, bindet den
Vereinzelten zur Gemeinschaft.
Ich lobe den Tanz,
der alles fordert und fördert,
Gesundheit und klaren Geist
und eine beschwingte Seele.
Tanz ist Verwandlung des Raumes,
der Zeit, des Menschen, der
dauernd in Gefahr ist, zu zerfallen,
ganz Hirn, Wille oder Gefühl zu werden.
Der Tanz dagegen fordert den
ganzen Menschen, der in seiner
Mitte verankert ist. Der nicht
besessen ist von der Begehrlichkeit
nach Menschen und Dingen und von
der Dämonie der Verlassenheit im
eigenen Ich. Der Tanz fordert den
befreiten, den schwingenden
Menschen im Gleichgewicht aller
Kräfte. Ich lobe den Tanz.
O Mensch, lerne tanzen, sonst wissen
die Engel im Himmel mit dir nichts anzufangen.

Augustinus

Dieses Kapitel hat Stephanie, meine Frau, geschrieben. Es ist erstaunlich, was man durch Tanzen alles erreichen kann. Ich empfehle Ihnen, einmal so ein Tanzseminar bei meiner Frau oder anderswo mitzumachen.

Die Sonnenheilkur

Die Sonne ist das Zentrum unserer kleinen Planetenfamilie im unermeßlichen All. Seit Menschengedenken war sie der Inbegriff des Ganzen, des Heils, des Vollkommenen, ja der Gottheit selbst, wie viele
Sonnenkulte seit altersher bezeugen. Auch die Christen des Mittelal-
ters und danach erlebten die Sonne in Verbindung mit der Vollkommenheit in Jesus Christus. Damals gebrauchte man den Ausdruck
cristo-sol (Christus Sonne), der heute noch in manchen Kirchen zu
lesen ist. In dem berühmten Isenheimer Altar von Mathias Grünewald
(14.Jh.) begegnet uns die Auferstehung Jesu in der Sonne.

Die Spuren der Mißhandlung sind verschwunden. Der Menschen-
sohn hat nach hartem Kampf und unermeßlichem Leid die Vollkommenheit erlangt; sein Leib ist verklärt und strahlt, wie eine gewaltige
Sonne. Jesus Sieger: Segnend erhebt er seine Hände in der Sonne.

Dazu schreibt Schwester M. Martyria Madauss in ihrer Betrachtung über den Isenheimer Altar: »Wenn wir in Stunden dunkler Nacht,
da Jesus zu schweigen scheint, im Glauben durchhalten, wenn wir
bereit sind, Dornen mit Jesus, das heißt Schmähungen um Seinetwil-
len zu tragen, wenn wir uns verlachen und verhöhnen lassen, für IHN,
dann lebt Jesus in uns! Dann leuchtet uns Sein Trost! – Stark wie die
Sonne!«

Im gleichen Altargemälde begegnet uns auch Gott-Vater in der
Sonne. Engelscharen kommen in den Strahlen des »Sonnen-Gottes«
herab auf die Erde, zu Jesu Geburt. Hellsichtige Künstler aller Zeiten
und Religionen haben die Köpfe ihrer Heiligen in der Sonne gemalt,
in der Aura der Vollkommenheit. In Indien werden die Engel (Devas)
als Sonnen dargestellt.

Jeder kennt die allumfassende Wirkung eines Sonnenstrahls nach
einem oder mehreren Tagen bewölkten Himmels oder die Wirkung
des Sonnenaufgangs nach der dunklen Nacht. Dies erfaßt jeweils den
ganzen Menschen. Zunehmend ahnen und erkennen auch Wissenschaftler in der Sonne die ganzheitliche Heilkraft.

Der große Sonnenenergieforscher Marconi (1874-1927 Begründer
des drahtlosen Nachrichtenverkehr) sagte einmal: »In einem Sonnenstrahl ist mehr Energie enthalten, als in allen Atomen der Materie...«

Marconi hatte damals schon mehr erreicht als allgemein bekannt ist. Seine nicht so leicht nachvollziehbaren Erfahrungen drückt er in einem durchaus unwissenschaftlichen Ergänzungssatz aus: »... sie (die Sonnenenergie in ihrer Ganzheit) wird aber nur von dem gefunden, der sie mit Liebe sucht.«

Die Liebe ist die größte Kraft, das Licht ist in der Liebe. Es gibt keine Liebe ohne Licht aber es gibt Licht ohne erlebbare Liebe. Ein Fünckchen Liebe ist jedoch im kältesten Licht enthalten, weil das Licht ein Teil der Liebe ist.

Gott ist die vollkommene Liebe – die höchste Kraft. Die göttliche Energie, aus der letztendlich alles besteht, hat viele Aspekte die durch die verschiedenen Eigenschaften der Engel zur Wirkung kommen. Wir Menschen, wie auch alle anderen Lebewesen, leben zwar mittels dieser vollkommenen Energie, willentlich können wir jedoch nur einen kleinen Teil davon für unsere Zwecke gebrauchen. Das ganze Spektrum der göttlichen Kraft werden wir aber niemals unserem Willen unterwerfen können. Hier stoßen wir an Grenzen, die wir mit unseren menschlich-egoistischen Zielsetzungen, Gott sei Dank, nicht überwinden können. Der Umgang mit dieser Energie wird uns erst dann gelingen, wenn wir das Ebenbild Gottes in uns (die Liebe) mit jeder Faser unseres Seins in die Tat umgesetzt haben.

Die Sonnenheilmittel

Alles Leben auf dieser Erde beruht auf dem Licht, das von der Sonne ausstrahlt. Im Grunde genommen besteht alles, selbst der härteste Stein oder Stahl, aus Licht in verschiedenen Schwingungszuständen. Das Licht selbst können wir jedoch nicht sehen, sondern nur dessen Reflexion und auch davon sehen wir nur ein begrenztes Spektrum. Jeder Stoff auf dieser Erde besteht aus gebundenem Licht, darüber hinaus hat jede Stoffform (Mineral - Vegetal - Tier und Mensch) je nach ihrer Art, Sonnenlicht in freier Form gespeichert. Das heutige Verfahren der Spektralanalyse zeigt uns nur einen geringen Teil davon.

In einem Netz kann man einen Eisblock transportieren, aber kein Wasser, ein Bleibehälter kann Wasser fassen, aber kein flüssiges Erz, Kupfer kann Elektrizität weiterleiten, Glas jedoch nicht. So hat jeder

Stoff eine ganz spezifische Träger-, Speicher- und Leitfähigkeit, besonders in Bezug auf das Sonnenlicht. Jede Heilpflanze ist ein hochdifferenziertes »Gefäß« für eine ganz bestimmte Sonneneigenschaft. Bei der Zerstörung der Pflanzenzellmembrane durch Kochen, Zerreiben, Alkoholextraktionen usw. wird diese spezifische Sonnenenergie wieder freigesetzt. Man kann diese Lichtquanten oder Photonenemission heute messen. Die Ausstrahlung der kleinsten, spezifischen Lichtpartikelchen ist die eigentliche Heilkraft der Pflanze.

Die einfachste und direkteste Art die Heilkraft der Sonne zu erleben ist, sich ihr ganz hinzugeben und ihren reinen Engelwesen mit jedem Sonnenstrahl Einlaß in die dunkelsten und verborgensten Räume unseres Wesens zu gewähren. Etwa mit der inneren Einstellung des Reinigungsgebetes am Ende des Kapitels.

Leider haben die meisten Menschen noch keine unmittelbare Verbindung zum Wesen der Sonne, sie brauchen noch Hilfsmittel.

Wenn sich nun Stoffe und Methoden finden lassen, mit denen man das ganze Spektrum des Sonnenlichts speichern kann, dann hätten wir somit ein nahezu vollkommenes Heilmittel. Wir glauben, daß uns dies durch Gottes Führung mit den vorliegenden Sonnenheilmitteln gelungen ist. Die wundersamen Heilungen verschiedener, schwerer Erkrankungen, mit nur 4 - 7 Kügelchen von einem Sonnenheilmittel scheinen dies zu bestätigen. Allerdings hängt die Wirkung sehr stark von der Empfangssensibilität des Kranken ab. Nach meiner Erfahrung an einer Vielzahl von Patienten, seit Sommer 1984, haben die Sonnenheilmittel nur bei wenigen Patienten einen wahrnehmbaren Erfolg gebracht. Auch hier zeigt sich wieder die alte Erfahrung, daß es kein Mittel gibt, auch wenn es noch so gut ist, das für alle Menschen das richtige wäre. Vielleicht spielt bei der Wirkung dieser Mittel u.a. auch der Hinweis von Marconi eine Rolle: »Die Sonnenenergie erschließt sich nur dem, der sie mit Liebe sucht.« Liebe schließt Hingabe, Opfer und Glauben mit ein, denn Liebe ist das Wesen Gottes.

Das Wirkungsprinzip der Sonnenheilmittel

Ich erlebe dies folgendermaßen: Jede noch so körperlich erscheinende Krankheit wird durch verschiedene seelische Störungen verursacht.

Da sich in der Sonne die Ganzheit, das Heil manifestiert, kann die Seele des Kranken jenes spezifische Strahlungsspektrum aus dem

Sonnenheilmittel annehmen, das ihr fehlt und somit ist ihr Strahlungsfeld wieder im Gleichgewicht. Man könnte auch sagen, das dunkle Od oder der Schatten in der Seele wird durchsonnt und das oder die, dem gestörten Feld entsprechenden Organe, können wieder gesunden.

Dadurch wird eine optimale Voraussetzung geschaffen damit Heil *werden* kann. Denn auch hierbei sind es nicht die Mittel, die einen Menschen wirklich Heil »machen«. Sondern seine innere Umstellung, Umkehr, Bereitschaft und wie man es sonst nennen mag.

Ein kranker Mensch kann nicht allein durch die Einnahme eines Mittels wirklich HEIL WERDEN. Das wahre Heil kommt nur von Gott und Er ist an kein Mittel gebunden.

Solange wir Menschen nicht den absoluten Glauben an den Allmächtigen, Allgegenwärtigen, Allbewußten und All-liebenden Gott haben, suchen wir noch Mittel für unsere Leiden. Wenn jeder **seine** Mittel findet und diese in der rechten Ordnung, in der richtigen Dosierung, zur rechten Zeit und am rechten Ort einnimmt, dann können diese bzw. die Wesen, die durch die Mittel wirken wunderbare Hilfe leisten.Je vollkommener die Wesen sind, deren Informationen uns durch die Mittel ver-mittelt werden, desto umfassender sind ihre Wirkungen. Vorausgesetzt es ist gerade jetzt, oder überhaupt, das **richtige** Mittel für **mich.** Die Tatsache, daß bestimmte Mittel anderen Menschen mit »gleichem« Leiden geholfen haben, heißt noch lange nicht, daß sie auch mir helfen können.

Aus dieser Sicht kann ich sagen, daß ich mit den Sonnenheilmitteln schon einige wunderbare Heilungen erleben durfte. Ich verzichte auf jegliche Dokumentation der verschiedenen Heilungen. Entweder man glaubt an die Heilkraft der Sonne, dann braucht man solche Berichte nicht oder man glaubt nicht daran, dann kann man den Glauben bestimmt nicht dadurch erlangen, daß man weiß, daß bei zehn Patienten das Mittel geholfen hat und bei dreißig anderen nicht.

Von Seiten der Skeptiker werden diese »Wunderheilungen« sowieso als unerklärliche Spontanheilungen abgetan. Da nützt es nichts, wenn man die Dokumentation auch noch so gut untermauert; deshalb verzichte ich von vornherein darauf.

Durchführung der Sonnenheilkur

Vor allem sollte man sich während einer solchen Kur Schritt für Schritt mit allen Menschen versöhnen, so wie sie sind und mit der ganzen Schöpfung, so wie sie ist.

Man sollte viel in die Stille gehen, am besten in die Berge, in den Wald, an einen Bach oder See und wieder eine tiefe Beziehung zur Natur und den Mitmenschen finden; das Bewußtsein erlangen, mit allen und allem in Liebe verbunden zu sein. So wie die Sonne ohne Vorbehalt und Auswahl ihr Licht allen schenkt, sollten auch wir versuchen, uns bedingungslos mit allen zu versöhnen. Wenn möglich, sollten wir einige Schweigetage einlegen. Damit die Sonnenmittel überhaupt wirken können, muß der Organismus vor deren Einnahme erst einmal gereinigt und vorbereitet werden.

Reinigungsfasten vor Einnahme der Sonnenheilmittel

Am besten dient dazu eine reine Wasserkur von 7 Tagen.

Ein leichteres Fasten wäre mit Gersten- oder Weizenbrühe: 100 g Gerste oder Weizen in reichlich Wasser ca. 1 1/2 Stunden kochen. In den letzten 20 Minuten kann man (muß aber nicht) Mangold oder Lauch dazu geben und eine Prise Meersalz.

Mit einem feinen Sieb abseien, sodaß keinerlei feste Stoffe mehr darin sind, auch kein Satz. Wer es etwas kräftiger braucht, kann noch etwas kaltgepreßtes Sonnenblumenöl dazu geben. Diese klare Brühe kann man morgens, mittags und abends mit einem Löffel langsam genießen, gut einspeicheln, auch wenn es nur Flüssigkeit ist.

Eine Variante wäre die Gersten- oder Weizenbrühe mit etwas Honig gesüßt. Auch ein Glas Wasser, mit einem Schuß Himbeermuttersaft (ungesüßt) am Tag, tut gut. Die weiteren wichtigen Fastenmaßnahmen sind in meinem Fastenbuch nachzulesen und möglichst genau durchzuführen, sonst kann das Fasten zur Qual, anstatt zum freudigen Reinigungserlebnis werden.

Wer nicht fasten möchte oder kann, sollte aber folgende Ernährungseinschränkungen mindestens 14 Tage vor und 14 Tage nach der Einnahme der Sonnenheilmittel beachten: Streng meiden: alles, was unter der Erde wächst, also Kartoffeln, Möhren, Rote Beete und andere Wurzeln, ferner Hülsenfrüchte sowie Tomaten, jede Rohkost, also auch keine grünen Blattsalate, Gewürze, Kräuter, auch als Tee, Kaffee, schwarzer Tee, Tabak, alkoholische Getränke, Limo, Cola, Fruchtsäfte, kohlensäurehaltiges Mineralwasser, rohes Obst, jede Art von Käse, mit Ausnahme von frischem Quark (Schichtkäse), Eier, schwere, saure Brote, Weißmehlprodukte, Süßigkeiten, außer ein wenig Honig.

Die Sonnenkurdiät

ist eine möglichst einfache, stets gekochte, aber nicht verkochte Kost. Immer frisch, d.h. also nichts aufwärmen. Lieber kleine Portionen kochen, damit nichts übrig bleibt. Man sollte jeweils nur eine Getreideart zu einer Mahlzeit zubereiten: Dinkel, Weizen, Gerste, Hafer, Hirse oder Buchweizen (kein Grünkern). Dazu ein wenig gedünsteter Mangold oder Lauch, keine Kohlarten, kaltgepreßtes Sonnenblumenöl und etwas frischen Schichtkäse. Morgens und abends Getreidebrei, mit gekochtem Dörrobst wie Äpfel, Birnen, Pflaumen und Aprikosen. Mit wenig Honig und 2 bis 3 Walnüssen, frisch aus der Schale, verfeinern.

Von den vielen Brotsorten ist nur gut abgelagertes, leichtes Weizen-, Graham-, Dinkel- und Gerstenbrot zu empfehlen, ohne Aufstrich. Man kann das Brot auch mit Sonnenblumenöl, Olivenöl oder Walnußöl tränken. Vollkornnudelgerichte mit gedünsteten Zucchini, Öl und frischem Schafskäse oder Quark, sind eine weitere Möglichkeit.

Neben dem Sonnenwasser sollte man frisches, reines Wasser trinken. Dies sollte möglichst gesonnt sein und vor dem Trinken zur Sauerstoffanreicherung siebenmal von einem Glas ins andere geschüttet werden, möglichst in hohem Sturz (Wasserfalleffekt). Wenn das Verlangen nach Milch vorhanden ist, kann man frische Magermilch oder nicht zu saure Buttermilch aus Magermilch, löffelweise einnehmen; gut einspeicheln. Milch gerinnt sofort im Magen, man muß sie mehr als feste Nahrung betrachten.

Wer sich einmal zu einer derart einfachen Kost überwunden hat, wird deren segensreiche Wirkung sehr bald spüren. Sie spendet innere Ruhe, Kraft und Vertiefung. Man sollte sich während der gesamten Dauer einer Sonnenheilkur sexueller Beziehungen enthalten.

Das Sonnenwasser

Während des Reinigungsfastens und/oder der Sonnenkurdiät, trinkt man mehrmals am Tag bedächtig, in kleinen Schlucken das Sonnenwasser; falls vorhanden, aus einem dunkelvioletten Glas. Dies ist aber nicht unbedingt erforderlich. Zur Erzeugung des Sonnenwassers nimmt man möglichst ein dunkelblaues Gefäß aus Glas oder Keramik, mit einem nicht zu hohen Rand, damit dieser wenig Schatten ins Glas wirft. Sehr günstig ist ein flaches, pfannenartiges Keramikgefäß, mit ca. 21 bis 24 cm Durchmesser und einer 7 cm hohen schrägen Seitenwand, mit Stiel und Ausgußschnabel. Man füllt es mit reinem, möglichst schon gesonntem Wasser. Dann nimmt man ein Brennglas mit 30 cm Durchmesser (bei jedem Sonnenmittelverordner als Leihgabe erhältlich).

Bei strahlendem Sonnenschein, möglichst um die Mittagszeit, hält man das Brennglas so über das Gefäß, daß sich der Brennpunkt genau in der Mitte der Flüssigkeit befindet und dort hält man den Brennpunkt genau eine Minute.

Danach füllt man das Sonnenwasser mit einem Glastrichter in eine dunkle Flasche, verschließt sie mit einem Korken und umwickelt sie möglichst noch mit Verpackungsfolie, damit die nun gespeicherte Sonnenenergie nicht entweichen kann und stellt die Flaschen in einen Schrank. So eine Flasche kann man über den Tag verteilt trinken. Nicht direkt aus der Flasche trinken. Möglichst jeden Tag frisch bestrahltes Sonnenwasser trinken. Vorsorglich sollte man aber immer einige Flaschen auf Lager haben, am besten gleich die ganze Kur, falls die Sonne einige Tage durch Wolken verdeckt bleibt. Anstatt des großen Brennglases, kann man auch beim Optiker eine Leselupe, mit mindestens 12 cm Durchmesser kaufen. Mit dieser muß man den Brennpunkt aber genau drei Minuten in der Mitte des Wasservolumens halten.

Bei der Wasserbestrahlung ist es wichtig, sich innerlich in Demut, Dankbarkeit und Liebe ganz auf die Sonne einzustellen und betend den Segen zu empfangen, den uns Gott durch diesen mächtigen Stern erteilt.

Auf dem Wege zum Licht lasset keinen zurück!

Peter Rosegger

Einnahme der Sonnenheilmittel

Wenn man nun durch die Sonnenwasserkur, mit der entsprechenden Diät, oder besser noch durch Fasten vorbereitet ist, wird das Sonnenheilmittel mit der entsprechenden inneren Einstellung eingenommen. Das Mittel sollte von keinem anderen berührt werden, man gibt es dem Kranken in die Hand oder direkt auf die Zunge. Diesen Einnahmetag sollte man schweigend, möglichst in der Abgeschiedenheit der Natur verbringen. Jeder weitere Tag, den man danach ebenso verbringen kann, ist sehr heilsam. Das Optimale wären 8 - 10 Tage auf einer einsamen Alm im Gebirge, im Wald, am Meer, an einem See, einem Fluß oder Bach. Wo auch immer, mit der inneren Ausrichtung auf Gott und alles aus Seiner Hand dankbar annehmen, was auch immer auf uns zukommt, sei es Freud oder Leid. Das folgende Gebet sollte die ganze Sonnenkur begleiten:

Herr Jesus Christus,
durchglühe und reinige Du uns
und alles in uns
und um uns her,
mit dem Feuer Deiner Liebe,
und laß uns Kraft und Frieden finden
in Dir.

Ein großer Geist opfert sein Liebstes für sein hohes Ideal oder für seine Liebesmission.

Große Geister sind unempfindlich für Beleidigungen und Schläge jeglicher Art; sie blicken mit Barmherzigkeit auf jene die ihnen Leid zufügen, verzeihen ihnen und segnen sie.

Göttliche Mitteilungen und Lehren, siehe Seite 256.

Handauflegen

Das Wort Behandlung besagt, daß man etwas mit den Händen tut. Wenn jemand einen Schmerz hat und man legt die Hände auf die entsprechende Stelle, wird der Schmerz gelindert; dies kann am eigenen Körper, wie auch bei einem Mitmenschen geschehen. Es ist die Urform der Be-*Hand*-lung.

Wenn ein Kind mit einem *»Aua«* oder *»Wehweh«* weinend zur Mutter kommt, legt diese intuitiv ihre Hand darauf - vielleicht spricht sie noch das *»Heile-Heile-Segen«* dazu und schon ist der Schmerz gelindert oder gar weg. Sehr groß ist die wohltuende und beruhigende Heilkraft, die aus den Händen und dem Herzen eines liebenden und fürsorglichen Menschen fließt. Wie groß mag wohl die Heilkraft im Urzentrum der Liebe – in GOTT – sein?

Wenn wir uns mit unserem ganzen Bewußtsein, unserem ganzen Wesen an IHN wenden und einem leidenden Mitmenschen im Namen Gottes oder im Namen und Geiste Jesus Christus die Hände auflegen, dann werden wir zu einem Kanal seiner Liebe und dürfen spüren, wie ein Energiestrom durch uns hindurch, in den Anderen hineinfließt. Oft spürt man, wie sich nach einer Weile im Kranken Energien lösen, die Schmerzen verursachen. Dann fließt durch eine Hand die Heilkraft in den Kranken hinein und durch die andere, die Krankheit heraus. Jeder der an Jesus Christus – an Gott glaubt, kann seinen Mitmenschen auf diese Weise helfen. Wir können es aber nicht *machen*, am wenigsten mit dem Anspruch, jemanden heilen zu *wollen*. Wir können es nur geschehen lassen, in Demut und mit der Einstellung: Vater, DEIN, nicht mein Wille geschehe.

Wir können uns auch selbst die Hände auf unsere kranken Glieder, Organe oder sonstige Schmerzstellen auflegen.

Wer an mich glaubt, aus dessen Leib
werden Ströme lebendigen Wassers fließen.
Jesus in Johannes 7.38

Heilung durch Glaubenskraft

Jesus sagte zu jenen, die durch seinen Geist durchsonnt-gesonnt-gesund wurden, oder das Heil – das Ganze – empfangen haben: »Dein Glaube hat dir geholfen, gehe hin und sündige hinfort nicht mehr.«

Der Glaube an die Allmacht des Heilandes Jesus Christus kann uns heil machen, indem er all unsere Finsternis mit seinem Liebeslicht durchsonnt und annimmt – erlöst.

Durch egoistische Verhaltensweisen, Rechthaberei, Verurteilen, Geltungssucht, Stolz, Eifersucht, Neid, Vergeltung, Haß usw., in Gedanken, Worten und Taten, erzeugen wir – meist unbewußt – Wesen die diese Eigenschaften haben. Leider sehen wir diese Wesen (Eigenschaften) überwiegend in unseren Mitmenschen und selten in uns selbst.

Diese Wesen sind unsere »Schattenkinder«. Wir nehmen sie aber nicht als unsere Kinder an, im Gegenteil, wir verurteilen sie in der Begegnung mit anderen Menschen und erzeugen dadurch immer mehr Schattenkinder, deren Not immer größer wird. Anstatt sie als unsere Kinder *anzunehmen* und zu lieben, *bekämpfen* wir sie. Dadurch müssen sie sich gegen uns wappnen. So werden sie, aus ihrer Not heraus, immer stärker und in uns wird es immer dunkler.

Nachdem wir unser Heil vielerorts gesucht haben, wenden wir uns eines Tages an den Heiland selbst. An jenen, der alle Gegensätze angenommen und in sich vereint, der seine Feinde geliebt hat, bis hin zum freiwilligen Opfertod am Kreuz von Golgatha - Jesus Christus. ER nimmt uns an, wie wir sind, mit all unseren dunklen »Kinderscharen«. Diese liebt er ganz besonders, da sie bisher keiner haben wollte. Durch dieses Angenommenwerden, geschieht das Wunder der Liebe, die **Verwandlung**, die **Erlösung**: aus den dunklen, bösen Kindern werden Engel, aus dem häßlichen Frosch im Märchen ein Prinz.

Nun ist die Harmonie hergestellt, sind wir in der Liebe, sind wir bei Gott. Es liegt aber allein in unserer Entscheidung, ob wir da bleiben, oder ob wir wieder »abfallen«, uns absondern von der Ganzheit und somit erneut in die Sonderung – in die Sünde gelangen, zurück zu den »Fleischtöpfen Ägyptens«, zurück zu den alten Verhaltensweisen. Um dies zu vermeiden, versuchen wir jeden Tag in der Allgegenwart Gottes – Jesu Christi – zu leben. Entscheiden wir uns in jedem Augenblick aufs neue für IHN. Bitten wir jeden Tag aufs neue um Seine Führung. Bitten wir Ihn, er soll uns die Welt und unsere Mitmenschen durch Seine Augen sehen lassen und mit Seinem Herzen lieben lernen. Schreiben wir uns die wichtigsten Empfehlungen aus der Bergpredigt heraus, damit sie uns als Leitfaden im Alltag dienen.

Lesen wir jeden Tag in der Bibel und im Buch des Wahren Lebens (den Göttlichen Unterweisungen aus Mexiko).

Hüten wir uns aber vor Frömmelei, Dogmatismus und Sektarismus. Vergessen wir nie: Gott *ist* die absolute Liebe. ER liebt uns alle, bedingungslos, so *wie* wir sind.

Meditation

Nutzen Sie Ihr Kranksein als Anlaß zur inneren Einkehr. Setzen Sie sich aufrecht, locker und entspannt in eine ruhige Ecke, am besten auf ein Gebets- bzw. Meditationsbänkchen oder auf ein Sitzelement, auf dem man halb kniend, mit gerader Wirbelsäule, entspannt sitzen kann. Falls Sie bettlägerig sind, machen Sie die Übung im Bett.

Zünden Sie eine Kerze an und betrachten Sie die Flamme ohne Absicht, äußerst konzentriert, aber völlig entspannt, denn Konzentration bedeutet keineswegs Anspannung oder gar Verkrampfung. Höchste Konzentration bedeutet Sammlung auf einen Mittelpunkt, in diesem Fall die Flamme. Den aufkommenden Gedanken, die Sie von dieser Übung ablenken wollen, schenken Sie vorerst keine Beachtung, auch den Gedanken nicht, die sich mit der Flamme und der Kerze beschäftigen wollen. Wir gelangen somit zur reinen Kontemplation (Betrachtung) der Flamme.

Durch die reine, absichtslose und urteilsfrei-liebevolle Betrachtung der Menschen, Tiere, Pflanzen, Erde, Luft, des Wassers und des Feuers, letztendlich von allem, was uns begegnet, erschließt sich uns deren wahrer, innerster Wesenskern. Dies kann man als Meditation bezeichnen. Indem man die eigene Wesensmitte findet, kann man durch diese »Sammellinse« die anderen ebenfalls in ihrem Wesen erleben.

Wenn aufgrund von Erkrankung Schmerzen vorhanden sind, oder durch die ungewohnte, gerade Sitzhaltung welche auftreten, versuchen Sie nicht diese zu verdrängen oder als Störung ihrer Kontemplationsbemühungen zu sehen. Im Gegenteil, versuchen Sie immer, das Negative durch die Durchdringung und Annahme zu verwandeln. So nutzen Sie ihre Schmerzen als Konzentrations- und Kontemplationsziel. Der nächste Schritt wäre, sich in die Schmerzen bzw. die schmerzende Körperregion ganz hinein zu versetzen, um das Wesen des Schmerzes zu erleben.

So ist also Meditation keineswegs ein Weg der Verdrängung, mittels »positiver« Suggestionen, weder eine Gefühlsduselei mit süßlicher Musik, noch die Flucht in eine »rosa« Schein- und Vorstellungswelt. Wahre Meditation ist seit altersher, in allen Religionen, der Weg zu Gott, frei von jeglichem Dogmatismus und Sektarismus. Ein Weg durch alle Höhen und Tiefen des menschlichen Seins, ein Weg zur Synthese aller Gegensätze.

Üben Sie täglich, anfangs möglichst zur gleichen Zeit und am gleichen Ort, eine halbe Stunde stille Kontemplation. Versuchen Sie, diese betrachtende Einstellung auf den ganzen Tagesablauf zu übertragen. Gehen Sie in der täglichen Stille langsam zur Betrachtung und Belauschung Ihres Inneren über. Erleben Sie die Offenbarung Ihrer Stille. Beziehen Sie eine innere Betrachtungsposition, ohne Absicht, ohne Erwartung – zeitlos. Langsam lernen Sie die anscheinend grenzenlose Seelendimension und die Vielfalt ihres Wesens kennen, angefangen bei Ihren eigenen Gedankenwesen. In dieser Dimension ist nahezu alles möglich, viele Wesen stürzen sich auf den Neuling, um ihn mit allerlei Täuschungen für sich zu gewinnen, deshalb ist ein Führer für dieses Neuland sehr empfehlenswert. Der Beste, den ich Ihnen empfehlen kann, heißt Jesus Christus. Er hilft Ihnen, die Geister zu unterscheiden und schützt Sie vor allen Gefahren. Mit Jesus Christus können Sie Ihr inneres Befreiungs- und Erlösungswerk beginnen. Mit Ihm können Sie die dunkelsten Verließe Ihres Wesens ohne Gefahr öffnen. Der Weg der wahren Meditation, ohne Suggestion und Verdrängung, geht früher oder später durch unsere eigene Hölle hindurch in den Himmel hinein, von dem Jesus sagte, er sei innwendig in uns.

Jeder kann meditieren lernen und sehr bald die segensreiche Wirkung in seinem Alltag erfahren. Besonders in Bezug auf unsere Mitmenschen: man lernt, sich selbst und andere voll anzunehmen. Allmählich versteht man die anderen nicht nur, sondern man erlebt sie und wird selbst durch ihre Gegensätzlichkeit bereichert. Dann fängt man langsam an *alle* Mitmenschen zu lieben. Was man früher nicht für möglich gehalten hat ist plötzlich Wirklichkeit geworden: Diese »unmöglichen«, diese andersdenkenden diese andersgläubigen diese andershandelnden Menschen, können wir auf einmal verstehen, annehmen, ja sogar lieben.

Bei der Arbeit läuft alles leichter von der Hand – oft sogar wie von selbst. Ideen und Einfälle fangen langsam an zu sprudeln.

Durch Meditation werden wir in höchstem Maße mit uns selbst konfrontiert, im positiven und im negativen Sinne. Wir entdecken ungeahnte Fähigkeiten, die zum Teil tief im Unterbewußtsein schlummern, oder durch allerlei Alltagssorgen, Ängste und Fehleinstellungen gefangen gehalten werden. Aber man lernt auch immer deutlicher die eigenen Fehler und Schattenseiten kennen, die man bisher als Spiegelbild bei den anderen sah.

In Wirklichkeit sind wir alle sehr reich. Wir ahnen es und suchen diesen Reichtum in der Außenwelt. Wir mühen und plagen uns, jagen dem Mammon nach, versklaven uns, sammeln kleine und große Güter, die wir dann sichern und versichern. Wirklich glücklich und erfüllt sind wir durch den Besitz dieser mühsam erworbenen Dinge nicht. In seltenen, ruhigen Stunden unseres Lebens, ahnen wir ganz leise, daß uns eigentlich das Wesentliche in unserem Leben fehlt.

Wir beginnen darüber nachzudenken und stoßen dann früher oder später an die Grenzen unserer Denkfähigkeit. Vielleicht nach jahrelangen, forschenden Denkvorstößen in alle Richtungen, beginnen wir zu ahnen, daß es jenseits dieser Grenzen Dimensionen gibt, in die wir mit unserer mentalen Kraft - dem Denken - nicht eindringen können. Hier müssen wir unsere Gedanken zurücklassen, sie können uns in jener Dimension nicht mehr helfen, dort existiert das Denken nicht mehr.

Wenn wir auf schmalem Pfade einen Gebirgsgipfel erklimmen wollen, können wir unser Auto, das uns zum Fuße des Berges brachte auch nicht weiter gebrauchen, es muß auf dem Parkplatz zurückbleiben. Auf den schmalen, steilen Pfaden der Bergwelt gibt es keine Autos.

Immer mehr Menschen werden durch Leistungszwang, Hektik, Streß und durch eine immer kompliziertere Technologie seelisch erdrückt. Die Meditation als Ausweg aus dieser Seelenqual wird immer populärer.

Durch Meditation kommen wir mit uns und den anderen wieder ins »Reine«. Ruhe und Frieden kehren in die Seele ein, man fühlt sich frei und ungemein erleichtert.

In abgelegenen Gegenden, die vom Fernsehen noch nicht erreicht worden sind, sitzen heute noch Bauern, oder andere naturverbundene Menschen auf einer Bank und schauen am Abend, still in sich versunken der untergehenden Sonne nach. Sie würden diese Zeit der Stille, in der sie ganz in sich gekehrt die Welt und ihr Leben ordnen mit nichts vertauschen wollen, denn in dieser Zeit finden und bewahren sie sich ihre Mitte aus der sie Kraft und Weisheit schöpfen – die bewährte, alte Volksweisheit.

Sie haben das Wort meditieren nie gehört, sie folgen ganz einfach dem Drang ihrer Seele nach innerer Einkehr.

Nur in innerer Ruhe, Harmonie und Frieden, kann sich ereignen was tiefster Sinn und Ziel einer jeden Meditation ist: die Erfahrung der Gegenwart Gottes, das Einswerden mit allem Leben, mit aller Kraft, mit allen Wesen.

Falls Sie auf diesem Weg Schwierigkeiten bekommen, besondere Erlebnisse haben mit denen Sie nicht fertig werden, stehe ich Ihnen gerne zur Verfügung.

Das Gebet

ist ein Gespräch mit Gott. Es sollte spontan und einfach sein. Wir können laut, leise oder nur im Innern beten, Hauptsache die Lippen unseres Herzens beten mit.

Man sagt, die Not lehre beten: wir sollten aber schon in »guten« Zeiten den Dialog mit Gott üben, damit wir in »schlechten« Zeiten auch den richtigen Draht haben. Die Anleitung dazu können wir gleich direkt von IHM haben, indem wir bitten: »Lieber Gott« oder »Vater lehre du mich beten!«

Viele verwechseln Gebet mit Forderungen, zum Beispiel: »Lieber Gott, mach meine Frau gesund; mach mich erfolgreich; schütze mich vor den bösen Nachbarn; vernichte meine Feinde; laß diese oder jene Partei die Wahl gewinnen; mach, daß mein Mann nicht mehr raucht, trinkt usw.« Wer solche Forderungen stellt, drückt damit aus, daß er besser weiß was richtig ist als Gott. Oft machen so »betende« Menschen Gott dann noch Vorwürfe, daß er ihre Wünsche nicht erfüllt.

Das Gebet ist ein Dialog mit Gott, der natürlich auch Bitten enthalten kann und zur Fürbitte werden kann.

Früher habe ich mich gefragt, warum soll ich denn überhaupt Gott für mich oder einen anderen um etwas bitten, wenn Er in seiner Allgegenwärtigkeit doch alles weiß? Später wurde mir bewußt, daß Gott mit all seinen Engeln durch uns Menschen wirkt.

Wir leben in einem Meer von Energie - wir selbst sind im Grunde genommen Energiefelder/Energiewesen. Jeder Gedanke den wir denken, jedes Wort, das wir äußern ist ein Schöpfungsakt, bei dem wir Energie formen, zu etwas Wesenhaftem – einem Wesen. Wenn wir einem Menschen einen hilfreichen Gedanken schicken, ist das wirklich ein unsichtbarer Helfer, der bei ihm ankommt und seinem Wesen entsprechend im Energiefeld des anderen Menschen wirksam wird.

Wenn wir Gott um Hilfe für Menschen, Tiere, Pflanzen und die Erde bitten, so wirkt eben seine Energie nach **seinem** Willen durch uns hindurch. Die Art der Hilfe sollten wir jedoch Ihm überlassen.

Das wirkliche Heilwerden eines Menschenwesens in seinem ewigen Sein kann für den einen die Gesundung seines Erdenleibes bedeuten und für den anderen den Tod dieses zeitlich begrenzten Leibes.

Wenn wir im Geist Gottes beten, geschieht sehr viel in und um uns: Es entsteht eine feinstofflichere Atmosphäre, Engel erscheinen; ihre Zahl vergrößert sich je nachdem wie intensiv wir beten und für wieviele Menschen; denn die Engel wirken als Mittler, als Energieüberträger. Zünden Sie, sofern dies möglich ist, beim Beten eine Kerze an. Ihr warmes Licht ist für die Engel sehr hilfreich. Die ruhig brennende Kerzenflamme reinigt auch die Raumatmosphäre und ihre feinstoffliche Energie ermöglicht uns eine höhere Sensibilisierung.

Wenn man etwas lernen will, muß man viel üben, so auch das Gebet. Am Anfang ist es meistens nur ein Monolog bis es dann irgendwann zum Dialog wird. Die Gebetserfahrungen anderer können uns dabei helfen.

Einige Gebete und Erfahrungen solcher »Gesprächspartner Gottes« können Sie aus dem folgenden Kapitel entnehmen.

Sprüche - Gedanken - Gebete

1. Herr Jesus Christus, durchglühe und reinige Du uns und alles in uns und um uns her mit dem Feuer Deiner Liebe und laß uns Kraft und Frieden finden in Dir. Amen.

2. Mit allem was ich bin und in mir habe wende ich mich an DICH, DU mein Vater in Ewigkeit. Ich weiß, daß DU alle Menschenkinder liebst, so sehr liebst, daß die Liebe weit, weit über unser Fassungsvermögen hinausgeht. Daß wir oft so wenig von ihr sehen oder spüren, das ist allein unsere Schuld; wir haben zu wenig nach Deiner Liebe gesucht. Vergib uns das; bitte vergib es uns allen.

Nun, wo ich krank bin, habe ich Zeit und Gelegenheit um nach Deiner Liebe zu suchen. Sie ist da, weil DU da bist, weil es DICH gibt, und DU willst mir DEINE Liebe zeigen. DU willst sie mich spüren lassen. DU willst so viel Liebe über mich ausschütten, wie ich gerade noch ertragen kann, ohne dabei die Freiheit meines Glaubens und die Freiheit meines Willens zu verlieren. So viel Liebe hast DU für mich.

Nun, wo ich krank bin, will ich DIR das glauben und DIR ganz vertrauen. In DEINER Nähe kann es keine Krankheit mehr geben, denn DU bist selbst die reine, heilende Liebe. DU hilfst mir. DU hast nun meine Seele gereinigt von ihrem Gift. Ob es viel oder wenig ist, das weißt DU. Ich will DIR dankbar sein für diese Reinigung. Mache DU mich noch viel dankbarer, als ich es schon bin, denn DU, die ewige Liebe selbst, verdienst meinen Dank.

Nun soll auch mein Körper rein werden durch diese Krankheit. Sie macht wieder rein und gut, was giftig geworden war. Ich weiß, DU willst das, und ich will das nun auch. Deshalb wird es geschehen. DEINE LIEBE wird mir alles leicht machen, denn Liebe ist stärker als alles Leiden und aller Schmerz.

DU selbst hast uns das bewiesen als DU unerkannt als Jesus von Nazareth auf dieser Erde gelebt hast. Deshalb vertraue ich DIR und glaube, daß mit DEINER Hilfe auch mein Körper wunderbar gereinigt wird. DU kannst die Organe stärken, die nun viel Arbeit mit dieser Ausscheidung haben. Sicher willst DU das auch für mich tun, aus Liebe, aus reiner Liebe. Du hast nur gewartet, bis ich »JA« dazu sage und »Danke«. Ich will DIR dafür danken solange ich lebe, und mehr noch danach, im ewigen Sein meiner Seele. Und ich will DICH und meine Mitmenschen lieben, solange ich lebe. Hilf DU mir dabei, damit mein Leben so wird, wie es DIR gefällt: Innen und außen ganz heil. Amen. Es soll geschehen.

◎

3. Mein Leben
Du planst ein Werk von Ewigkeit -
Du gabst ihm Leben in der Zeit.
Gott - mein Gestalter!
Gott - mein Erhalter!

Laß mich Dein heil'ges Werk nicht stören,
laß mich nur Deinen Willen hören
und nimm zu allem, HERR,
ein freudig »Ja!«
Du großer Künstler! Forme!
Ich wehre nicht des Meißels Schlag.
Gib nur, daß ich an meinem letzten Tag
so bin wie Du mich schaust von Ewigkeit:
ein Gotteswerk – geworden in der Zeit.

◎

4. Die größte Offenbarung ist die Stille.
Laotse

◎

5. Glaube es:
Gottes Nähe ist so stark, daß alles andere
keine Macht mehr an dir haben kann.
Hanna Hümmer

◎

6. O mein Herr und mein Gott
nimm alles von mir
was mich hindert zu dir!
O mein Herr und mein Gott
gib alles mir
was mich fördert zu dir!
O mein Herr und mein Gott
nimm mich mir
und gib mich ganz zu eigen dir!
Amen. Gebet v. Nikolaus von Flüe

◎

7. »Herr,
wie Du willst, soll mir gescheh'n,
und wie Du willst, so will ich geh'n,
hilf Deinen Willen nur versteh'n.
Herr,
wann Du willst, dann ist es Zeit,
und wann Du willst, bin ich bereit,
heut und in alle Ewigkeit.
Herr,
was Du willst, das nehm' ich hin,
und was Du willst, ist mir Gewinn,
genug, daß ich Dein Eigen bin.
Herr,
weil Du's willst, drum ist es gut,
und weil Du's willst, drum hab' ich Mut.

Mein Herz in Deinen Händen ruht.«
Lieblingsgebet von Pater Rupert Mayer

◎

8. Krankheiten, besonders langwierige, sind Lehrjahre der Lebenskunst und der Gemütsbildung. Novalis

◎

9. Was nützt es euch wenn ihr die ganze Welt gewinnt, doch Schaden an eurer Seele nehmt. Jesus Christus

◎

10. Je dunkler es hier um uns wird, desto mehr müssen wir das Herz öffnen, für das Licht, das von oben kommt. Edith Stein

◎

11. O großer Geist,
dessen Stimme ich in den Winden vernehme und dessen Atem der ganzen Welt Leben spendet, höre mich an. Ich trete vor Dich hin, als eines Deiner vielen Kinder, ich bin klein und schwach. Ich bedarf Deiner Kraft und Weisheit. Laß mich in Schönheit wandeln und laß meine Augen immer den roten, purpurnen Sonnenuntergang schauen. Laß meine Hände die Dinge verehren, die DU gemacht hast, und meine Ohren Deine Stimme hören. Schenke mir Weisheit, damit ich die Dinge, die DU mein Volk gelehrt hast und die Lehre, die DU in jedes Blatt, jeden Felsen verborgen hast, erkennen möge. Nicht um meinen Brüdern überlegen zu sein, such ich Kraft, sondern um meinen größten Feind bekämpfen zu können, mich selbst. Mache mich bereit, mit reinen Händen und klarem, geraden Blick zu DIR zu kommen, damit mein Geist, wenn dereinst mein Leben verblaßt wie die untergehende Sonne, ohne Scham zu DIR kommen möge.
Anrufung der Sioux Indianer

12. Keine Träne geht verloren, denn ER hat sie gezählt. Kein Leid war je vergebens, denn den Weg den du gegangen, hat Gott für dich gewählt. Ernst Vill

◎

13. Schmerz und Liebe
Schmerz und Liebe sind Zwillinge, die oft so tun, als kennen Sie sich nicht. Jeder, der liebt, wird geschlagen, aber nicht jeder, der geschlagen wird, hat geliebt. Wenn ich Dir mit meiner Liebe begegne, so trifft Dich mit der Liebe auch ein Schmerz; und auch für mich haftet meiner Liebe ein Schmerz an.
Wenn unsere Liebe durchhalten soll, so müssen wir zuerst den Willen haben, die Schmerzen durchzuhalten.
Den anderen lieben heißt: Dem anderen erlauben, mir Schmerzen zu machen. Alle Liebe ist die Sehnsucht nach Vollkommenheit; darum macht die Liebe unserer Unvollkommenheit Schmerzen.
Aber durch die Schmerzen macht die Liebe sich Raum, damit die Vollkommenheit in uns wachsen kann.
Wie schmerzhaft ist unsere ungenügende Liebe für Gott, der uns nur in vollkommener Liebe begegnet. Wenn die Liebe Gottes auf Unvollkommenheit trifft, so verursacht sie Schmerzen, was aber nicht an der Liebe liegt.
Unerwiderte Liebe ist oft keine Liebe gewesen, denn die Liebe verändert zuerst den, der liebt, und ist darum schon ihre eigene Antwort.
Alle Liebe zu Menschen muß auch gleichzeitig auf Gott ausgerichtet sein, sonst erreicht sie niemanden und wird unerträglich für den, der liebt und für den, der geliebt werden soll. Der Schmerz den wir erleben, wenn wir mehr zu verschenken haben als der andere annehmen kann, ist der Schmerz Gottes mit uns.

14. ICH BAT GOTT um Kraft, um etwas zu leisten.
Ich wurde schwach, damit ich Demut lerne.
Ich bat um Gesundheit, um Großes zu tun.
Ich erhielt Krankheit, damit ich Besseres tue.
Ich bat um Reichtum,
um Gutes tun zu können
und erhielt Armut,
um weise zu werden.
Ich bat um Macht,
um allen Menschen zu helfen,
doch erhielt ich Schwäche,
damit ich Gottes Hilfe suche und erlebe.
Ich erhielt nichts, was ich erbat,
und doch viel mehr, als ich erhofft hatte.

15. In engen Grenzen fließt ein Fluß,
der sich im Wachsen seines Laufes
immer weiter machen muß,
bis er erlöst sich in das weite Meer ergießt,
und dessen Grenzenlosigkeit genießt.
Doch wär er nicht dort angekommen,
hätt' er als Grenze seine Ufer nicht genommen.
Für die zwei Ufer, die er trägt,
hat man die Namen Gut und Bös geprägt,
doch erst in der Liebe Einheit findet er sein Glück,
und läßt die engen Grenzen gern dafür zurück;
doch läßt er fallen seine Grenzen,
bevor ans große Meer er reicht,
so bildet sich ein See,
der scheinbar nur dem Meere gleicht.
Nun ist so ein See doch viel zu klein,
um Heimat von unendlich viel zu sein;
so muß er dann um seine Ufer gänzlich abzulegen,
sich noch einmal durch Ufer rechts und links bewegen, denn für des Meeres grenzenlose
Weite gibt es kein Ersatz,
nur in dem Meer der Liebe Gottes
hat alles Leben einen Platz Ernst Vill

16. In Gottes Liebe sind wir alle geborgen
ER schenkt uns seine Kraft
schenk du IHM deine Sorgen
und fasse vertrauen, es trägt dich hinauf
Gott lenkt mit Liebe deines Lebens Lauf.
Und was Er dir schenkt
und was ER dir nimmt
alles ist von IHM - für dich bestimmt
und wo er dich hinstellt dort lebe dein Leben.
Er gibt dir Kraft, das deine zu geben
und weißt du, daß ER dir in allem begegnet
entdeckst du mit Staunen wie sehr ER dich segnet.
Erscheint dir oft sinnlos, was dir widerfährt
ertrag es geduldig, bis verstehen er lehrt.
ER ist die Liebe, und die lebt in dir,
brauchst Ferne nicht suchen,
Dank IHM nur dafür. (Ernst Vill)

17. Alles in Gottes Hand legen,
alles in Gottes Hand lassen,
alles aus Gottes Hand nehmen.

18. Tue was du willst,
solang dein Herz dir sagt,
das über allen Dingen
Gottes Liebe ragt.
Erfreu dich deines Lebens,
schenke hin was du empfangen,
vor uns sind schon viele
den gleichen Weg gegangen.
Achte aber dennoch die,

die andere Wege gehn,
du weißt ja, daß auch sie
in Gottes Liebe stehen.
Denn seine Liebe ist's,
die alles tief durchdringt,
und Segen fällt auf den,
der Liebe seinen Brüdern bringt.
Ernst Vill

◎

19. Freude finden wir nicht, indem wir danach suchen; sie kommt heimlich und leise, während wir anderen helfen.

◎

20. Aus Gottes Liebe fließt,
was jede Zelle trinkt,
weil er für uns aus Liebe
sich selbst zum Opfer bringt.
In uns erwacht ein neues Leben,
das alte Bild zerfällt,
wir bekommen um zu geben,
denn es erneuert unsere Welt.
Von seiner Liebe ganz umgeben,
sind wir sein Kind und Ebenbild,
er ist in uns das Leben,
er möge damit tun,
was immer ihm gefällt. Ernst Vill

◎

1. Gott gebe mir die Gelassenheit Dinge hinzunehmen
die ich nicht ändern kann,
den Mut Dinge zu ändern
die ich ändern kann
und die Weisheit,
das eine vom andern
zu unterscheiden.

◎

22. Tiere und Kinder leben in vieler Hinsicht besser als wir. Von ihnen können wir lernen.
Gerhard Schönauer

23. **Modernes Leben**
Statt Genügsamkeit lernen wir Strebsamkeit.
Statt die Natur zu lieben,
lernen wir, sie zu nutzen.
Statt den Regen zu riechen,
lernen wir wegzuschauen.
Statt Muße lernen wir Gier.
Statt zu verweilen, lernen wir zu eilen.
Statt zu hören, lernen wir zu reden.
Statt zu sehen, lernen wir zu gestalten.
Statt Behutsamkeit lernen wir Gewalt.
Statt Menschen zu schätzen,
lernen wir, mit ihnen zu wetteifern.
Statt das Leben zu hüten,
lernen wir, es zu verbrauchen.
Statt zu gesunden, lassen wir uns behandeln.
Statt zu sein wie wir sind,
lernen wir, uns zu machen.
Statt uns von der Zeit tragen zu lassen,
lernen wir, sie zu jagen.
Statt uns zu bewegen,
lernen wir, uns bewegen zu lassen.

24. Zwölf Seligkeiten für die, die ein bißchen Humor haben und weise werden wollen

Selig die, die über sich selbst lachen können, denn sie werden immer genug Unterhaltung haben.

Selig die, die einen Berg von einem Maulwurfshügel unterscheiden können, denn es wird ihnen eine Menge Ärger erspart bleiben.

Selig die, die fähig sind, sich auszuruhen und zu schlafen, ohne dafür Entschuldigungen zu suchen, denn sie werden weise werden.

Selig die, die schweigen und zuhören können, denn sie werden dabei Neues lernen.

Selig die, die intelligent genug sind, um sich selbst nicht ernst zu nehmen, denn sie werden von ihrer Umgebung geschätzt werden.

Selig die, die aufmerksam sind für den Anruf der anderen, ohne sich jedoch für unersetzlich zu halten, denn sie werden Freude säen.

Selig seid ihr, wenn ihr es versteht, die kleinen Dinge ernst und die ernsten Dinge ruhig anzusehen, denn ihr werdet im Leben weit kommen.

Selig seid ihr, wenn ihr lächeln könnt und kein böses Gesicht macht, denn euer Weg wird sonnenbeschienen sein.

Selig seid ihr, wenn ihr fähig seid, das Verhalten der anderen immer mit Wohlwollen zu interpretieren, auch wenn der Anschein dagegen spricht, denn ihr werdet zwar für naiv gehalten werden, aber das ist der Preis für die Liebe.

Selig die, die beten, bevor sie denken, sprechen und handeln, denn sie werden eine Menge Dummheiten vermeiden.

Selig seid ihr, wenn ihr schweigen und lächeln könnt, auch wenn man euch das Wort abschneidet, euch widerspricht oder auf die Zehen tritt, denn das Evangelium fängt an, euer Herz zu durchdringen.

Selig seid vor allem ihr, die ihr den Herrn in all denen erkennen könnt, die euch begegnen, denn ihr werdet das wahre Licht und die wahre Weisheit besitzen.

25. Geduld ist das beste Pflaster für alle Wunden.
»Cervantes«

26. Wenn du hervorbringst
was in Dir ist,
wird das, was du hervorbringst,
dich retten.
Wenn du nicht hervorbringst
was in dir ist,
wird das, was du hervorbringst,
dich zerstören. (Aus dem Thomas-Evangelium)

27. Die Berge die du nicht versetzen kannst, mußt du ersteigen

Die 10 Gebote zur Gesundheit

von Theophrostus Paracelsus, bahnbrechender Naturforscher, Arzt und Mystiker der beginnenden Neuzeit

Jähzorn macht das Herz müde. Drum sei weder jähzornig noch aufbrausend, sondern übe Geduld.

Herrschsucht führt zu Atemnot und Asthma. Drum sei nicht immer der erste, sondern füge Dich den Wünschen der anderen.

Neid stört die Tätigkeit der Galle und Leber. Drum denke an die, die weniger haben als Du.

Eifersucht bildet Schlacken in Muskeln und Gelenken, macht die Haut unrein und stört das Zellwachstum. Drum sei bescheiden und trete zurück.

Angst und Unruhe belasten Niere und Blase. Drum trage Deine Last ruhig, sie ist nie größer, als Du tragen kannst, und vertraue auf Gott.

Faulheit macht träge. Drum sei tätig und fleißig und halte Maß im Essen und Trinken.

Du mußt Dich also selbst überwinden und damit hast Du den Weg aus der Krankheit zur Gesundheit gefunden. Damit hast Du Deine Lebensaufgabe erfüllt und bist frei, welches ist die wirkliche Freiheit.

Die Krankheit ist ein Zeichen, daß Dein Weg oder der Deiner Vorfahren nicht richtig war. Glaube an den dreieinigen Gott, und er wird Dir helfen zu überwinden.

Hilf Deinen Nächsten, und Gott ist Dein Freund im Himmel und auf Erden.

Stufen

Wie jede Blüte welkt und jede Jugend
dem Alter weicht, blüht jede Lebensstufe,
blüht jede Weisheit auch und jede Tugend
zu ihrer Zeit und darf nicht ewig dauern.

Es muß das Herz bei jedem Lebensrufe
bereit zum Abschied sein und Neubeginne,
um sich in Tapferkeit und ohne Trauern
in andre, neue Bindungen zu geben.

Und jedem Anfang wohnt ein Zauber inne,
der uns beschützt und der uns hilft, zu leben,
wir wollen heiter Raum und Raum durchschreiten,
an keinem wie an einer Heimat hängen,
der Weltgeist will nicht fesseln uns und engen,
er will uns Stuf' um Stufe heben, weiten.

Kaum sind wir heimisch einem Lebenskreise
und traulich eingewohnt, so droht Erschlaffen;
nur wer bereit zu Aufbruch ist und Reise,
mag lähmender Gewöhnung sich entraffen.

Es wird vielleicht auch noch die Todesstunde
uns neuen Räumen jung entgegen senden,
des Lebens Ruf an uns wird niemals enden.
wohlan denn, Herz, nimm Abschied und gesunde.

Hermann Hesse

Weisheit des Nicht-Tuns

Redlichkeit regiert das Reich –
Klugheit überwältigt waffenlos –
Weisheit waltet durch Nicht-Tun.

Woher ich das weiß? Weil es so ist:
Je mehr Verwaltung und Verbote –
um so mehr Gewalt und Armut.
Je mehr Gewalt und Waffen –
um so mehr Unruhe und Widerstand.
Je mehr Schlauheit und Berechnung –
um so mehr Verschlagenheit und Rückschläge.
Je mehr Verordnungen –
um so mehr Feinde der Ordnung.

Darum sagt der Weise:
Ich übe das Nicht-Tun –
und die Menschen tun von selber recht.
Ich übe das Schweigen –
und die Menschen kommen zur Ruhe.
Ich übe Nichteinmischung –
und die Menschen finden zur Fülle.
Ich übe Sanftmut und Langmut –
und die Menschen gelangen zur Einmütigkeit
und Einfachheit.

Lao-Tse

Das Geld

Das Geld erfüllt als Tauschmittel, als Wertmittel und Symbol, eine wichtige Funktion in unserer Gesellschaft. Für viele Menschen ist das Geld leider selbst zur Ware geworden und zwar zur begehrenswertesten. Ihr Lebensziel und Inhalt ist es, so viel wie möglich von dieser Ware Geld zu besitzen. Viele glauben, sie könnten damit alles kaufen; hoffentlich erfahren sie recht bald, daß man damit zwar vieles kaufen kann, zum Beispiel:

- ein Bett, aber nicht den Schlaf;
- Lebensmittel, aber nicht den Appetit;
- ein Buch, aber nicht die Weisheit;
- den Luxus, aber nicht die Schönheit;
- die Medizin, aber nicht die Gesundheit;
- ein Haus, aber kein Heim;
- einen Diener, aber keinen Freund;
- das Zusammenleben, aber nicht die Liebe;
- das Vergnügen, aber nicht das Glück;
- das Kreuz, aber nicht den Glauben;
- den besten Platz im Friedhof, aber nicht im Himmel.

Der Brunnen

Der alte Brunnen spendet leise
sein Wasser täglich gleicherweise.
Wie segensreich ist doch sein Leben:
Immer nur geben, immer geben.

Mein Leben soll dem Brunnen gleichen:
Ich leb', um andern darzureichen;
doch geben, geben alle Tage:
Sag Brunnen, wird dir's nicht zur Plage?

Da sagt er mir als Jochgeselle:
ich bin ja Brunnen nur, nicht Quelle,
mir fließt's nur zu, ich geb' nur weiter.
Drum klingt mein Plätschern froh und heiter.

Nun leb ich nach der Brunnenweise,
zieh' stille meine Lebenskreise.
Was mir von Christo fließt im Leben,
das will ich fröhlich weitergeben.

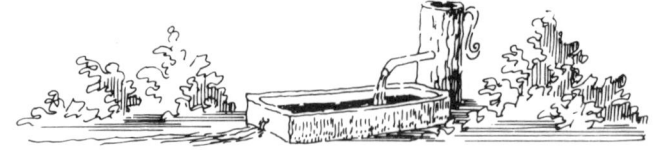

Selbstlose Seelen

Wachende Augen für anderer Glück,

Fühlende Herzen für fremdes Geschick,

Schnelles Verständnis für Freude und Not,

Helfende Hände im Leben und Tod;

Liebe, die unter dem Schleier geht,

Schweigendes Opfer und stilles Gebet,

Leis' wie die Engel und selten erkannt,

Fern von der Menge und niemals genannt,

Reich im Entsagen und dürftig im Lohn,

Frieden im Auge und Freude im Ton,

Selig im Geben, doch selbst wünschelos!

Selbstlose Seelen – wie heilig, wie groß!

Strahlen

Im Grunde genommen strahlt jede Lebensform: Mineral, Vegetal, Tier und Mensch. Seit Jahrtausenden finden Menschen in zunehmendem Maße Strahlen, die uns schaden. Die gesundheitlich schädlichen Auswirkungen von bestimmten Erdstrahlen waren schon bei den alten Indern, Ägyptern, Persern, Chinesen, Römern und anderen Völkern bekannt.

Heute differenziert man immer mehr die große Vielfalt der Erdstrahlen und ihre Quellen. Die bekanntesten davon sind wohl folgende: konstante Wasseradern, witterungsabhängige Wasseradern (bei Regen und Schneeschmelze - Spaltenwasser), Erdverwerfungen, Diagonalnetzgitter oder Curry-Netz (Magmastrahlung + Erdmagnetismus), Globalnetzgitter oder Hartmanngitter (Vermutung: eine aus dem Kosmos reflektierte Strahlung), das atomare Kuben- oder Benckersystem, Blitzlinien, Punktstrahlen, geomantische Zonen (alte Kultstätten), Öl, Kohle und Gaslager in der Erde. Jeder einzelnen dieser Quellen kann man hunderte von verschiedenen Strahlenarten zuordnen.

Wenn wir bedenken, daß jedes Mineralpartikelchen in der Erde, aber auch jede Wurzel ihre eigene, artspezifische Strahlung hat, dann kommen wir sicherlich auf zigtausende Arten von Erdstrahlen. Wer kann wie herausfinden, welche dieser Strahlen ihm nutzen und welche ihm schaden? Im Grunde genommen kann dies nur jeder für sich selbst herausfinden.

Aus dem Inneren der Erde und aus den Tiefen des Kosmos werden wir Menschen seit Jahrtausenden von »natürlichen« Strahlen durchdrungen. Durch die umfangreiche Technisierung dieses kleinen Planeten verursachen wir seit einigen Jahrzehnten in zunehmendem Maße sogenannte künstliche Strahlungen. Als besonders gefährlich gelten Radioaktivität und elektromagnetische Schwingungen, insbesondere die Mikrowellen. Viele Experten sagen wir seien diesbezüglich an die Grenzen der Belastbarkeit gestoßen, sie sprechen von einem gefährlichen Elektro-Smog, der die ganze Erde verseucht.

Die weltweit rasant zunehmende elektronische Vernetzung durch ein immer dichter werdendes Netz von Sendemasten und Empfangsgeräten schaden unserer Gesundheit in einem Ausmaß, das wir heute noch nicht überblicken können. Laut kritischen Forschern erwärmen diese sogenannten »Handys« die Gehirne der Benutzer und bringen sie bei langen Gesprächen sogar zum »kochen«.

Die erfolgsversprechende Devise: Überall und zu jeder Zeit für das Geschäftemachen erreichbar zu sein, ist auch ohne Strahlenbelastung ein sicherer Weg in die Aushöhlung der Individualität und die Zerstörung der Gesundheit auf allen Ebenen.

Versuchen Sie doch lieber für den mächtigsten, stets aktuellsten und informativsten aller Sender, an jedem Ort und alle Zeit empfangsbereit zu sein, für Gott.

All die aufgezählten Aspekte sind sicherlich richtig, aber es sind eben nur Teile eines riesigen und komplizierten Strahlenkomplexes.

Versuchen wir die Strahlung in ihrem Wesen zu betrachten: Strahlung ist Energie, eine Bezeichnung für Kraft, die aus dem altgriechischen Energeia kommt. »En« bedeutet innen und »ergein« erregen. Energie bedeutet also, innen etwas erregen, aktivieren. Durch die Wirkung einer Kraft auf die Hülle wird der innere Kern aktiviert. Dies geschieht sowohl im kleinsten der bekannten Systeme, dem Atom, wie auch in jeder Zelle.

Überall können wir diese polare Wechselwirkung von Aktion und Reaktion erkennen. Die Energie pulsiert zwischen den beiden Polen hin und her; einmal ist sie im Magnetfeld, dann wieder im Elektrofeld. So funktionieren alle Wellen, ob Radio-, Fernsehen- oder Lichtwellen. Wir kennen zwar die vielfältigen Auswirkungen der Energie, aber was ist eigentlich ihr Wesen?

Max Plank, der bekannte Physiker hat jede Energie als Strahlung eines intelligenten Geistwesens erkannt. Das Wesen aller Energieformen hat Max Planck auf einen Nenner gebracht – Gott.

Das Magnetfeld erscheint uns als die physikalische Form der Liebe und das Elektrofeld als die physikalische Form der Weisheit. Im pausenlosen Wechselspiel beider schwingt das, was wir Leben nennen.

Das Wesen mit der stärksten Strahlung auf dieser Erde ist der Mensch selbst.

Die Gefährlichkeit der Strahlen für unsere Gesundheit hängt – nach meinen Erkenntnissen – immer von der individuellen, bewußten oder unbewußten Beziehung zu den ausstrahlenden Wesen ab. In dem Maße, wie ich mich den verschiedenen Wesen dieser Schöpfung in Liebe öffne oder in Abwehr verschließe, werde ich von ihrer Ausstrahlung lebensfördernd, hemmend oder gar vernichtend getroffen. Wir werden nur in jenen Teilen unseres Wesens schädigend »getroffen«, in denen wir selbst noch stark verdichtet, unbeweglich, hart und lieblos sind.

Wir können uns wohl mit allerlei Maßnahmen vor »schädlichen« Strahlen schützen, bis wir zur Einsicht und Überwindung der wirklich schädlichen Ursachen in uns selbst gereift sind.

Als Kinder schossen wir mit Pfeil und Bogen auf Zielscheiben aus Pappe, jeder Treffer ergab ein Loch in der Pappe. Stellen Sie sich vor, wir würden so eine Zielscheibe in lauter millimetergroße Stückchen zerteilen und jedes Einzelne frei beweglich aufhängen, insgesamt wieder als eine große Zielscheibe geformt. Der Widerstand gegen die Pfeile wäre aufgehoben und sie könnten keine Schäden mehr anrichten – sie würden einfach hindurch fliegen.

Weder im verstärkten Schutz vor Strahlen, noch in der »Ausschaltung« ihrer Quellen, liegt die wahre Lösung der Strahlenprobleme.

Bemühen wir uns täglich beweglicher zu werden, keinen fixen bzw. »festen« Meinungsstandpunkt mehr einzunehmen, noch zu verteidigen, sondern unser Bewußtsein ständig zu erweitern. Tragen wir dazu bei, die Liebestätigkeit in der Welt zu vermehren. Suchen wir die Harmonie mit allen Wesen - letztendlich mit Gott. Dann wird SEINE vollkommene Liebe durch uns hindurch strahlen! – die Liebe *ist* die höchste Strahlungsintensität.

Eine der schönsten Schöpfungen, die Ich auf die Erde gepflanzt habe, ist die Blume die eure Augen entzückt und die Luft mit ihrem lieblichen Duft erfüllt und eure Einbildungskraft anregt. Ihr aber seid noch viel schöner und vollkommener als irgend eine Blume.

Göttliche Mitteilungen und Lehren, siehe Seite 256.

Christus ist mein Leben
und Sterben ist mein Gewinn.
Philipper 1. Vers 21 *Christus ist mein Leben*
und Sterben ist mein Gewinn.
Philipper 1. Vers 21

Der Tod

gehört zum Leben, wie die Nacht zum Tag, wie die Pause zur Musik. Der Tod ist die Pforte durch die wir alle hindurch müssen oder dürfen.

Der Tod ist Metamorphose, er verwandelt eine Form des Daseins in eine andere.

Der Tod ist für alle irdischen Wesen, Stein, Pflanze, Tier und Mensch die intensivste Lebenserfahrung.

Der Tod macht uns das Leben erst recht bewußt.

Der Tod ist das S i c h e r s t e in diesem Leben.

Gedanken und Gespräche über den Tod, besonders über den eigenen, werden leider in unserer Industriegesellschaft weitgehend verdrängt. Man richtet sich auf Erden ein, als wolle man ewig hier bleiben. Gerade die Krankheit zeigt uns die Gebrechlichkeit und Vergänglichkeit unseres irdischen Leibes. Eines Tages *dürfen* wir alle diesen Erfahrungsleib wieder ablegen, leider sehen es die Meisten noch als ein *Müssen.*

Wir legen den Körper ab, wie einen alten Mantel, dankbar für seinen langen Dienst. Wir können keine irdischen Güter mitnehmen. Aber alles was wir jemals gedacht, gesagt und getan haben, das nehmen wir mit. Was hier unsere *Innenwelt* ist, wird drüben unsere *Außenwelt* sein. Dort begegnen uns all unsere Gefühle, Gedanken, Worte und Tatmotiven als sichtbare Wesen. Nicht alle auf einmal, sonst könnten es die Meisten nicht verkraften.

Im Jenseits dürfen wir die Ernte unseres Erdenlebens einholen. Dort erleben wir, ob wir hier Himmel oder Hölle in uns geschaffen haben. Dann verstehen wir, warum Jesus sagte: »Wirket solange es Tag ist, denn dann kommt die Nacht und die Nacht währt lange.«

Keine Angst! Viele helfende Engel erwarten uns drüben und liebe

Menschen, die uns vorausgegangen sind. Aber wer während seines Erdenlebens weder an Gott noch an die Engel, oder überhaupt an eine geistige Welt geglaubt hat, der kann nach dem Ablegen des Leibes auch kein jenseitiges Wesen sehen, er sieht weiterhin nur das irdische, an dem er haftet.

Man bezeichnet diese, in ihrem Wahn gefangenen Materialisten, als »Arme Seelen«. Wir können ihnen durch Zuwendung und Gebet viel helfen.

Ich habe schon viele Menschen in ihrer Sterbestunde begleitet und die schönsten Erlebnisse dabei gehabt, wenn die von der Materie befreiten Seelen von einem leuchtenden Engel und anderen liebevollen, befreiten Seelen empfangen wurden. Sehr grausam dagegen erlebe ich das Sterben von Heuchlern, Frömmlern, Egoisten - Materialisten.

Frage des Antoninos an Spartacus vor dessen Kreuzigung: »Hast du Angst vor dem Tod?«
Spartacus: »Soviel wie vor dem Geborenwerden.«

Nutzen wir unsere Erdenschule sinnvoll und üben wir das Sterben jeden Tag, jede Sekunde, indem wir loslassen, loslassen und nochmals loslassen - alle Dinge, Menschen und Gedanken. Üben wir uns darin, allen und allem in Freiheit zu begegnen und an nichts und niemandem zu haften.

Üben wir das Sterben beim Atmen: Einatmen ist Leben, Ausatmen ist Sterben. So und auf viele andere Weisen, können wir täglich tausend Tode sterben. Goethe sagte einmal: *»So Du nicht hast das Stirb und Werde, bist Du nur ein trüber Gast auf dieser Erde!«*

Die weitverbreitete Meinung, die Toten hätten ihre ewige Ruhe oder ihren Frieden, ist ein fataler Irrtum, durch den Milliarden von Seelen noch zusätzlich leiden müssen, weil man ihnen durch diese falsche und sehr bequeme Meinung, die nötige »Entwicklungshilfe« versagt.

All jene, die in diesem Erdenleben ihre Gefühle, Gedanken, Worte und Taten überwiegend auf Gott ausrichten, egal wie sie ihn nennen, kommen nach ihrer Entkörperung im Jenseits rasch weiter, in immer lichtere und liebevollere Dimensionen. Früher oder später gelangen sie alle zu Jesus Christus, der als einziger schon während seiner Erdenzeit sagen konnte: Ich bin der Weg, die Wahrheit und das Leben, keiner kommt zum Vater, denn durch mich.

Wer in seinem irdischen Dasein schon zu der Offenbarung Gottes in Jesus Christus findet und mit Paulus sagen kann:»*Jetzt lebe nicht mehr ich, sondern Christus in mir*«, den führt Jesus selbst in der Stunde des Todes, direkt in die Dimensionen des reinen Geistes, weit über alle Seelenwelten hinaus, wo er Gott schauen wird, von Angesicht zu Angesicht. Auch dort ist von einer ewigen Ruhe oder einem ewigen Schlaf, im irdischen Sinne keine Rede, denn z.b. ein Engel, bewegt sich schneller als das Licht und schlafen tut dort niemand. Aber es herrscht keine Hektik, sondern absolute Harmonie, Friede, Liebe und Glückseligkeit. Wohlan lasset uns auch den Tod begrüßen, auch er hat seine Schönheit.

Ich hoffe, daß am Tag meines Todes, Er mich voll lebendig findet.
Facundo Cabral

Bei meinem Sterben will ich nicht dabei sein.
Woody Allen

Der Geist und sein Leib

Im armen Stübchen ruht die Leiche.
Die Freunde stehn um sie herum
und seh'n noch einmal auf das bleiche
Gesicht und weinen, trauern stumm.

Wohl trocknen sie die heißen Zähren,
doch nicht versiegt der Wehmut Strom;
denn bald soll'n sie gar hart entbehren
den, der da war so gut und fromm!
Als sie dann aus der Trauerkammer
zurück sich ziehn ins Schlafgemach
und sie da hält ihr tiefer Jammer
vom Schlafe los und trauernd wach,
da zuckt herab ein heller Schatten
zur Bahre hin im Mondestrahl.
Denn eh' den Leichnam sie bestatten,
will er ihn sehn zum letzten Mal.

»So hab' ich dich«, spricht er, »verlassen,
hab wie ein Kleid dich abgelegt.
Ich kann noch kaum die Wonne fassen,
in der mein Sein sich nun bewegt.
Ich, nun ein freies, rein'res Wesen,
bin leicht beflügelt, hell und klar.
Ein neu Gewand ist mir erlesen,
viel hehrer als dies alte war.

O Tod! - wie doch so sanft gelinde
hast du im Schlummer mich entrückt!
O wie ich mich nun seligst finde
und über jeglich Maß entzückt!

Wie macht mich der Gedank' nun bangen,
daß nur auf eine kleine Rast
der Leib mich wieder könnt' umfangen
mit seiner schweren, toten Last!

Wie zogst du mich zu toten Freuden,
o Leib, oft wider Willen hin!
Wie mußte drum mit dir ich leiden,
für schlechten Lohn, für Tod's Gewinn!

Doch fühl ich jetzt ein Mitleidsbeben
und muß hier einen Dank dir weihn;
war nackt auch unser ein'ges Leben,
so konnt' ich doch ohn' dich nicht sein!
Du gabst mir wohl auch manche Wonnen,
so sieh, die nun der Schlaf umhüllt,
des Hauptes seelenvolle Sonnen,
entzückete der Schönheit Bild.

Wenn süße Tön' das Ohr umflossen,
die Hand gedrückt des Freundes Hand,
wenn meine Arm' ein Glück umschlossen
und selbst die Lippe Lieb'empfand.

Doch nun bist du allein geblieben.
So sink' denn auch allein zur Gruft!

Ich hab' ja alles schöner drüben,
dort in der Himmel reinster Luft!
Nur eins stört meinen sel'gen Frieden
und macht mir ein wehmütig Herz:
Die, welche ich belieβ hienieden,
ergeben sich zu sehr dem Schmerz!

Ich hör' sie mächtig um mich weinen,
der süße Schlaf erquickt sie nicht!
Wie gern doch möcht' ich euch erscheinen,
umstrahlt vom hellsten, klarsten Licht!

Wie gerne möcht' ich euch entdecken,
welch eine Wonne mich umfleuβt!
Doch würdet ihr gar sehr erschrecken.
Ihr scheut ja den verklärten Geist!

So will ich harren an der Schwelle
und nur ganz heimlich nach euch sehn.
Und fließt um euch des Schlafes Welle,
mit leisem Tritte zu euch gehn.

Da will zu eurem Haupt ich treten,
umwehen es mit sanftem Hauch,
euch segnen, liebend für euch beten
– denn solches ist der Sel'gen Brauch.«

Ihr weint, wenn einer von euren Lieben ins Geistige Reich heim-
geht, statt friedvoll zu fühlen, daß er nun Gott einen Schritt näher gekommen ist. Andererseits feiert ihr freudig die Ankunft eines neuen
Wesens in eurem Heim, ohne zu bedenken, daß in diesem Augenblick
ein Geist inkarniert, um eine Schuld abzutragen in diesem Tränental.
Das ist der Augenblick, da ihr wirklich weinen solltet.

Euer Geist schleppt eine schwere Kette deren Glieder aus Erdenleben geformt sind, die ich euch ermöglicht habe; als Gelegenheit zur
Ernte eurer Saat und zur Vervollkommnung eures Geistes, aber ihr
habt sie dazu nicht genutzt. Wenn ihr nach meinen Lehren lebt und
euch an mein Gesetz haltet, dann werdet ihr nicht mehr in diese Welt
kommen, um zu leiden.

Wer die Bedeutung eines neuen Erdenlebens nicht begreift, verkennt die göttliche Gerechtigkeit, indem er seine Wiedergutmachung als Strafe betrachtet und erlebt. Wer dagegen ein neues Dasein als Gelegenheit ansieht, Schulden zu bereinigen und Flecken abzuwaschen, der wird den Namen Gottes segnen.

Selig ist wer vom leiblichen Tod überrascht wird, während er mein Wort lebt. Das Licht seines Geistes wird sehr stark sein. Darum seid immer bereit für eure letzte Stunde, die nicht einmal die Engel wissen. Göttliche Mitteilungen und Lehren, siehe Seite 256

Jenseitige Ursachen

»Es ist, als würde mir einer die Luft abdrücken.«

»Manchmal habe ich das Gefühl, es kniet jemand auf meiner Brust.«

»Bei manchen Handlungen und Gedanken habe ich in letzter Zeit immer mehr das Gefühl: das bin nicht ich.«

»Ich habe manchmal solche Schwächeanfälle, als würde mir einer die ganze Kraft absaugen.«

»Ich bin jeden Morgen so gerädert, als hätte ich die ganze Nacht schwer gearbeitet.«

»Jede Nacht wache ich mit derartigem Herzklopfen auf, als würde mich jemand bedrohen.«

»Ich habe immer das Gefühl, verfolgt zu werden, aber da ist doch niemand.«

»... und diese rasenden, klopfenden Kopfschmerzen, als würde mir jemand mit einem Prügel auf den Kopf schlagen.«

»Oft habe ich starke Schmerzen in der Brust, es sind Stiche, als würde mir einer einen Degen in die Brust stoßen.«

»Ich spüre überall wie Nadelstiche ...«

»... als würde mir einer die Seele aus dem Leib ziehen.«

»... es ist, als würde mich jemand zwingen, dies zu tun.«

»Wenn es dunkel wird bekomme ich Angst«.

»Nachts habe ich Angst in den Keller zu gehen«.

»Ich habe Angst vor dem Einschlafen«.

All dies sind Aussagen von Patienten, ich könnte damit ein Buch füllen, denn es werden täglich mehr. Diese Aussagen bezeichnet man als subjektive Empfindungen, für mich sind sie so real, wie dieses Papier auf dem ich schreibe.

Ich nehme solche »subjektiven« Aussagen sehr ernst, denn ich weiß aus eigener Erfahrung, daß sie reale Vorgänge beschreiben, allerdings sind die Verursacher für die meisten Menschen unsichtbar. Jesus sagte einmal, daß wir mehr Grund hätten, einen »toten« Feind zu fürchten, als einen lebenden.

Da sie keinen irdischen Leib mehr haben, können wir sie auch mit unseren leiblichen Augen nicht sehen, aber wohl mit den Augen der Seele. Nehmen Sie also jede ähnliche Empfindung ernst, sprechen Sie denjenigen im Jenseits an – er hört jedes Wort – fragen Sie ihn warum er sie peinigt, welches Leid Sie ihm zugefügt haben, wie sie ihm helfen können und vieles mehr. Wenn Sie alleine damit nicht zurecht kommen, helfe ich Ihnen gerne.

Wir haben wahrscheinlich mehr excarnierte („Verstorbene“) erdgebundene arme verwirrte und betrübte Seelen als derzeit incarnierte („Lebende“)auf unserem Planeten. Alle die hier auf Erden nur für die Befriedigung ihres Egos leben, alle deren Ziele rein materiell sind, die nur für ihr eigenes Fleisch leben, in deren Leben Nächstenliebe keinen Platz hat, bevölkern nach ihrer exkarnierung (Austritt aus dem Fleische) die endlos erscheinende jenseitigen »Jammer-Täler«.

Sie kleben immer noch an der Materie, obwohl sie keine mehr haben. Sie werden gepeinigt von all ihren Begierden und Süchten, die sie ohne den grobstofflichen Körper nicht mehr befriedigen können.

Sie suchen die Lebenden ihresgleichen, hängen sich an sie (Umsessenheit), dringen in sie ein (Besessenheit); versuchen durch sie »weiterzuleben«, ihre Begierden zu befriedigen.

Destruktives, negatives, schmutziges Denken, Handeln und Sprechen, zieht nicht nur in dieser Welt entsprechende Gleichgesinnte an sondern auch in der jenseitigen.

Ein Mensch der in Liebe, Freude und Dankbarkeit ein Gott ergebenes Leben führt, wird von diesen Geistern nicht behelligt. Gerade der sollte aber für sie beten. Jedes wahre Gebet ist ein Lichtstrahl der ihre Finsternis erhellt.

Die beste Hilfe ist das Gespräch, das Gebet und die sanfte Hinführung zum Erlöser und Heiland Jesus Christus. Folgendes Reinigungsgebet hat sich auch »therapeutisch« spürbar in solchen Fällen bewährt:

> *Herr*
> *Jesus Christus,*
> *durchglühe und reinige*
> *Du uns*
> *alles in uns und um uns her*
> *mit dem Feuer Deiner Liebe*
> *und laß uns Kraft und Frieden finden*
> *in Dir.*

Auch das laute Vorlesen der Bergpredigt Jesu aus dem Matthäus Evangelium in der Bibel, aus dem »Buch des Wahren Leben«, und aus dem Buch »Dritte Zeit«, hilft diesen armen betrübten Seelen.

Dieses Gebiet ist so weit, daß ich darüber aus meinen Erfahrungen ein Buch schreiben möchte. Ich habe es nur kurz angesprochen, weil es bei einer ganzheitlichen Sicht der Schmerzen, Depressionen, Süchten und anderen seelischen Leiden einen immer größeren Ursachenraum einnimmt; da die Grenzen zwischen den verschiedenen Dimensionen immer fließender werden. Die »wissenschaftlich unerklärlichen« Schmerzen nehmen ständig zu. Auch die Teil- oder Vollbesessenheit durch Jenseitige nimmt ständig zu. Die Zunahme der Zwangshandlungen, bis hin zum Mord sowie Sucht in jeder Form und vieles mehr, hat hier seine Ursache.

Freude – Frohsinn – Lachen

Fröhlichkeit zieht an, mit Fröhlichkeit gewinnt man die Herzen der Menschen.

Das Wort Humor kommt von dem lateinischen Begriff *umor* , das bedeutet Feuchtigkeit, Flüssigkeit. Humor ist also die Basis für unser irdisches Leben, das nur in der Feuchtigkeit und im Strom der Körpersäfte existieren kann. Entziehen wir unserem »Biotop« die Feuchtigkeit, trocknet es aus und stirbt. Diesbezüglich schrieb damals schon der weise König Salomo: »Ein fröhliches Herz tut dem Leib wohl, aber ein niedergeschlagener Geist dörrt das Gebein aus.«

Freude und Humor helfen uns auch schwierige und schmerzhafte Situationen zu durchleben und zu meistern.

> Die Phantasie tröstet die Menschen
> über das hinweg, was sie nicht sein können,
> und der Humor über das was sie tatsächlich sind.
> Albert Camus

Zu allen Zeiten haben geistig Erwachte ihren Mitmenschen frohe Botschaften als praktische Lebenshilfe verkündet.

Die froheste, die einfachste und beglückendste, die wirklich befreiende, die **vollkommene** Botschaft hat uns Gott selbst, durch seine Menschwerdung in Jesus Christus gebracht.

Seit ich diese Frohbotschaft angenommen habe, gibt es weder Staus noch Trockenperioden in meinem Leben. Alles ist ständig im Fluß. Alles ist lösbar und kann erlöst werden. Der göttliche Humor verflüssigt die *Mauern* der Unmöglichkeit, somit sind die Möglichkeiten der Liebe grenzenlos – unendlich.

Der Mystiker Bo^ Yin Ra^ sagte: »Ich möchte dich dort noch lachen sehen, wo allen anderen das Lachen schon längst vergangen ist.«

Das schallende, oberflächliche Gelächter, besonders über die Fehler anderer vergeht schnell. *Wer zu letzt lacht, lacht am besten,* besonders wer auch über sich selbst lachen kann. Das tiefe Lachen des Herzens währt ewig. Ein frohes, lachendes Herz erhält Seele und Körper gesund.

Laut den Forschern werden beim Lachen 17 harmonisch zusammenwirkende Muskeln beansprucht, dadurch wird die Gesichtshaut gut durchblutet und gestrafft. Dagegen müssen die notorischen »Sorgen-Sauergurken« ständig 43 voneinander unabhängige Muskeln zwingen, um ihr Gesicht in die entsprechenden Sorgen- und Sauerfalten zu legen.

Lachen bremst Streßhormone und setzt Glückshormone frei. Lachen senkt den erhöhten Blutdruck und stärkt das Herz, regt die Verdauung an, fördert den Schlaf, stärkt das Immunsystem, öffnet die Bronchien und bei Verstopfung auch den After – fängt der auch noch an zu lachen, dann dürfte nichts mehr fehlen: *Wenn's Oarscher'l brummt is's'Herza'l g'sund!*

Nach herzhaftem Lachen fühlt man sich rundum wohler, frischer, durchlüftet und entspannt – wie neugeboren.

Lachen erhöht den Tonus aller Körperzellen läßt Körper und Seele höher Schwingen – Harmonie und Stimmung steigen, depressive Verstimmungen weichen. Der Gang zum Kühlschrank, in die Speisekammer, der Griff zur Schokolade bleibt erspart so baut Lachen auch Übergewicht ab.

Üben Sie die Freude, indem Sie sich täglich an den Menschen, Tieren, Pflanzen und Dingen erfreuen, die Sie umgeben. Ja, ich weiß, es ist nicht leicht, sich am nörgelnden Mann, der keifenden Frau, den nervenden Kindern zu erfreuen.

Versuchen Sie jedoch jeden Tag ein Stückchen mehr von ihren Lichtseiten zu entdecken. Jeden Tag ein Stück Neuland entdecken, in allen und allem, was uns umgibt. Das gibt täglich Anlaß zur Freude.

Freude ist die beste Medizin. Wohl dem, der sich täglich auch an Gott erfreuen kann.

Zum Schluß ein paar Anregungen zum schmunzeln, lächeln, vielleicht sogar zum lachen.

Kennen Sie den schon?

Die U-Bahn ist überfüllt. Eine ältere Dame tippt einem lässig sitzenden Jüngling auf die Schulter. »Entschuldigen Sie bitte«, fragt sie liebenswürdig, »darf ich Ihnen meinen Stehplatz anbieten?«.

✻

»Darf ich mal *Ihren* Puls fühlen?«

– »Haben Sie denn keinen *eigenen*?«

❄

Millionär zum Arzt: »Sie sind meine große Hoffnung für meine alten Tage!« – »Danke gleichfalls!«

❄

Der Chefarzt: »War höchste Zeit mit der Operation!« Sein Assistent: »Genau! Noch 24 Stunden, und der Patient wäre von alleine gesund geworden...«

❄

»Also passen Sie gut auf «, sagt der Arzt, »die gelben Tabletten sind für den Magen, die roten für die Leber, die blauen für die Nieren die weißen für Ihr Herz, die grünen für die Nerven, die braunen Perlen für den Stuhlgang.« Der Patient: »Mir ist alles klar, Herr Doktor. Aber hoffentlich wissen die Tabletten auch wo sie hingehören.«

❄

Schweißgebadet bringt der ostfriesische Flugkapitän seine volle Passagiermaschine am Ende der Piste zum stehen. Mist, sagt er, wie kann man nur so eine Landebahn bauen - 100 Meter lang und 2 km breit.

❄

Eine etwas exaltierte Dame fragt ihren ohnehin schon vom vielen Fragen und Klagen gereizten Arzt: »...Ach ja da wäre noch etwas, Herr Doktor, gestern Abend habe ich, nach längerer

Zeit , wieder einmal Bismarckheringe gegessen. Sind die eigentlich gesund?« »Ich glaube schon,« gibt der Arzt daraufhin zurück, »bei mir war jedenfalls noch keiner in Behandlung.«

»Und wie heißt Dein Wundermittel gegen Gedächtnisschwund?« – »...Äh...? Hab ich vergessen...«

❄

»Was ist eigentlich ein Virus?« – »Das ist die lateinische Abkürzung der Ärzte für: Ich weiß auch nicht so recht, was Sie eigentlich haben!«

❄

Der Mann kommt vom Arzt und wirft seine Medikamente in den Mülleimer. Die aufgeregte fassungslose Ehefrau: »Bist du verrückt geworden?« – »Schau,« beruhigt sie ihr Mann, »der Arzt will leben, der Apotheker will leben, aber auch ich will leben.«

❄

»Verlangt dein Vater auch von dir, daß du vor den Mahlzeiten betest« – »Nein, meine Mutter kann ganz gut kochen!«

❄

Zwei Bauern sind zum erstenmal in der Kunsthalle. Sie stehen vor dem Gemälde einer auf einem Diwan liegenden Frau. »An was die wohl gestorben ist?«, fragt der eine. »Da steht´s doch, du Trottel – nach einem Stich von A. Dürer!«

❄

Sagt der Hausbesitzer zu dem wohnungssuchenden Ehepaar: »Sie haben recht, die Küche ist wirklich ein wenig klein – aber bei der Miete werden Sie nicht viel kochen können!«

✻

Auf dem Heimweg stellt Paul fest, daß er seine Aktentasche am Grab seines Vaters vergessen hat. Schleunigst geht er zurück. Als er am Friedhof ankommt ist es schon dunkel. Schaudernd geht er den Hauptweg durch die Gräber. Plötzlich taucht einer aus einem Seitenweg auf und gesellt sich zu ihm. »Ich bin so froh, daß Sie neben mir gehen!«, sagt Paul erleichtert. »Denn ich habe solche Angst, nachts, alleine auf dem Friedhof.« – »Kann Sie gut verstehen«, tröstet ihn sein Begleiter verständnisvoll, »mir ging es genauso, — als ich noch lebte!«

✻

»Na was hat Deine Frau gesagt als Du gestern um drei Uhr morgens heimkamst?« – »Gesagt? – Nein gesagt hat sie nichts, – aber *die* Zähne wollte ich mir sowieso ziehen lassen!«

✻

Frau Maier brauchte ihr Leben lang keinen Arzt. Nun mußte sie im fortgeschrittenen Alter doch einen aufsuchen. Als sie nach hause kommt sagt sie zu ihrem Mann: »Stell dir vor ich muß ihm morgen meinen Stuhl bringen. Ich schäme mich aber ihm einen von unseren abgewetzten Stühlen zu bringen, ich werde mir einen schöneren vom Nachbar leihen«

Als sie am nächsten Tag mit dem Stuhl in die Praxis kommt, sagt der Arzt: »Frau Maier ich brauche *ihren* Stuhl!« Erschrocken nimmt sie Nachbars Stuhl wieder mit. Zuhause sagt sie zu ihrem Mann: »Der Doktor muß hellsichtig sein, der hat gleich erkannt, daß dies nicht mein Stuhl ist. Nun muß ich ihm doch einen unserer schäbigen Stühle bringen

Neujahrsgebet des Pfarrers von St. Lamberti, Münster, 1883:

Herr, setze dem Überfluß Grenzen
und lasse die Grenzen überflüssig werden.

Lasse die Leute kein falsches Geld machen,
aber auch das Geld keine falschen Leute!

Nimm den Ehefrauen das letzte Wort,
und erinnere die Ehemänner an ihr erstes.

Schenke unseren Freunden mehr Wahrheit
und der Wahrheit mehr Freunde.

Bessere solche Beamten, Geschäfts- und Arbeitsleute,
die wohl tätig, aber nicht wohltätig sind.

Gib den Regierenden ein besseres Deutsch
und den Deutschen eine bessere Regierung.

Herr, sorge dafür, daß wir alle in den Himmel kommen,
aber nicht sofort.

Projektionen

sind Gedanken, die man sich über andere Menschen macht, solange man sie nicht völlig in der Tiefe ihres Wesens erkennt. Wer einen Menschen wahrhaft erkennt, macht sich keine Gedanken mehr über ihn, sondern ist ergriffen und tief beglückt: »Oh mein Gott, welch ein Wunderwerk, welch ein Reichtum, welch ein Bild Deiner göttlichen Schöpferweisheit, Deiner Allmacht und Deiner Barmherzigkeit!« Wer einen Menschen wahrhaft erkennt, versinkt in Anbetung - nicht in Anbetung dieses Menschen, sondern in Anbetung Gottes, des Schöpfers - und bleibt staunend, tief erschüttert, in »heiliger Distanz«, zu diesem aus Millionen Wundern bestehenden Geschöpf und werdenden Ebenbild Gottes. Diese Distanz ist ein Zeichen scheuer Ehrfurcht: »Ich könnte dieses heilige Werden stören, dieses über alles Verstehen hinausreichende Wunderwerk Gottes verletzen.« ER, der Schöpfer, gerät ins Blickfeld. Hinter dem sichtbaren Menschen, dem Geschöpf, entdeckt man den Schöpfer und wendet sich unwillkürlich IHM zu, mit allen Gedanken und Empfindungen: »oh mein Gott, welch ein Wunderwerk!...«

So denkt und empfindet derjenige, der einen Menschen in seiner Tiefe und in Wahrheit erkennt. Sein Verhalten ist die zwangsläufige Folge dieser Erkenntnis: tiefe Demut, warmherzige Liebe und selbstverständliche Hingabe, - aber doch scheue Distanz vor dem Heiligen, dem tiefsten und letzten Inneren im Wesen des Anderen. Gott selbst kommt dem nahe, der so lebt, - in einem jeden Mitmenschen. Wo aber etwas vom Wesen Gottes spürbar wird, dort hören alle Fragen, alle Nöte und alle Probleme auf; man ist tief ergriffen und fühlt sich so sehr geborgen, daß kein Wunsch und kein Bedürfnis mehr offen bleibt. Auch die Gedanken, die man sich zuvor über dies und jenes, vorzugsweise über andere Menschen macht, sind verstummt. In der Nähe Gottes hören die Projektionen auf.

Anders ist es dort, wo ein Mensch weder Gott noch seine Mitmenschen erkennt: In unbewußte Ängste verstrickt, fühlt er sich überall bedroht und kann gar nicht anders, als sich über einen jeden auf den er trifft, Gedanken zu machen. Aus Gedanken werden bald gesprochene Worte. Und schon ist man damit beschäftigt in allen anderen tausend Fehler, Schwächen oder Besonderheiten zu sehen und zu bemängeln. Man beurteilt andere. Ob man nun mit dem Betroffenen persönlich spricht oder nur mit Dritten – über ihn – man erzeugt Projektionen. Was in der Seele des anderen wirklich vorgeht, muß verborgen bleiben, zumindest vor demjenigen, der nicht mit göttlichen Motiven, Worten und Gedanken dorthin vorzudringen versucht, wo jeder Mensch verletzlich ist: In den Tiefen der Seele. Gottes Liebe und Gerechtigkeit sorgt dafür, daß alles Gute im Menschen ungestört wachsen kann und alles Böse zu dem zurückkehrt, von dem es ausgegangen ist. Die Mitmenschen sind unser Spiegel. In einem jeden, der uns begegnet, projezieren wir eine Nuance unseres eigenen Wesens hinein. Wer Gott liebt und von SEINER Liebe, von SEINEM Wesen durchdrungen ist, der erkennt in jedem Mitmenschen das Heilige: Das Ebenbild Gottes. Wer aber von eigenen, egoistischen Interessen durchdrungen ist, sieht in jedem Mitmenschen einen Feind, vor dem man sich schützen oder verbergen muß. Achtlos oder gar mürrisch geht er an Gottes großen Wundern vorüber oder tritt gar mit Füßen nach ihnen.

Nun sind Gedanken nicht nur ein leerer Hauch, sondern Kräfte. Sie gestalten die innere Welt eines jeden Menschen; und aus der inneren wird die äußere Welt, - über kurz oder lang. Das äußere Schicksal eines jeden Menschen ist die Folge und Abbild seiner Gedanken. Alle Projektionen haben die Eigenart, sich zu verwirklichen. »Wer den Teufel an die Wand malt, zu dem kommt er« - lautet ein altes, volkstümliches Sprichwort. Die Gedanken, die ich über einen anderen

Menschen denke, sind Kräfte, die auf seine Seele einwirken. Seiner Eigenart, seinem Charakter entsprechend, wird er mir antworten, zunächst ebenfalls mit Gedanken. Aus Gedanken pflegen aber Worte und Taten zu werden, oft grausame Taten.

Das Ganze ist ein Netzwerk, in das alle Menschen irgendwie verstrickt sind, im Glück wie im Unglück. Solange der Mensch über andere nachdenkt, solange er seine Gedanken und Vorstellungen in andere Menschen hineinprojiziert, bleibt er in diesem Netz gefangen und wird von jenen Kräften beeinflußt, die er selbst ausgesandt hat.

Erst wer in und hinter allen Menschen jenes ewige Walten Gottes, wer die Ur-Liebe des Schöpfers sieht und wer begreift, daß ohne SEINEN Willen kein Haar vom Kopf eines Mensch fällt, erst der lebt wahrhaft frei und atmet auf. Er ist selig.

Was bedeutet das in der Praxis?

Ich sollte aufhören, mir Gedanken über andere zu machen. Ob sie nun so sind oder so, ob gut oder böse: Die Menschen die mir begegnen, sind immer und ganz genau so, wie es meiner Reifeentwicklung dient. Gott unser aller Vater im Himmel ist auch heute, wie seit Ewigkeiten schon, allmächtig und voll Liebe und läßt gar nicht zu, daß etwas geschieht, was mir schaden könnte, - es sei denn rein vordergründig, scheinbar, in der von Täuschungen geprägten, äußeren und materiellen Welt. Hier muß ich ernten, was ich gesät habe. Wenn mir diese Ernte grausam erscheint, hart, ungerecht oder unerwünscht, habe ich zu lernen, wie man seinen Mitmenschen anders begegnet: nicht grausam, hart und ungerecht, sondern (als Ebenbild Gottes) freundlich, sanft und gerecht. Das ist die Lektion, die ich lernen muß, auch wenn es schwerfällt. Der ewig liebevolle Vater im Himmel erzieht mich; wenn es sein muß auch mit Strenge und Konsequenz und das ist gut so.

Wer das begriffen und im eigenen Leben wahrgenommen hat, liefert sich IHM mehr und mehr aus.

- Er verliert die Angst und hat es nicht mehr nötig, sich Gedanken über seine Mitmenschen zu machen.
- Er wendet alle seine Sinne und Gedanken IHM zu, dem Vater im Himmel und zugleich liebevollem Geber aller guten Gaben.

- Er nimmt dankbar und froh alles entgegen, was andere Menschen ihm entgegenbringen. Sie sind ihm allesamt Boten Gottes.

- Er denkt auch nicht mehr so viel über sich selbst nach: »Ich bin gut« oder »Ich bin böse«, »Ich bin ein Gerechter«, oder »Ich bin ein großer Sünder«, »Ich bin schon weit fortgeschritten«, oder »Ich stehe noch ganz am Anfang«; es wird belanglos. Woher will man denn das wissen? ER, der Vater, ER weiß es und das genügt. Ich muß mich nicht selbst erziehen, sondern ER erzieht mich. Ich bin SEIN Kind, das weiß ich und das genügt.

- Er dient und hilft allen. So wie Gott seine Sonne scheinen läßt über Gerechte und über Ungerechte, so wendet er sich mit warmem und frohem Herzen einem jeden zu, ohne Ausnahme. Er vergilt Böses mit Gutem, ohne sich etwas darauf einzubilden.

Ein solches Verhalten wird sicher oft mißverstanden. Manche werden es als »blinden Fanatismus«, manche als »weltfremde Torheit« empfinden und beurteilen. Nun, das sind Menschen, die sich noch den Kopf zerbrechen und über sich und ihre Mitmenschen nachdenken. Mögen sie tun oder lassen, was ihnen richtig erscheint. Auch ihnen wird der Vater im Himmel genau die richtige Erziehung schenken.

In der Theorie läßt sich so etwas noch begreifen. Bis man es aber im Alltag in die Praxis umgesetzt hat, wird man einige Mühe aufwenden und mit festem Willen hart an sich selbst arbeiten müssen. Wenn das geschehen und gelungen ist, ist auch das ganze Leben verwandelt und erneuert:

- Anstelle der Bilder und Gedanken, die man sich früher von anderen oder über andere Menschen gemacht hat, – selbst gemacht – schenkt nun Gott Einblicke in die Seelen der Mitmenschen. Man denkt nicht mehr, man sieht, - mit neuen, inneren Augen und das Gesehene übersteigt alles, was man sich hätte denken können.

- An die Stelle der Projektionen, der Urteile und Verurteilungen, der Anklagen, der zersetzenden Kritik und der bis zur Verzweiflung wachsenden Verständnislosigkeit, tritt eine unversiegbare, innere Freude und Gewißheit. Das Gemüt bleibt unbeschwert, ruhig und rein. Wer aufhört in Gedanken, Worten und Taten auf andere Menschen Druck auszuüben, der wird auch frei von Gegendruck. »Man kann ihn einfach nicht mehr packen«, meinen die Anderen, »es ist zum Verzweifeln«.

Das gibt Konflikte mit der Umwelt, sehr sonderbare Konflikte sogar. Wo ein Licht leuchtet, muß die Finsternis weichen, aber sie weicht nicht kampflos. Ein Mensch, der mit dem Irrsinn der Projektionen Schluß gemacht hat, ist unangreifbar geworden und wird noch pausenlos angegriffen. Alle stoßen sich an ihm. Wer aber in seine Nähe gerät, wird verwandelt: Wer ehrlichen Herzens Gott sucht und das Gute will, fühlt sich emporgehoben und beglückt; wer seinen Egoismus pflegt, reibt sich an ihm auf und verzweifelt, oder flieht. Alle seine Projektionen fallen auf ihn selbst zurück.

So belohnt oder bestraft ein jeder sich selbst. Gott aber, der in Jesus von Nazareth selbst Mensch geworden ist, wollte und will alle in Seine vollkommene Freiheit und Seligkeit führen; in eine Welt ohne Projektionen.

Ob wir ihm folgen?

Der Spiegel

zeigt einem jeden Menschen, wie andere ihn sehen - körperlich und äußerlich. Gibt es auch einen Spiegel, indem man sein Inneres sehen kann? Gibt es eine Möglichkeit zu entdecken, wie Gott uns sieht? Für einen jeden Menschen, der Gott über alles liebt, wird diese Frage unerhört wichtig. Einem Menschen, den man liebt, möchte man auch gefallen; und wenn man GOTT liebt, dann möchte man IHM gefallen. Dann fragt man sich täglich: »Welches Bild hat ER denn von mir? Wie sehe ich in SEINEN Augen aus?«

Es gibt einen solchen Spiegel.

Wer in diesen Spiegel blickt, der sieht sich selbst - und zwar nicht äußerlich, sondern innerlich. Dieser Spiegel zeigt den Charakter, die Seele oder das wahre, innere Wesen eines Menschen, ungeschminkt und unverzerrt.

Wer hat den Mut, in diesen Spiegel zu blicken?
Eigentlich blickt jeder von uns Tag für Tag in diesen Spiegel. Aber fast jeder hält diesen Spiegel für ein Fenster. Warum das? Weil der Spiegel so viele verschiedene Gesichter zeigt. Mal sieht man ein fröhliches Gesicht darin, mal ein ärgerliches, dann wieder ein ängstliches, gleich danach ein dankbares und fünf Minuten später ein zu Stein erstarrtes, unzugängliches, erbittertes oder gräßlich schimpfendes. Und weil man von sich selbst glaubt und spürt, daß man immer derselbe ist, hält man alle diese Gesichter für »die Anderen« und den Spiegel für ein Fenster, durch das man seine Mitmenschen sieht.

Jedermann weiß, daß eine Kraft nur dort wirken kann, wo eine Gegenkraft vorhanden ist. Der Volksmund sagt »Wie man in den Wald hineinschreit, so hallt es zurück«, oder »Wer anderen eine Grube gräbt, fällt selbst hinein«, oder »Wer Wind sät, wird Sturm ernten«. Dem allem liegt ein Naturgesetz zugrunde, eine göttliche Ordnung, die über unserem Leben waltet. Man könnte sie etwa so formulieren:

> **» Alles, was Dir im Leben begegnet, das bis Du selbst. «**

Mein Spiegel ist demnach meine Welt; alles was ich um mich her wahrnehme, was ich in meiner Umwelt wirken und leben sehe und was in einer Beziehung zu mir steht, auch die Menschen, die ich kenne. Sie zeigen mir immer das Gesicht - genau das Gesicht - , das ich selbst irgendwann gezeigt habe. Sie zeigen es mir so lange, bis ich mich geändert habe. Der geizige Nachbar zeigt mir meinen Geiz, der Streitsüchtige zeigt mir meine Streitsucht, der unzufriedene Ehepartner zeigt mir meine Unzufriedenheit, der Vielbeschäftigte zeigt mir meine eigene Unrast und der Ober im Café, der keine Zeit für mich hat, zeigt mir meine eigene Zeitnot.

Wie kann das sein? Sie sind doch alle etwas ganz anderes als ich, etwas Eigenes, Individuelles, Unverwechselbares!

Das schon, aber sie zeigen mir von all den vielen und verschiedenen Seiten, die jeder Mensch nun einmal hat, genau diejenige, die zu mir und zu meiner Art paßt. Und wenn ich sie alle zusammennehme, die Seiten, die man mir zeigt, dann sehe ich mein ganzes Spiegelbild. Jeder meiner Mitmenschen zeigt mir eine andere Seite meiner eigenen Seele. Je näher mir dieser Mensch steht und je mehr Umgang ich mit ihm habe, desto mehr Platz nimmt das, was ich an ihm sehe, auch in meinem eigenen Innern ein. Je flüchtiger ich einen Menschen kenne, desto flüchtiger und schwächer sind die Merkmale, die er mir zeigt, auch in meinem Innern ausgeprägt.

Verstehen wir nun, warum Jesus von Nazareth seinen Zeitgenossen ebenso wie uns in der Bergpredigt sagt: »Verurteilt nicht andere, damit nicht Gott euch verurteilt. Denn euer Urteil wird auf euch zurückfallen und ihr werdet mit demselben Maß gemessen werden, das ihr bei anderen anlegt.« (Übersetzung aus »Die gute Nachricht«) Es ist wirklich so!

Was ich an den anderen, an meinen Mitmenschen entdecke, das ist mein Spiegelbild! Meine Aura (die Ausstrahlung meiner Seele) weckt, wenn sie Haß ausstrahlt, in einem jeden der mir begegnet, den latent vorhandenen Haß; wenn sie Liebe ausstrahlt, weckt sie die latent vorhandene Nächstenliebe.

Es wird auf dem Boden dieser Erde so gut wie keinen Menschen geben, der mit allem was um ihn herum vorgeht, restlos zufrieden wäre und nichts zu kritisieren hätte. Der eine ist mit dem Wetter nicht einverstanden, der andere mit der Politik, der Dritte mit dem Essen, der Vierte mit dem Chef, der Fünfte mit der Schwiegermutter, mit dem Ehepartner oder mit den Kindern. Irgend etwas gibt es immer zu bemängeln.

Warum?

Keiner ist vollkommen. Deshalb muß jeder an sich selbst arbeiten, um reifer und vollkommener zu werden. Wer selbstkritisch ist, stellt sich selbst in Frage und kommt weiter. Wer aber stolz, eingebildet und borniert ist, kritisiert alle anderen - und kommt keinen Schritt voran. Der reife Mensch fragt sich selbst: Woher will ich denn wissen, was in einem anderen Menschen wirklich vorgeht? Kenne ich seine geheimsten, innersten Gedanken? Kenne ich alle die Gaben und Aufgaben, die Gott in ihn gelegt hat? Was ich über ihn denke, das sind doch nur meine Gedanken, nicht die Seinigen! Meine Gedanken aber sind ein Stück von mir und nicht ein Stück von ihm! Sie kommen aus meinem Innern, nicht aus dem Seinen.

Wenn ich also Kritik übe, dann übe ich doch nicht Kritik an der Wirklichkeit (die kennt nämlich kein Mensch, sondern nur Gott), sondern dann übe ich Kritik an jenem Bild, das ich in meinem Innern als Abbild der Wirklichkeit trage. Und was ist dieses »Abbild der Wirklichkeit« in meinem Innern?

Das bin doch ich selbst! Das ist meine innere Welt!

Gott ist alles in allem - sagt die Bibel -, und der Mensch ist als Gottes Ebenbild geschaffen. Was besagt das? Die ganze, wahre und absolute Wirklichkeit, das ist Gott und das unvollkommene Abbild oder Ebenbild dieser einen, absoluten Wirklichkeit »GOTT«, das ist der Mensch und zwar die menschliche Seele. Jeder einzelne von uns ist ein anderes, unvollkommenes Abbild dieser absoluten Wirklichkeit, die Gott IST. Deshalb wird ein jeder solange unzufrieden sein, kritisieren und unter seiner Umwelt zu leiden haben, bis er selbst vollkommen geworden ist. Je mehr sich ein Mensch dem göttlichen Ziel nähert, desto ähnlicher wird sein »Abbild der Wirklichkeit« (das Seelenpanorama, das er in seinem Inneren trägt) der »absoluten Wirklichkeit«, nämlich Gott. Und an Gott ist nichts zu kritisieren - ER IST vollkommen. ER versteht alles und alle und ER liebt alles und alle. Und IHM sollen wir immer ähnlicher, am Ende sogar gleich werden! Dann verstehen auch wir alles und lieben alles und alle Kritik hört auf, für immer.

Was ist da also zu tun? Wie kommt man dahin?

Wir müssen die Kritik, die wir glauben unserer Umwelt gegenüber üben zu müssen, an uns selbst üben! Alles was mir an anderen Menschen nicht gefällt, muß ich bei mir selbst bekämpfen und zwar so lange, bis es absolut nichts mehr gibt, was mir an anderen Menschen nicht gefallen könnte. Wenn wir alle so handelten, dann wäre binnen kurzem die ganze Welt in Ordnung gebracht. Denn jeder kann sich selbst ändern, aber keiner kann einen anderen Menschen ändern. Es stimmt zwar: Der Kampf gegen das eigene ICH, die Änderung der eigenen inneren Strukturen und Zustände, der eigenen Seele, ist sehr, sehr schwer. Und doch: Mit Gottes Hilfe schafft man auch das.

Wie?

Indem man Gott ganz einfach auch darum bittet. Die ernsthafte und ehrliche Bitte um Hilfe bei der Überwindung der eigenen inneren Unvollkommenheit, der eigenen Fehler oder Sünden, läßt Gott nie unerhört, gar nie!

Mein Rezept für die Arbeit an der eigenen Seele und an ihrer Vollkommenheit ist deshalb dies:

Ich bitte Gott von ganzem Herzen, daß er mir alles das vergibt und mich von allen den Schwächen und Fehlern befreit, die ich an anderen entdecke. Denn ich weiß, daß dies genau meine Schwächen und meine Fehler sind. Und ich danke Gott von ganzem Herzen für alles, was ich Gutes und Schönes an meinen Mitmenschen entdecke. Denn auch das ist mein Spiegelbild.

Und so hoffe ich, daß ich an meinen Mitmenschen Tag für Tag mehr Gutes entdecken kann. Und damit diese Hoffnung Wirklichkeit wird, versuche ich, ihnen täglich mehr Gutes und mehr Liebe zu schenken.

Wer übernimmt dieses Rezept? Ich habe gute Erfahrungen damit gemacht.

Zwei Seiten

wenigstens - wenn nicht mehr - hat alles, was in dieser Welt vorkommt. Ob es nun ein Haus ist, das der eine von der Vorderseite, der andere von der Rückseite her sieht, ein junges Mädchen (indem der eine die Braut sieht und der andere die untreu gewordene Freundin) oder der still über den Himmel ziehende Vollmond (der den einen zum Schlafwandler macht, einen zweiten termingerecht Gemüse pflanzen und einen dritten Raketenflugbahnen berechnen läßt): Einerlei Ding oder Ereignis findet oft so vielerlei Reaktionen und Beschreibungen, wie es Menschen gibt, die Anteil nehmen. Jeder nimmt eben an einer anderen Art und Weise Anteil.

Oft entsteht Streit darüber, welche Reaktion oder welche Darstellung nun die Richtige und die Wahre ist. Ist das erwähnte Mädchen nun ein lieber Schatz oder eine untreue Tomate? – könnte man fragen.

Der unbeteiligte Dritte wird natürlich antworten: beides; für den einen dies, für den anderen das. Wenn man aber selbst beteiligt ist, fällt es schwer, einen solchen Standpunkt zu finden. Ein abgeblitzter Liebhaber müßte schon sehr viel Selbstüberwindung und Distanz zu sich selber, eine hohe seelische Reife erreicht haben, ehe er aus ehrlichem Herzen sagen kann: »Dieses Mädchen ist gewiß noch immer ein lieber Schatz, – nur eben nicht mir gegenüber«. Was läßt sich aus diesem Beispiel lernen?

Mit jeder Aussage, die ein Mensch macht, beschreibt er zum kleineren Teil das Objekt seiner Aussage, zum größeren Teil aber seinen eigenen Standpunkt.

Dieser Standpunkt ist nichts anderes, als ein Stück seiner seelischen Wirklichkeit, ein Stück jener inneren Welt, die die Seele sich selbst geschaffen hat und an der sie Tag für Tag weiterschafft. Man fixiert diese neu gefundene oder neu geschaffene Stück der inneren, seelischen Welt im Bewußtsein, indem man »eine Aussage macht«. Es ist also nicht gleichgültig, wie und was man spricht. Jedes Wort, das aus meinem Mund kommt, fixiert etwas in meinem Bewußtsein: eben diesen, meinen Standpunkt, ob er nun gut oder böse, reif oder unreif ist. Meine Seele übernimmt ihn und bindet sich an ihn.

Wer dies weiß, versteht die Worte Jesu Christi, die in Markus 7,15 überliefert sind: Den Menschen verunreinigt nicht so sehr das, was er mit seinem Mund in sich aufnimmt (die Nahrung), sondern viel mehr das, was aus seinem Mund herauskommt: Böse Gedanken und Worte. Und in Matthäus 12,36 liest man: »Ich sage euch aber, daß die Menschen am Tage des Gerichts Rechenschaft geben müssen von einem jeden nichtsnutzigen Wort, das sie geredet haben«. Dies sind Worte Gottes (denn Gott selbst war in diesem Jesus Mensch geworden), und wir tun gut daran, wenn wir sie ernst nehmen, Wort für Wort.

Meine eigenen Worte graben die Spuren in meine Seele, denen mein Bewußtsein folgt.

Es kommt also sehr darauf an, daß man den richtigen Standpunkt findet, der ganzen Welt gegenüber. Es kommt darauf an, daß man alle Dinge und alle Ereignisse von der richtigen Seite sieht; es gibt immer mehrere. Der Streit darüber, welcher Standpunkt und welche Aussage nun wahr ist, ist unnütz. Er erzeugt nur böse Worte. Ein jeder behauptet, seine Darstellung sei wahr und richtig, die des Gegners sei falsch. Er fixiert damit lieblose Worte und einen ebenso lieblosen Standpunkt in seinem Bewußtsein. Er distanziert sich von einem Mitmenschen, obwohl er sich - den Geboten Gottes entsprechend - liebevoll mit ihm vereinen und verbinden sollte (»Liebe deinen Nächsten wie dich selbst«)

Alle Seiten sind wahr! Aber jede Seite ist nur ein Teil der Wahrheit, nur ein Teil der ganzen, universalen Wirklichkeit.

Gott bietet dem Menschen immerzu die ganze, vollkommene Wirklichkeit an: Jene Wahrheit, die alle Seiten und Aspekte, alle Ansichten und Teilwahrheiten in sich einschließt. Wer sich mit einem Bruchteil davon zufriedengibt und diesen Bruchteil mit aller Macht fixiert, verteidigt und anderen entgegenhält (statt ihn mit den anderen zu verbinden), schadet sich selbst. Er engt seine Seele und sein Bewußtsein immer mehr ein. Er baut an seinem eigenen Gefängnis, dem Gefängnis seiner Seele. Gott richtet keinen Menschen; ein jeder richtet sich selbst. Gott engt auch keinen Menschen irgendwie ein; jeder hat sich selbst eingeengt. Wenn ich egoistische, mich von anderen Menschen und von ihrem Standpunkt trennende Gedanken denke, gehen daraus entsprechende Worte hervor. Aus den Worten gehen die entsprechenden Taten hervor. Den Taten folgen zwangsläufig die entsprechenden Erlebnisse und Erfahrungen, die Ernte der eigenen Saat.

Gott brauchte nur seine Wahrheit, sein Wesen (die Liebe) in dieser Welt zu offenbaren und alles Böse fesselte sich langsam aber sicher selbst, indem es Stellung bezieht, seinen Standpunkt fixiert, - dagegen.

Ein Mensch, der – den Geboten Jesu Christi entsprechend – alle seine Mitmenschen liebt (auch seine Feinde), übernimmt auch deren Ansichten und Standpunkte, fügt sie den eigenen hinzu und entdeckt, wie unerhört groß, reich und vollkommen Gottes Schöpfung ist. Wohlgemerkt: Er muß nicht die »Bruchteile« der anderen gegen die eigenen eintauschen, sondern Bruchteil zu Bruchteil zusammenfügen, zu einem großen, uns alle umschließenden Ganzen: Das ist Liebe! Sie läßt auch den anderen gelten, an seinem Ort und in seinen eigenen Grenzen. So weitet sich das Bewußtsein ins Grenzenlose. Wer so denkt, redet und handelt, ist selig. Es gibt nichts mehr, was ihn stört. Die Wahrheit hat ihn frei gemacht (Johannes 8,32). Er erkennt auch an dem, was andere für den Gipfel des Bösen halten, nur noch Gutes. Er sieht in allem Gottes Hand, sogar im Bösen, im luziferischen Wirken. Luzifer ist für ihn zum Werkzeug und widerwilligen Diener Gottes geworden. Aus den »zwei Seiten« aller Dinge in dieser Welt wird ein allumfassendes Eins-Sein-Erlebnis.

Ein Beispiel soll dies verdeutlichen:

Atomwaffen hält so gut wie jeder für eine teuflische Erfindung. Ihr Einsatz würde viele Millionen Menschen töten und wäre der Gipfel des Bösen, den der Mensch überhaupt erreichen kann. (Ein »normaler« Standpunkt.)

Und dennoch muß dieser »Gipfel des Bösen« dem Guten dienen - und zwar so: Der erste Mord des Kain an seinem Bruder Abel war deshalb grauenvoller als alles Nachfolgende, weil er kein Vorbild hatte, das ihn verständlich macht, weil er einen der allerengsten Angehörigen traf und weil es bewußt, vorsätzlich und Auge in Auge, ohne körperliche Distanz, geschah. Eine solche Tat muß das Bewußtsein des Mörders in einem Maße verändern, wie kein anderer Mord in der Geschichte. Diese Blutschuld war unfaßbar. Was der Mensch sät, das muß er aber ernten. Wer tötet, muß auch selbst getötet werden und wer zum Schwert greift, durchs Schwert umkommen. Kains Schuld oder Karma ging auf sieben andere über, einige Generationen weiter - bei Lamech - war sie bei siebenundsiebzig Nachkommen verbreitet, und zu König Davids Zeit wurden Zehntausende getötet. Aber was war das für ein Töten? Mit Pfeil und Bogen tötete man auf etliche Meter Entfernung Angehörige eines anderen Volksstammes. Das subjektive Empfinden, die seelische Last dieses Tötens, wog nicht mehr so schwer wie beim ersten Mord des Kain. Die Geschichte ging weiter. Als das Schießpulver erfunden war, tötete man Hunderttausende, kannte die Getöteten persönlich überhaupt nicht mehr und hatte emotional noch mehr Distanz, zum Vorgang des Tötens, wie zu dem Getöteten. Eine solche Schuld wog - als Last, die das Gewissen bedrückt - noch leichter. Dafür war sie zahlenmäßig viel weiter verbreitet. Heute sieht die Situation so aus: Millionen Menschen konstruieren und bauen - bewußt oder unbewußt - an den modernen Massenvernichtungsmitteln. Wer weiß denn, daß die Schraube, das Blech, das Computerprogramm, der Radarschirm, das Uranerz, an dessen Herstellung er beteiligt ist, eines Tages millionenfachen Tod über ein fernes Land bringt? Keiner. Oder wer kann sagen, er habe keinerlei Beitrag geleistet? Keiner! Alles ist so differenziert und so verflochten, daß die Frage nach der Schuld des Einzelnen nicht mehr beantwortet werden kann. Das Gesetz (»Auge um Auge, Zahn um Zahn«) findet noch immer seine Erfüllung: Jeder Mord bringt einen oder gar mehrere neue hervor. Am Ende der Geschichte wird zwar noch ein millionenfacher Tod gestorben, aber es gibt keinen Mörder mehr. Das Wort Jesu: »Vater vergib Ihnen, denn sie wissen nicht, was sie tun« erfüllt sich buchstäblich. Die Menschheit hat die Last unter sich aufgeteilt.

Sie ist »atomisiert«, in viele Millionen Teile geteilt, auf viele Millionen Schultern gelegt. Welches Gewissen wird belastet sein, wenn ein winziger Fehler im Zusammenspiel der modernen Verteidigungsmaschinerie den millionenfachen Tod bringt? Es wird dann wohl noch gestorben, aber nicht mehr gewollt getötet. Gott hat die Geschichte so gelenkt, daß die Millionen Getöteten den Millionen Tötenden nichts mehr vorzuwerfen haben: Es sind dieselben! Und die Schuld aller Kriege und Mörder der Geschichte ist gesühnt. Durch Liebe? Nein, nicht durch die von Gott gebotene Nächstenliebe unter den Menschen. Mit ihr wäre das alles viel einfacher gegangen. Sondern durch die den Menschen nicht mehr bewußte Fügung des Weltgeschehens in Gottes Liebe. Ist das nicht gut so? Und reden wir nicht viel Unsinn, wenn wir alles Luziferische verdammen?

Wir sollten es segnen!

Die drei Kapitel: Der Spiegel, Projektionen und Zwei Seiten, sind aus dem Buch »Einsichten eines Geliebten« von Eberhard Kohler. Erhältlich im Nassall-Verlag.

Aus dem Einen
wächst die Vielfalt.
Hinter der Vielfalt
verbirgt sich das Eine.
Erfahre die Vielfalt,
aber suche
das
Eine.

Göttliche Mitteilungen und Lehren

Als erstes haben wir die Bücher des Alten bzw. Ersten Testaments und jene des Neuen bzw. Zweiten Testaments, zusammengefaßt in dem berühmtesten aller Bücher – der Bibel. Ihr göttlicher Inhalt ist leider relativ wenigen bekannt. Unter all den deutschen Bibelausgaben, die ich kenne, lese ich am liebsten die »Elberfelder« Übersetzung sowie »Das Jesus-Evangelium« – eine Zusammenstellung aus griechischen und altsyrischen Vorlagen von Pfarrer Günther Schwarz.

Allen, die noch keinen Zugang zur Bibel über die traditionellen Ausgaben gefunden haben, empfehle ich das »Lebendige Buch«. Dies ist eine aktuelle Übersetzung des Neuen Testament in zeitgemäßem, leicht verständlichem Deutsch.

Besonders empfehle ich jedoch, das noch weitgehend unbekannte »Dritte Testament«. Hierbei handelt es sich um ein göttliches Lehrwerk, daß von 1866 bis 1950 demütigen, einfachen, gläubigen Menschen in Mexiko offenbart worden ist. Diese Lehre aus dem Geist Gottes wurde in zwölf Bänden mit dem Titel »Libro de la vida verdadera«, zu deutsch »Buch des Wahren Lebens«, zusammengefaßt. Vier dieser Bände sind bisher in deutscher Sprache erschienen, dazu ein weiterer Band aus diesem Lehrwerk mit dem Titel »Tercer Tiempo«, zu deutsch »Dritte Zeit«.

Sowohl die mexikanische Originalausgabe als auch die deutsche Übersetzung erhalten Sie im Nassall-Verlag.

Es gibt viele sogenannte göttliche Neuoffenbarungen; von denen ich die bekanntesten kenne.

Gott will sich immer durch uns Menschen – seine Kinder – offenbaren. Wie rein eine Offenbarung Gottes durch den Menschen ist, liegt nur an der Reinheit, der Demut und Selbstlosigkeit des Empfängers; sozusagen an der Reinheit des »Kanals« oder »Sprachrohrs«.

Alle Neuoffenbarungen, die ich kenne, sind unbewußt vom menschlichen Verstand und von Verhaltensmustern geprägt. Die Offenbarung aus Mexiko ist weitgehend frei davon. Vielleicht liegt es u.a. auch daran, daß diese Offenbarung über einen langen Zeitraum und durch hunderte demütige, einfache Menschen, deren Namen zum größten Teil keiner mehr weiß, stattgefunden hat.

Meine Erfahrungen mit diesem göttlichen Lehrwerk in Lateinamerika und in Deutschland sind einfach wunderbar: Fast jeder, der einmal eines dieser Bücher in die Hand genommen hat, wurde vom göttlichen Geist berührt. Sie führen zur unmittelbaren Verbindung des Geistes Gottes mit dem Geist des Menschen.

Lesen Sie sowohl die Bibel als auch dieses »Dritte Testament« mit den Augen Ihres Geistes bzw. Ihres Herzens. Lesen Sie jeweils nur kurze Abschnitte und meditieren bzw. beten Sie darüber. Bitten Sie Jesus Christus, bitten Sie Ihren göttlichen Vater um seine Führung und Erläuterung beim Lesen. Die nachfolgenden Worte sind aus verschiedenen Abschnitten dieses Lehrwerks:

Wachset in der Kraft der Gebete, jedoch wisset, damit sie mich erreichen müssen sie aus dem Herzen kommen.

Auch wenn gegenwärtig der Friede unter den Menschen noch unmöglich erscheint, sage ich euch, es wird Friede werden auf Erden und die Menschen werden ein geistiges Leben führen.

Viele Katastrophen wird die Welt noch erleiden bevor diese Zeit anbricht. Dieses Leid ist gut für die Menschheit sowohl im Materiellen als auch im Geistigen; es wird ein »bis hierher und nicht weiter« sein für das zügellose Rennen der Bosheit, des Egoismus und der Wollust der Menschen. So wird der Ausgleich kommen, denn die „bösen" Kräfte können niemals die guten besiegen.

Die Reinigung ist keine Strafe, obwohl sie den meisten als eine solche erscheint weil sie das Empfindlichste, das Liebste im Menschen berührt; in Wirklichkeit ist sie ein Mittel zur Rettung des, vom Weg abgekommenen Geistes.

Wer materiell urteilt, findet keinen Nutzen am Schmerz, wer ihn aus seinem ewigen Geist beurteilt erfährt aus dem Schmerz Licht, Erfahrung, Stärkung und Regenerierung.

Stichwortverzeichnis

Theorie ist, wenn man alles weiß, aber nichts klappt.
Praxis ist, wenn alles klappt, aber keiner weiß warum

Ein junger Mann träumte......

Er betrat einen Laden. Hinter der Ladentheke sah er einen Engel stehen. Hastig fragte er ihn: "Was verkaufen Sie, mein Herr?"

Der Engel gab freundlich zur Antwort: „„„Alles, was Sie wollen."

Der junge Mann sagte:
„Dann hätte ich gerne das Ende der Kriege in der ganzen Welt. Immer mehr Bereitschaft miteinander zu reden. Die Beseitigung der Elendsviertel in Südamerika. Mehr Zeit für Eltern, mit ihren Kindern zu spielen und...

Da fiel ihm der Engel ins Wort und sagte: „Entschuldigen Sie, junger Mann, Sie haben mich falsch verstanden. Wir verkaufen hier keine Früchte. Wir verkaufen nur den Samen."

Bücherempfehlung

Die Bibel

Buch des wahren Lebens und **Die Dritte Zeit**
Das göttliche Lehrwerk aus Mexiko,
erhältlich im Nassall-Verlag, in spanischer und in deutscher Sprache.

Das Jesus-Evangelium
Zusammengestellt und übersetzt aus griechischen und altsyrischen Vorlagen, sowie aus außerbiblischen Quellen, von Pfarrer Günther Schwarz, Ukham-Verlag, Josef-Zintl-Str. 6a, 80995 München

Kindheit und Jugend Jesu
Lorber-Verlag, Bietigheim

Das bittere Leiden unseres Herrn Jesu Christi
Visionen von Anna Katharina Emmerich, Paul-Pattloch-Verlag

Einsichten eines Geliebten
von Eberhard Kohler, erhältlich im Nassall-Verlag

Tao The King Drei Eichen Verlag

Bhagavad Gita – Das hohe Lied der Tat, Drei Eichen Verlag

Dreißig Jahre unter den Toten
von Dr. med. Carl Wickland, einem bekannten amerikanischen Psychiater, der in diesem interessanten Buch seine jahrzehntelangen Erfahrungen mit besessenen (schizophrenen) Patienten schildert. Eine Vielzahl aufgezeichneter Gespräche mit erdgebundenen Verstorbenen macht dieses Buch zu einem praktischen Ratgeber im Umgang mit »Armen Seelen«. Im Nassall-Verlag erhältlich

Abtreibung und Reinkarnation

Sterben im Zeichen der Wandlung
Beide von Reinhard Lier, erhältlich im Nassall-Verlag

Was passiert wenn ich sterbe?
Ein bebildertes Kinderbuch von Ulla Frank erhältl. im Nassall-Verlag

Ich kann sprechen!
Die erstaunlichen Botschaften eines Ungeborenen, aufgezeichnet von seinen Eltern; Goldmann Taschenbuch Nr. 6890

Kennst Du Deinen Engel?
von Benjamin Klein, erhältlich im Nassall-Verlag

Kinder und Tod, von Elisabeth Kübler-Ross, Kreuz Verlag

Die unsichtbaren Freunde, E. Kübler-Ross, Kinderbuch, Oesch-Verlag

Die Brüder Löwenherz von Astrid Lindgren (Kinderbuch)

Rückkehr von morgen
George G. Ritchie, Verlag der Francke-Buchhandlung GmbH Marburg/Lahn

Lebenssaft Urin von Hans Höting, Bechtermünz Verlag

Wohltuende Wickel
Maya Thüler, Maya Thüler Verlag, Schmitteplatz 18, CH-3076 Worb
Sonnenheilmittel – Medizin der Zukunft Yves Kraushaar
MIRON-Verlag, Badener Str. 21, CH-8953 Dietikon
Heile dich selbst mit den Bachblüten
Dr.Edward Bach, Jens-Erik R. Petersen, Knauer Taschenbuch

Mittel zum Leben – Mittel zum Heil-Werden
Fasten und Heilfasten aus ganzheitlicher Sicht
Allergie – Hilfeschrei der Seele
Krebs aus einer neuen Sicht
»Lofi« das federnde Klopfmassage-System
Alle 5 von Klaus-Dieter Nassall, im Nassall-Verlag
Krankheit als Sprache der Seele von Rüdiger Dahlke
Krankheit als Weg von Thorwald Dethlefsen und Rüdiger Dahlke
Impfen – Das Geschäft mit der Angst
Dr. Gerhard Buchwald, emu-Verlag
Impfen – Ja oder Nein?
Cynthia Cournoyer, Waldthausen-Verlag
Impfungen – der unglaubliche Irrtum, F. und S. Delarue,
Impfungen – der Großangriff auf Gehirn und Seele, Harris L. Coulter
Impfschutz – Irrtum oder Lüge? Simone Delarue
Die Pharma Story – der Große Schwindel, Hans Ruesch
Alle 4 im Hirthammer-Verlag, Frankfurter Ring 247, 80807 München

Dreifach-Impfung – Ein Schuß ins Dunkle
Coulter, H./B., Fischer Bothel & Borthel Verlag
Gesunde Schwangerschaft, glückliche Geburt
von Dr. D. Liecht von Brasch
Natürliche Geburtenkontrolle
von Margaret Nofziger, Hugendubel Verlag

Kochbücher:
Mein neues Kochbuch von Barbara Rütting, Mosaik Verlag
Das neue vegetarische Kochbuch und **Das große Vollkornbuch**
von Ingrid Früchtel, Gräfe und Unzer Verlag
Biologisches Kochen und Backen von Helma Danner, Econ Verlag
Feld-, Wald- und Wiesenkochbuch, Eve-Marie Helm, Heyne Taschenbuch
Rohkost von Ingrid Gabriel, Falken Verlag
Gesunde Kinder durch lebendige Vollwertkost

von Prof. H. Mommsen, Bircher-Benner-Verlag
Zeitgemäße Getreideernährung
Dr. Udo Renzenbrink, Rudolf-Geering-Verlag
Vegetarische Kost als Heil- und Dauernahrung, von Dr. Otto Buchinger.
Vollwerternährung schützt vor Kinderlähmung
und anderen Viruserkrankungen
Dr. B. Sandler und Dr. M. O. Brucker, emu-Verlag

Für Eltern und Lehrer:
Erziehung zum Sein und **Sein zum Erziehen**
Beide von Rebeca Wild, Arbor Verlag
Laßt mir Zeit
Emmi Pikler, Pflaum Verlag
Hilfe, das Kind bringt mich zur Verzweiflung
Sonja Angela Kirschninck
Ich flieg' wohin ich will... Entspannungsgeschichten für Kinder
Doris Ohmer, beide erhältl. im Nassall-Verlag
Fenster zur Wirklichkeit – Versöhnung von Wissenschaft und Spiritualität
von Dieter Schall, erhältlich im Nassall-Verlag

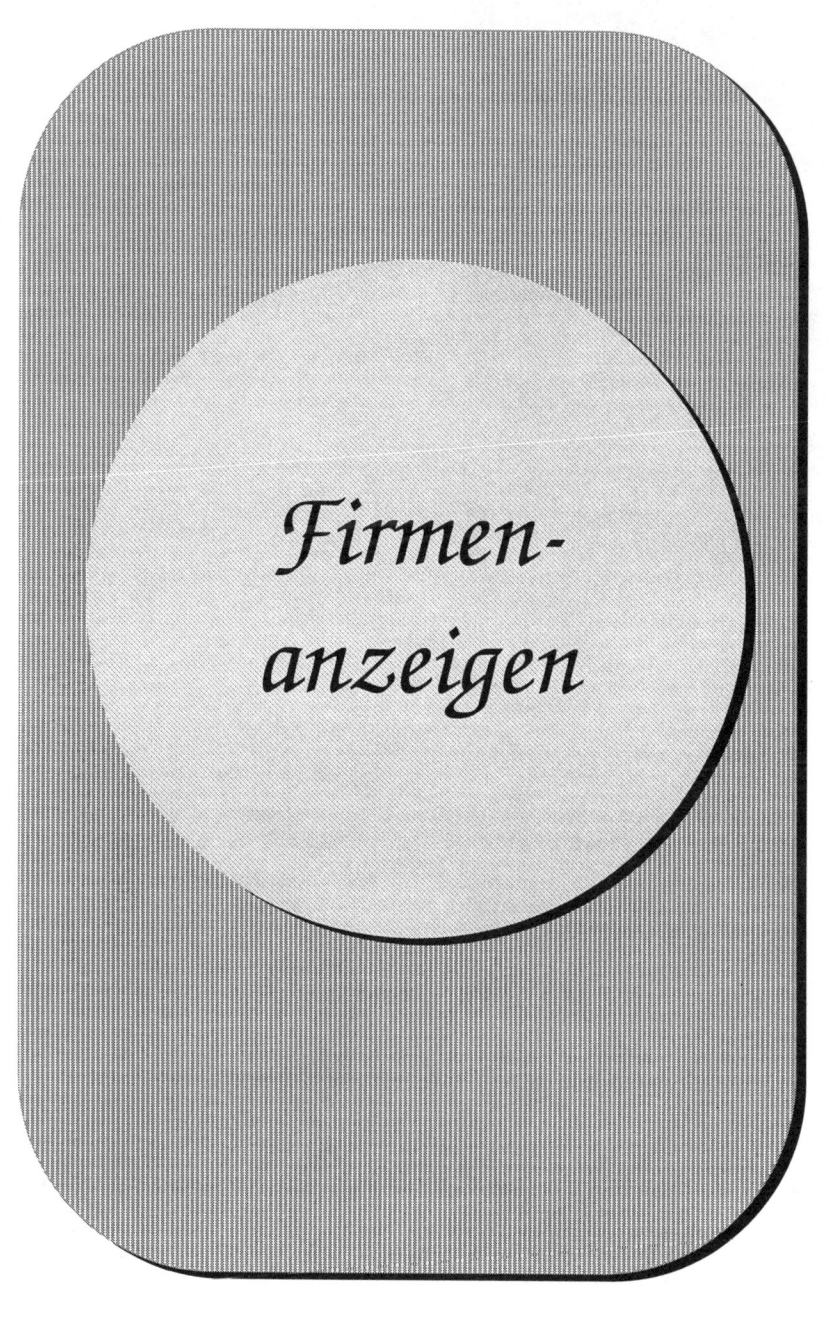

Firmen-
anzeigen

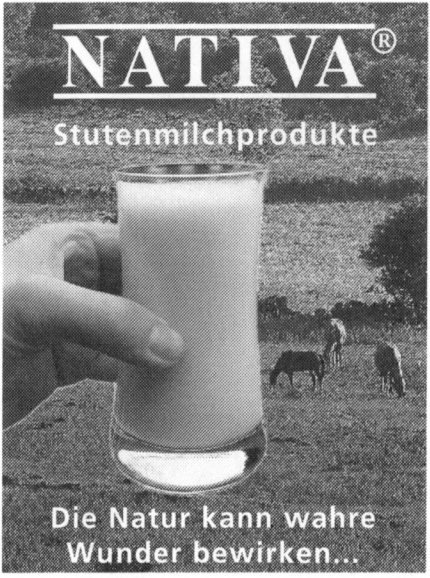

NATIVA®
Stutenmilchprodukte

Die Natur kann wahre Wunder bewirken...

... mit NATIVA
der Marken-Stutenmilch

Was schon vor Jahrhunderten Ägypter, Griechen und Römer schätzten, ist heute wertvoller denn je.

NATIVA Stutenmilchprodukte
●
mobilisieren die körpereigenenAbwehrkräfte
●
steigern
Vitalität und Wohlbefinden

NATIVA kommt als besonders reine, naturbelassene Stutenmilch tiefgefroren oder auch als Instantpulver zu Ihnen ins Haus.

Bitte Fordern sie weitere informationen über NATIVA Stutenmilchprodukte an.
NATIVA®
ist ein eingetragenes Markenzeichen der TRESSLER GmbH.

Stutenmilch-Produkte und -Informationen sind zu beziehen bei: Gestüt St. Georg Wennekath 2 • 21401 Thomasburg Tel.: 0 58 59 / 97 810 • Fax: 0 58 59 / 97 81 11

Das Geheimnis
der Lebenskunst
ist nicht, zu tun
was du liebst,
sondern zu lieben
was du tust!

Was du weggibst
ist dein.
Was du behältst
geht dir verloren.

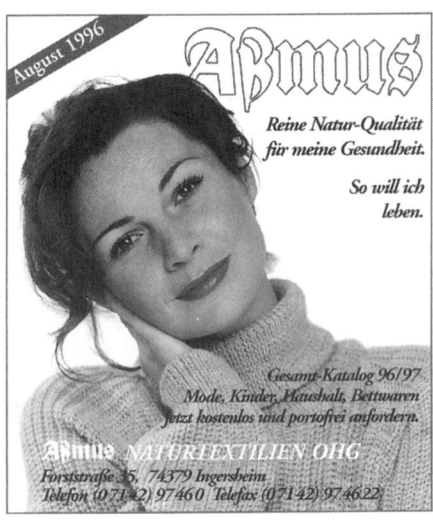

August 1996

Aßmus

Reine Natur-Qualität
für meine Gesundheit.

So will ich
leben.

Gesamt-Katalog 96/97
Mode, Kinder, Haushalt, Bettwaren
Jetzt kostenlos und portofrei anfordern.

Aßmus NATURTEXTILIEN OHG
Forststraße 35, 74379 Ingersheim
Telefon (0 71 42) 97 46 0 Telefax (0 71 42) 97 46 22

Natürliche Entgiftungs-Therapie

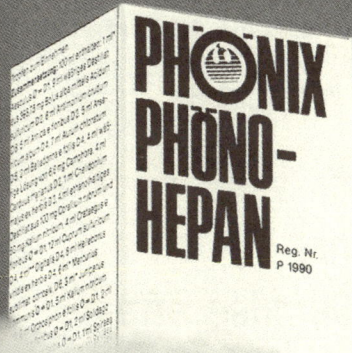
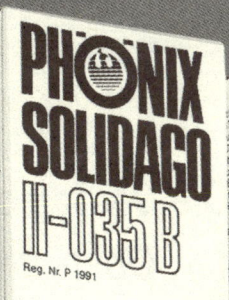
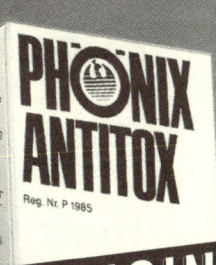

DAS ORIGINAL!

Biologische Therapie zur Ausleitung von Stoffwechselschlacken und Schadstoffen. Zur Lösung von Therapieblockaden.

Fordern Sie jetzt ausführliche Anwendungs- und Dosieranleitung zur Phönix Entgiftungstherapie an.

PHÖNIX® PHÖNOHEPAN
Zusammensetzung: 100 ml enthalten: 1 ml Aesculus Ø ≙ D1, 9 ml wäßriges Destillat aus 393,75 mg Bolus alba mittels Acidum sulfuricum D2, 6 ml Antimonium crudum D8, 5 ml Arnica e floribus D2, 5 ml Arsenicum album D4, 7 ml Aurum chloratum D5, 2 ml Belladonna e foliis D4, 4 ml wäßrige Lösung von 6,8 mg Camphora, 4 ml Carduus marianus D2, 1 ml Chelidonium majus ex herbis D3, 4 ml ethanolhaltiges Destillat aus 100 mg Corallium rubrum und 50 mg Kalium nitricum, 4 ml Crataegus e floribus Ø ≙ D1, 12 ml Cuprum sulfuricum D4, 4 ml Digitalis D4, 8 ml Helleborus viridis ex herbis D4, 6 ml Mercurius sublimatus corrosivus D6, 3 ml Juniperus communis Ø ≙ D1, 5 ml Kalium nitricum D3, 2 ml Orthosiphon e foliis Ø ≙ D1, 2 ml Paeonia e floribus Ø ≙ D1, 2 ml Solidago Virga aurea ex herbis Ø ≙ D1, 1 ml Spiraea ulmaria ex herbis Ø ≙ D1, 2 ml ethanolhaltiges Destillat aus 11,1 mg Tartarus crudus, 1 ml Zincum metallicum D8. Enthält 28,0 Vol.-% Alkohol. Indikationen: Zur unterstützenden Behandlung bei Leberinsuffizienz, Parenchymschäden, Fermentstörungen. Handelsform: 50 ml, 100 ml.

PHÖNIX® SOLIDAGO II/035 B
Zusammensetzung: 100 ml enthalten: 11 ml wäßriges Destillat aus 481,25 mg Bolus alba mittels Acidum sulfuricum D2, 7 ml Antimonium crudum D8, 6 ml Arnica e floribus D2, 7 ml Aurum chloratum D5, 8 ml wäßrige Lösung von 13,6 mg Camphora, 11 ml Cuprum sulfuricum D4, 6 ml Digitalis D4, 6 ml Helleborus viridis ex herbis D4, 6 ml Mercurius sublimatus corrosivus D6, 9 ml Juniperus communis Ø ≙ D1, 10 ml Solidago Virga aurea ex herbis Ø ≙ D1, 7 ml Spiraea ulmaria ex herbis Ø ≙ D1, 6 ml Urtica ex herbis D2. Enthält 24,0 Vol.-% Alkohol. Indikationen: Nierenmittel, Nephritis, Pyelitis, Nierenschwäche, bei Nierengrieß und Nierensteinen. Allgemein bei Erkältungen zur besseren Ausscheidung. Handelsform: 50 ml, 100 ml.

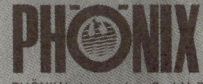

PHÖNIX

PHÖNIX Laboratorium GmbH, 71145 Bondorf.
Vertrieb CH: Bucheli AG, 9100 Herisau/AR.
Vertrieb Ö: Hirschen-Apotheke, 8010 Graz.

PHÖNIX® ANTITOX
Zusammensetzung: 100 ml enthalten: 10 ml wäßriges Destillat aus 437,5 mg Bolus alba mittels Acidum sulfuricum D2, 6 ml Antimonium crudum D8, 7 ml Arnica e floribus D2, 5 ml Arsenicum album D4, 3 ml Aspidium filix mas ex herbis D4, 4 ml Aurum chloratum D5, 6 ml wäßrige Lösung von 10,2 mg Camphora, 2 ml ethanolhaltiges Destillat aus 50 mg Corallium rubrum und 25 mg Kalium nitricum, 11 ml Cuprum sulfuricum D4, 4 ml Digitalis D4, 7 ml Helleborus viridis ex herbis D4, 6 ml Mercurius sublimatus corrosivus D6, 3 ml Hypericum ex herbis Ø ≙ D1, 3 ml Juniperus communis Ø ≙ D1, 6 ml Kalium nitricum D3, 2 ml Orthosiphon e foliis Ø ≙ D1, 2 ml Urtica ex herbis D2, 3 ml Solidago Virga aurea ex herbis Ø ≙ D1, 3 ml Spiraea ulmaria ex herbis Ø ≙ D1, 3 ml Spongia Ø ≙ D1, 3 ml ethanolhaltiges Destillat aus 16,65 mg Tartarus crudus, 2 ml Zincum metallicum D8. Enthält 26,0 Vol.-% Alkohol. Indikationen: Infektionen, Milchschorf, Ekzeme, Sepsis, Psoriasis. Handelsform: 50 ml, 100 ml.

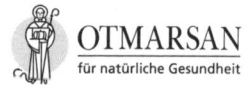

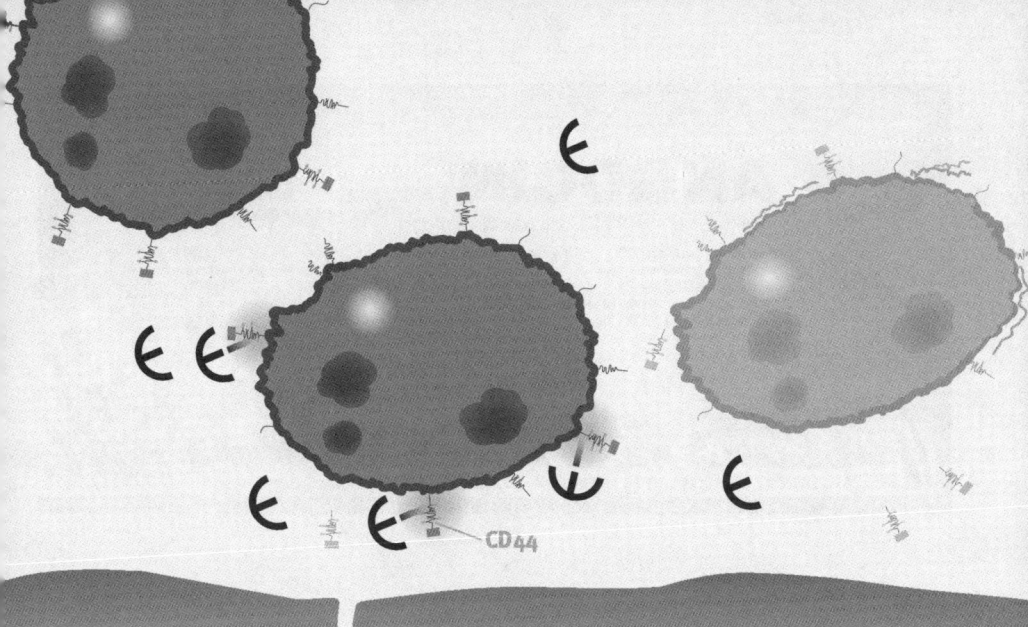

CD 44

Neue Erkenntnisse der Immunologie haben das Wissen über die Wirkmechanismen der **Systemischen Enzymtherapie** € enorm verbreitet und vertieft. Die jüngste Entdeckung, daß Enzyme Adhäsionsmoleküle modulieren, hat besondere Bedeutung.
Bei der Metastasenbildung spielen z.B. das Adhäsionsmolekül CD 44 bzw. bestimmte Varianten davon, eine wichtige Rolle. Diese Oberflächenproteine erleichtern die Anhaftung von Tumorzellen an das Endothel der Blutgefäße und damit die Metastasierung. Die Modulation von CD 44 durch die Enzyme erklärt die metastasenhemmende Wirkung von WOBE-MUGOS®.

Klinische Studien zeigen, daß WOBE-MUGOS® Nebenwirkungen von Zytostatika (z.B. Bleomycin-induzierte Pneumotoxizität) und Strahlentherapie (z.B. Strahlenmukositis) verringert.
Belegt wurde auch die Wirksamkeit von WOBE-MUGOS® in der Prophylaxe und Therapie tumorbegleitender Erkrankungen wie Lymphödem nach Ablatio mammae und Zoster.
Die Lebensqualität der Patienten wird durch WOBE-MUGOS® wesentlich verbessert.

Innovatives immunologisches Konzept

Adjuvante Tumortherapie

Patientenbegleiter, Expertenrat und Literatur unter der Servicenummer 0130/5180 zum Nulltarif !

WOBE-MUGOS®

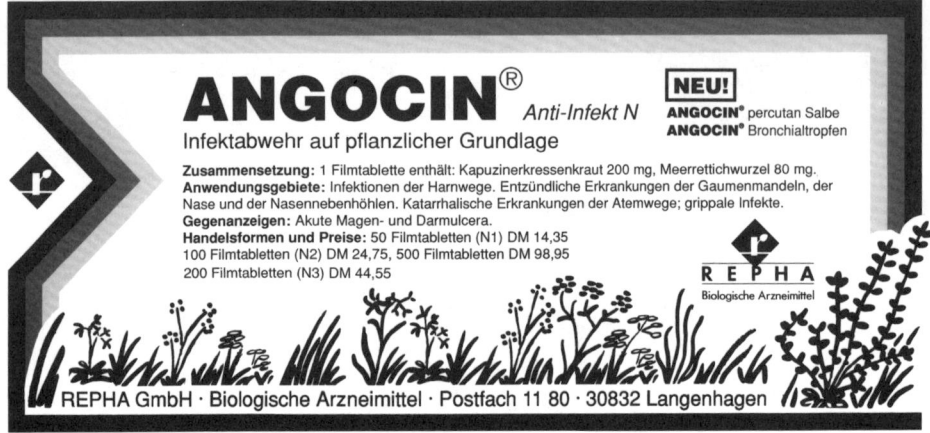

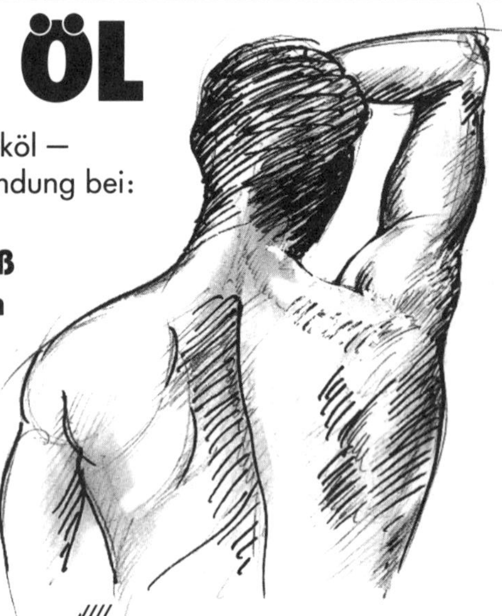

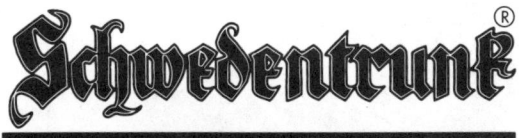 **Naturheilmittel gegen Verdauungsbeschwerden**

D E R   E C H T E
Flüssigkeit zum Einnehmen

ANTHRANOIDFREI

Wirkungsweise: Durch die Erregung der Geruchs- und Geschmacksrezeptoren wird reflektorisch die Sekretion von Speichel, von Magensaft sowie von Gallen- und Pankreasflüssigkeit in Gang gesetzt. Außerdem wirken die ätherischen Öle und die Bitterstoffe unmittelbar örtlich auf die Magenschleimhaut ein. Sie stimulieren die Magenmotilität und fördern die Freisetzung von Gastrin, das seinerseits die Drüsen des Verdauungssystems stimuliert (enterale Phase der Magensekretion). Auf diese Weise wirkt Schwedentrunk der Echte® anthranoidfrei appetitanregend und verdauungsfördernd.

Anwendungsgebiete: Dieses Arzneimittel ist nicht zur Beseitigung oder Linderung von Krankheiten, Leiden oder krankhaften Beschwerden bestimmt. Es wird traditionell angewendet: Zur Stärkung und Förderung der Verdauungsfunktion, zur Vorbeugung von ernährungsbedingten Belastungen des Verdauungssystems, wie z.B. Völlegefühl, Blähungen, Sodbrennen, zur Vorbeugung gegen nervöse Magen- und Darmbeschwerden und zur Anregung des Appetits, auch nach überstandenen Krankheiten.

Zusammensetzung: 100 ml enthalten einen wässrig-alkoholischen Auszug (45% m/m) aus: Angelikawurzel 3,0 g. Enzianwurzel 2,0 g, Kardamomen 0,5 g, Zimtrinde 1,0 g, Zitwerwurzelstock 1,2 g, Baldrianwurzel 1,0 g, Manna 1,0 g, Vitamin C 0,3 g. Hilfsstoffe: Natriumbenzoat, Zitronensäure, Sorbit. Enthält 15 Vol.-% Alkohol.

Dosierung und Art der Anwendung: Soweit nicht anders verordnet, morgens und abends vor dem Essen 1 Kaffeelöffel voll einnehmen. Die Dosierung kann jedoch auch unbedenklich nach Bedarf abgewandelt werden.

Gegenanzeigen: Nicht anwenden bei Magen- und Zwölffingerdarmgeschwüren, bei Überempfindlichkeit gegen Zimt sowie während der Schwangerschaft. Bei Gallensteinleiden nur nach Rücksprache mit dem Arzt anwenden.

Nebenwirkungen: Bei Überempfindlichkeit gegen Zimt können allergische Haut- und Schleimhautreaktionen auftreten. Bei bitterstoffempfindlichen Personen ist gelegentliches Auftreten von Kopfschmerzen möglich.

Hinweis: Schwedentrunk der Echte®anthranoidfrei, enthält Furanocumarine, die aus der Angelikawurzel stammen. Furanocumarine machen die Haut lichtempfindlicher. Hellhäutige Personen wird daher empfohlen, während der Anwendung dieses Präparates auf längere Sonnenbäder oder intensive UV-Strahlung zu verzichten.

Warnhinweis: Dieses Arzneimittel enthält 15 Vol.-% Alkohol. Bei Beachtung der Dosierungsanleitung werden bei jeder Einnahme (1 Kaffeelöffel) bis zu 0,60 g Alkohol zugeführt. Ein gesundheitliches Risiko besteht u.a. bei Leberkranken, Alkoholkranken, Epileptikern, Hirngeschädigten, Schwangeren und Kindern. Die Wirkung anderer Arzneimittel kann beeinträchtigt oder verstärkt werden.

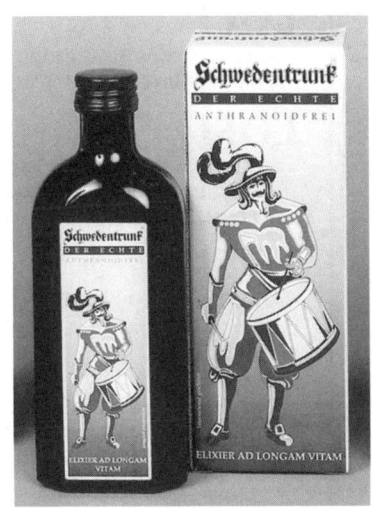

Handelsformen: 1/4 Versuchsflasche 125 ml DM 12,65
1/2 Kurflasche 250 ml DM 19,58
1/1 Kurflasche 500 ml DM 31,99

(Stand Juli 1997)

Infirmarius-Rovit-GmbH
73080 Salach · Postfach 1155
Tel. (0 71 62) 9 30 80-20

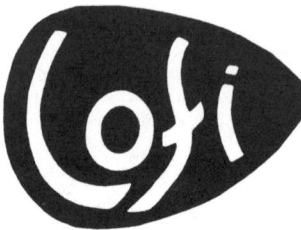

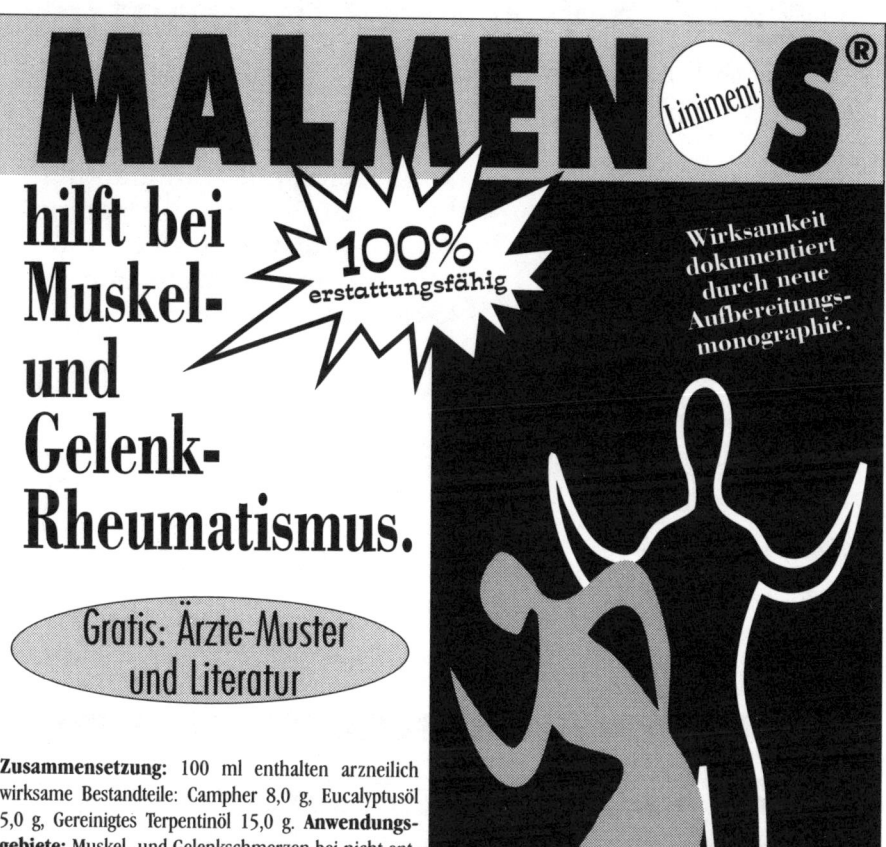

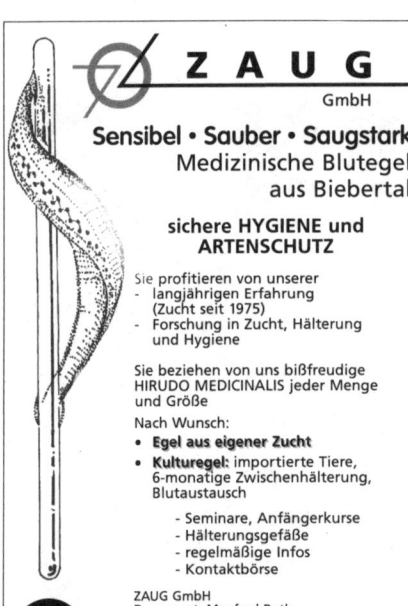
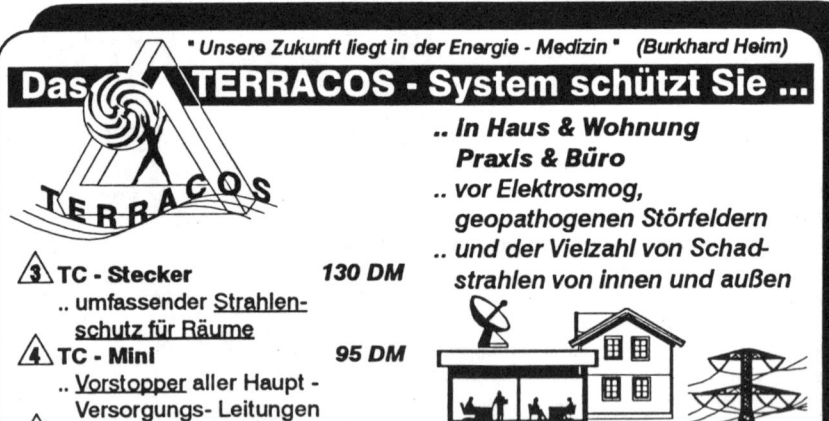

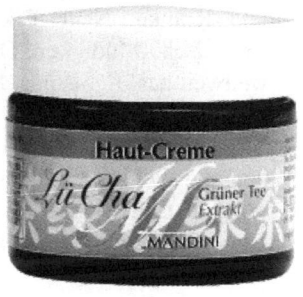
Ist eure Liebe zu Gott

aber schwächer als eure Wünsche,

so werden die Leiden und Widersprüche

kein Ende nehmen in eurem Leben.

BEINSA DUNO

Initiative
Neues Leben – Wahres Leben
Überkonfessionelle christliche Gemeinschaft

Unaufhaltsam vermehren sich Konflikte und Chaos auf unserem kleinen Planeten. Täglich gibt es mehr Arbeitslose, Arme, Hungernde, Notleidende und Kranke. Neue Erkrankungen und Schmerzensformen mehren sich. Chronische Müdigkeit, Depressionen und Erschöpfungszustände breiten sich weltweit aus. Egoismus, Haß, Verzweiflung, Terrorismus, Gewalt, Brutalität, Kriminalität, Mord und Totschlag, Sucht, Alkohol- und Drogenkonsum, Selbstmord, Ermordung der Ungeborenen im Mutterleib, sexuelle Perversionen und viele andere greuliche Schandtaten nehmen zu. Auch die Manipulation der Bausteinen des Lebens gegen die Göttliche Ordnung gehört dazu. Der Frevel von Sodom und Gomorra war harmlos im Vergleich zu dem, was heute geschieht.

Die Zerstörung aller Naturreiche schreitet in großen Schritten voran. Keine Regierung dieser Welt ist imstande, diese Probleme zu lösen. Gleich, wer regiert, alle sind sie desorientiert, hilflos und ratlos. Alle Staaten, auch das reiche Deutschland, sind hoffnungslos überschuldet.

Die amtierenden Machthaber und Parteien, die Wirtschaftsysteme und Gewerkschaften, das Bildungswesen und vieles mehr treten auf der Stelle. So kommen sie nicht weiter... es sei denn.....? .....Sie erkennen endlich, daß sie am ENDE ihrer Weisheit sind und sich demütig und voller Reue Gott zuwenden, um ENDLICH Gottes Ordnung und Liebe in ALLEN Lebensbereichen zu VERWIRKLICHEN.

Dazu wollen wir allen Menschen helfen, die bereit sind, sich in spirituellem Sinne helfen zu lassen, ob Schüler, Lehrer, Landwirte, Soldaten, Minister, Arbeiter, Unternehmer, Hausfrauen, Handwerker, Ärzte oder Pfarrer. Wir sehen unsere Aufgabe in den Bereichen:

Neuorientierung – Reformierung von
Staats- Steuer- und Verwaltungswesen, Schul- und Bildungs- und Gesundheitswesen, Landkultur und Landwirtschaft, Hege und Pflege von Pflanzen und Tieren im Sinne der NATUR, Arbeit, Wirtschaft und Geldwesen

Förderung von
Naturschutz im Sinne der NATUR, Kunst und Kultur, umweltfreundliches Handwerk, umweltfreundliche Industrie, umweltfreundliche Energiegewinnung, ganzheitliche Heilkunde

Neutrale Konfliktlösung – Einzeln und kollektiv

Ziele Liebe – Licht – Freiheit – Friede – Geistiger Fortschritt

Ein Miteinander aller Erdbewohner.

Frei von Dogmen, Vorurteilen, Rechthaberei und lieblosem Verhalten gegenüber Andersdenkenden und Andersgläubigen wollen wir uns in unserem Bemühen ganz vom Geist der Liebe und Freiheit leiten lassen, der in Jesus Christus MENSCH geworden ist.

Wir sind eine wachsende Gruppe spirituell orientierter Menschen aller Alters- und Berufsgruppen, über Europa und Lateinamerika verstreut. Wir sind eine Initiative und keine Organisation. Uns verbindet vor allem die Liebe zu Gott und zu unseren Mitmenschen mit allen bereits genannten Zielen, aber ohne diese in irgend einer Form gewaltsam realisieren zu wollen. Wir versuchen unser Bestes zu tun, ohne jedoch Früchte zu erwarten. Wir legen ALLES in Gottes Hand.
Vater DEIN, nicht unser, Wille geschehe!

Jeder ist herzlich willkommen!
Für finanzielle Hilfe haben wir zwei Spendekonten, eines davon zur Unterstützung unserer Aktivitäten in Europa:
»Initiative Neues Leben – Wahres Leben«
Konto Nr. 882860 BLZ 70169541 Raiffeisenbank Lech-Ammersee

Das andere zur Unterstützung unserer Aktivitäten in Lateinamerika:
»Initiative Neues Leben – Wahres Leben – für Lateinamerika«
Konto Nr. 888451 BLZ 70169541 Raiffeisenbank Lech-Ammersee

Herzlichen Dank! Vergelt's Gott!

Bethanien e.V.

Gemeinnütziger Verein

Verein zur Förderung ganzheitlicher Heilkunde und naturgemäßer Lebensweise

Ummendorf, Pipinstraße 20, D - 86932 Pürgen bei Landsberg/Lech, Telefon: 08196/ 1333 Fax 7891

Vorstandsmitglieder: Klaus-Dieter Nassall und Reinhard Zellhuber

Eingetragener Verein, Vereinsregister beim Amtsgericht Landsberg Nr. 248
Der Bethanien e.V. ist durch Steuerbescheid des Finanzamtes Kaufbeuren-vom 22.11.1983 als gemeinnützig anerkannt.

Spendenkonten:
Raiffeisenbank Lech- Ammersee e.G. Pürgen
BLZ 701 695 41 Konto Nr. 885 010
Postscheckamt München BLZ 701 100 80 Konto Nr. 249 989 807
Auf Überweisungen, Daueraufträgen und Abbuchungsaufträgen bitten wir um den Vermerk, ob eine Spendenbescheinigung für das Finanzamt erwünscht ist.

Vereinszweck und -ziele

Die Ganzheitsheilkunde sieht den Menschen als eine Einheit von Körper, Seele und Geist und versucht, ihn gleichzeitig auf allen drei Ebenen zu behandeln. Die Mittel und Behandlungsmethoden , die dabei zur Anwendung kommen, müssen den individuellen Bedürfnissen des jeweiligen Menschen und der jeweiligen Ebene entsprechen, ohne einer anderen Ebene zu schaden.

Forschungen auf der Grundlage dieser Erkenntnis unter Wahrung der Menschenwürde als göttliches Wesen und der Achtung vor allem Leben und dessen Kreisläufen im großen Zusammenleben auf dieser Erde. Demnach werden in den Forschungsarbeiten keinerlei Tierversuche unternommen.

Ausübung der Ganzheitsheilkunde in den einzelnen Arzt- und Heilpraktikerpraxen der Mitglieder.

Lehren und Verbreiten der Ganzheitsheilkunde und naturgemäßer Lebensweise durch Vorträge und Seminare für Heilkundige aber auch für ein breites Publikum als prophylaktische Aufklärung, um Krankheiten durch eine entsprechende Ernährungs-, Lebens-, Denk- und Handlungsweise zu verhindern.

Bau oder Einrichtung einer Lehrstätte ganzheitlicher Heilkunde für Ärzte, Heilpraktiker, andere Therapeuten, Krankenschwestern/-pfleger, Altenpfleger/ innen und Laien.

Bau oder Einrichtung eines oder mehrerer Kurheime, Kliniken oder Therapiezentren für Ganzheitsheilkunde.

Bau oder Einrichtung eines oder mehrerer Altersheime nach den Grundlagen der Vereinsrichtlinien.

**Die geplanten Einrichtungen sowie unsere Dienstleistungen stehen auf der
Grundlage der Nächstenliebe gemäß der Lehre Jesu Christi.**

Eine neue Sintflut wird hereinbrechen, die die Erde von der menschlichen Verderbtheit reinwaschen wird. Sie wird die Altäre der falschen Götter umstürzen, wird Stein für Stein die Fundamente jenes Turmes des Hochmuts und der Gottlosigkeit zerstören und wird jede falsche Lehre und jede verkehrte Philosophie auslöschen. Doch diese Sintflut wird nicht nur aus Wasser bestehen wie einstens; denn die Hand des Menschen hat *alle* Elemente gegen sich entfesselt, sowohl sichtbare als auch unsichtbare.
Der Mensch spricht sich selbst sein Urteil, straft und richtet sich selbst. Dieser Schmerz wird dazu dienen, das Unkraut, das in den Herzen der Menschen gewachsen ist, mit der Wurzel auszureisen.
Betet, und wenn es dem Sturm, der euer Heim peitscht, gelingen sollte die Türe einzudrücken – die Flamme eurer Lampe, wenn auch noch so schwach, wird nicht verlöschen.
Göttliche Mitteilungen und Lehren, sie Seite 256.

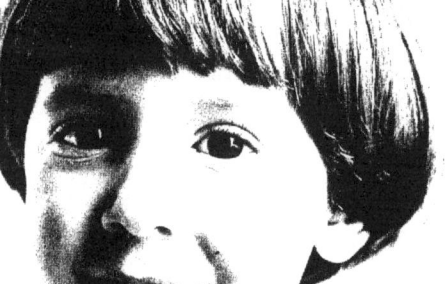
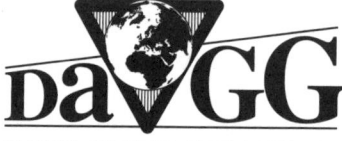
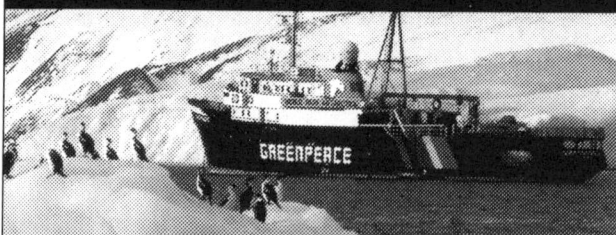

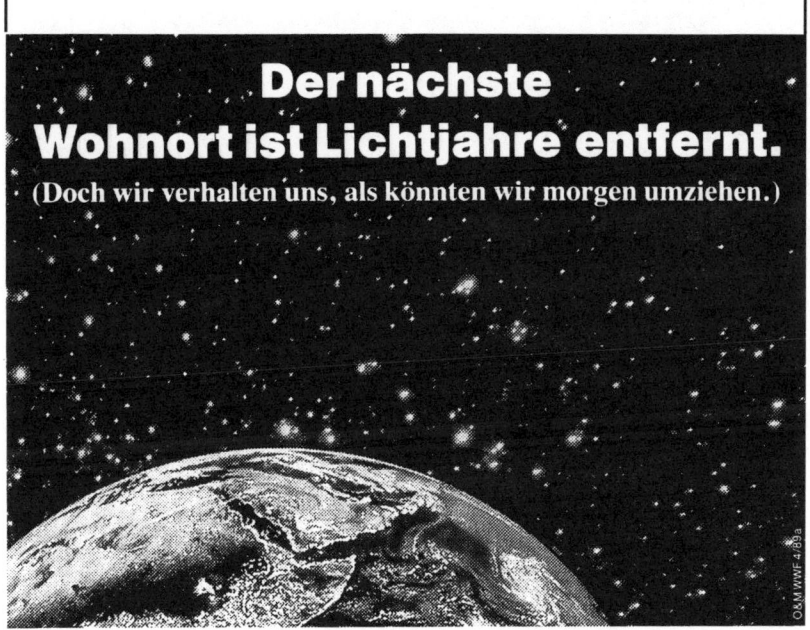

Es ist Nacht,
wie es noch niemals Nacht war!
Zündet die Lichter an!
Es harren so viele darauf,
dass es hell werde:
Lebende und Tote.
Mensch, Tier und alles,
was Dasein hat,
sehnt sich nach der Erlösung!
Manfred Kyber

Weitere Bücher von Klaus Dieter Nassall

im

Nassall-Verlag

Allergie – Hilfeschrei der Seele
Sinn – Ursachen – Behandlung – Heilung
Warum verbreitet sich die Allergie derzeit weltweit wie ein Lauffeuer? Die Allergie hat tausend Gesichter, jeden Tag kommen neue hinzu! Jede Allergieform hat seelische Ursachen, auch die des Neugeborenen. Was sind die wirklichen Ursachen dieses vielfältigen Leidens, das sich in so vielen Formen äußert?

Mittel zum Leben – Mittel zum Heil-Werden
Eine außergewöhnliche Ernährungsbetrachtung
Welche Lebensmittel brauchen wir - allgemein - individuell - in welcher Zusammensetzung - Zubereitung. Wie finde ich meine individuelle Kost- Wie verarbeitet sie der Organismus. Wie, wo und wann sollten wir essen.
Alltagskost - Heilnahrung - Spezialkost für Krebs- und Aidskranke - Lebensmittel als Ergänzungsmittel - Mittel zum Leben - Träger irdischer und kosmischer Energien - Die Eßbedürfnisse der Seele - Lebensmittel, Trägersubstanzen des Bewußtseins - Der Darm als Schranke zwischen Innen- und Außenwelt - Ernährung durch die Augen, die Ohren und die Nase - Was nützt und was schadet uns? ...und weitere interessante Kapitel. Empfehlungen zu einer gezielten Heilkost Für die häufigsten Erkrankungen unserer Zeit, machen dieses Buch zu einem wertvollen Nachschlagwerk.

Lofi
Das federnde Klopfmassage-System zur idealen Selbstbehandlung mit vielen praktischen Tips für die Gesundheit aus der Naturheilpraxis.

Krebs aus einer neuen Sicht
Das »seelenlose« Eigenleben der Körperzellen
Die Krebs Ursachen liegen in der Seele, werden sie aufgedeckt, gelöst --erlöst, dann hört das Krebswachstum auf.

**Fasten und Heilfasten
aus ganzheitlicher Sicht**
Dazu acht milde, altbewährte Fastenkuren aus der Naturheilpraxis
Reinigung von Körper und Seele –- das Wesen der Verschlackung

América Latina – Verlorene Wurzeln
Völker im Chaos auf der Suche nach ihrer Identität
Der Autor, in Lateinamerika aufgewachsen, versucht seit vielen Jahren durch Schriften, Vortragsreisen, Rundfunk- und Fernsehinterviews
sowie durch praktische Tätigkeit auf vielen Gebieten, den krisenge-
beutelten Völkern Lateinamerikas auf seine persönliche Art und Weise zu helfen. Seine langjährigen Lateinamerika - Erfahrungen hat er in
diesem Buch kurz und prägnant zusammengefaßt.
Er schildert die aktuelle Lage auf allen Gebieten: Mensch, Religion,
Politik, Umwelt, Landwirtschaft, Handwerk, Industrie, Handel, Aus-
landschulden. Kurz und einfühlsam behandelt der Autor diese Themen
aus ungewöhnlichen Perspektiven.
Darüberhinaus zeigt er mögliche Lösungen, um die anscheinend aus-
weglose Krise zu überwinden. Am Ende des Buches sind seine Vor-
schläge in einem 12-Punkte-Programm für Lateinamerika zusammengefaßt.
Auch die schmerzhafte Geschichte des Kontinents ist sehr eindrucks-
voll geschildert. Die Darstellung der geistigen Hintergründe der grausamen Conquista (Eroberung) und Christianisierung der Ureinwohner
des Kontinents, den wir Amerika nennen, bildet den Höhepunkt dieses
außergewöhnlichen Buches.

Libros en idioma español
Alergia – Grito de auxilio del alma!
Causa – Sentido – Terapia – Curación – Una visión global
Libertád sin odio y venganza
un camino mas allá del capitalismo, socialismo, comunismo, naciona-
lismo, dogmatismo, sectarismo, y de todos los ismos (un erfolgrei-
ches Buch in Lateinamerika)
América Latina Despierta!
Época de crísis – Época de cambio y transformación.

Bücher im werden
Arbeit und Geld aus ganzheitlicher Sicht
Die Fehlentwicklung der Arbeit und des Geldes und deren Lösung für jeden der endlich erkennt, daß es *so* nicht mehr lange weitergehen kann.
Wie finde ich meine Lebensaufgabe?
Jeder hat eine bestimmte Aufgabe zu erfüllen die den eigentlichen Sinn seines Erdenlebens ausmacht.
Beide erscheinen voraussichtlich im Winter 1998
Krankheit aus ganzheitlicher Sicht – Ursachen – Sinn – Heil-Werdung
Erscheint voraussichtlich im Winter 2001
Chronische Müdigkeit und Depression
Das Ergebnis unseres verirrten Menschseins
Schul- und Bildungswesen aus ganzheitlicher Sicht
Schüler, Eltern und Lehrer in der Zwangsmühle des Zeitgeistes
Die Angst – Wurzel aller Übel?
Die weltweit größte Seuche – Ursachen – Überwindung – Heilung
Der Mensch in der Begrenzung von Raum und Zeit
Was ist Raum? Was ist Zeit? Wie und warum sind sie entstanden?
Zeitmangel – Zeitnot – Zeitdruck – Zeitverkürzung – Zeitlosigkeit
Diese vier erscheinen voraussichtlich im Winter 1999 – 2000

Kurzgeschichten aus Venezuela
Über Menschen - Sitten und Unsitten - Stärken und Schwächen - Lustiges und Trauriges - Begegnungen mit Sonderlingen

Die Wirbelsäule – Säule der Gesundheit
Transzendente Körperübungen
Sich hinein versetzen lernen in einzelne Körperregionen – Bewußte Körperwahrnehmung – eigenchiropraktische Wirbelsäulenübungen – Lockerungs-, Entspannungs-, Atem-, und Loslass- Übungen.
Erweiterte Neuauflage erscheint voraussichtlich im Winter 2002

Alle Bücher von Klaus-Dieter Nassall sind aus der Sicht der drei Seinsebenen – Körper, Seele und Geist – geschrieben.

Wir sollen heiter Raum um Raum durchschreiten,
An keinem wie an einer Heimat hängen,
Der Weltgeist will nicht Fesseln und nicht Engen,
Es will uns Stuf' um Stufe heben, weiten.
Kaum sind wir heimisch einem Lebenskreise
Und traulich eingewohnt, so droht Erschlaffen,
Nur wer bereit zu Aufbruch ist und Reise,
Mag lähmender Gewöhnung sich entraffen.
Es wird vielleicht auch noch die Todesstunde
Uns neuen Räumen jung entgegen senden,
Des Lebens Ruf an uns wird niemals enden...
Wohlan denn, Herz, nimm Anschied und gesunde!

Hermann Hesse

Rat

Nimm dein Leben wie es ist!
Denke nicht: »So könnt´ es sein.«
Fluche keinem deiner Tage!
Was du tragen mußt, ertrage!
Alles was dir je begegnet,
Segne, und du wirst gesegnet!

Bô Yin Râ